John MacArthur

FOGO ESTRANHO

Um olhar questionador sobre a operação do Espírito Santo no mundo de hoje

Tradução
Marcus Aurélio de Castro Braga

Rio de Janeiro, 2024

Título original: *Strange Fire: The Danger of Offending the Holy Spirit with Counterfeit Worship*
Copyright © 2013 by John MacArthur
Edição original Thomas Nelson, Inc. Todos os direitos reservados.
Copyright da tradução © Vida Melhor Editora LTDA., 2015

PUBLISHER	*Omar de Souza*
EDITORES	*Aldo Menezes e Samuel Coto*
COORDENADORA DE PRODUÇÃO	*Thalita Ramalho*
PRODUÇÃO EDITORIAL	*Luiz Antonio Werneck Maia*
TRADUÇÃO	*Marcus Aurélio de Castro Braga*
REVISÃO DE TRADUÇÃO	*Thayane Assumpção*
REVISÃO	*Daniel Borges*
ADAPTAÇÃO DE CAPA	*Viviane Rodrigues*
DIAGRAMAÇÃO	*DTPhoenix Editorial*

As citações bíblicas são da *Nova Versão Internacional* (NVI), da Biblica, Inc.,
a menos que seja especificada outra versão da Bíblia Sagrada.

CIP-BRASIL. CATALOGAÇÃO NA PUBLICAÇÃO
SINDICATO NACIONAL DOS EDITORES DE LIVROS, RJ

M113f   MacArthur, John
   Fogo estranho : um olhar questionador sobre a operação do Espírito
Santo no mundo de hoje / John MacArthur ; tradução Marcus Aurélio
de Castro Braga. - 1. ed. - Rio de Janeiro : Thomas Nelson Brasil, 2015.
336 p. ; 23 cm.

   Tradução de: Strange fire: the danger of offending the Holy Spirit
with counterfeit worship
   Inclui apêndice
   ISBN 978-85-786-0559-9

   1. Paracletologia 2. Continuacionismo - História 3. Cristianismo.
I. Título

	CDD: 282.09
15-19061	CDU: 282

Thomas Nelson Brasil é uma marca licenciada
à Vida Melhor Editora LTDA.
Todos os direitos reservados à Vida Melhor Editora LTDA.
Rua da Quitanda, 86, sala 601A – Centro – 20091-005 Rio
de Janeiro – RJ – Brasil
Tel.: (21) 3175-1030
www.thomasnelson.com.br

SUMÁRIO

Nota dos Editores 5

Introdução: Para a glória do seu nome 7

Parte 1
CONFRONTANDO A FALSA RENOVAÇÃO

1. Ridicularizando o Espírito 19
2. Uma nova obra do Espírito? 36
3. Examinando os espíritos (primeira parte) 55
4. Examinando os espíritos (segunda parte) 73

Parte 2
EXPONDO OS FALSOS DONS

5. Apóstolos entre nós? 105
6. A insensatez dos profetas falíveis 125
7. Línguas deformadas 153
8. Falsas curas e falsas esperanças 176

Parte 3
REDESCOBRINDO A VERDADEIRA OBRA DO ESPÍRITO

9. O Espírito Santo e a salvação 203
10. O Espírito e a santificação 220

11. O Espírito e as Escrituras..237
12. Uma carta aberta aos meus amigos continuacionistas............256

Apêndice: Vozes da história da Igreja..............................274
Notas 285
Agradecimentos 334

NOTA DOS EDITORES

Você pode discordar. Pode criticar. Só não pode deixar de ler.

John MacArthur é um autor consagrado mundialmente e lido por todas as vertentes do movimento evangélico. Apesar de ser um batista tradicional americano e de não defender a atualidade dos dons espirituais, ainda assim ele é altamente respeitado por seu ministério de quatro décadas de pregação expositiva da Palavra de Deus por pentecostais em geral.

No entanto, em 2013, com o lançamento nos Estados Unidos do livro *Fogo estranho*, essa relação sofreu um revés. O livro gerou e ainda gera muita polêmica, pois John MacArthur expõe de forma contundente suas discordâncias da teologia "carismática" — termo genérico que inclui todos os que creem na atualidade dos dons do Espírito Santo, sobretudo os dons de línguas estranhas e de curas milagrosas. Isso incluiria pentecostais e neopentecostais (além dos chamados "renovados"), alas que formam a maioria dos evangélicos no Brasil, segundo dados oficiais do Instituto Brasileiro de Geografia e Estatística (IBGE).

Antes mesmo de chegar em solo brasileiro, o conteúdo do livro já era alvo de ataques acirrados dos que se sentiram ofendidos com a visão particular de John MacArthur. Mesmo assim, a Thomas Nelson Brasil decidiu, de forma corajosa, publicar este livro. Por que uma editora não confessional ou interdenominacional publicaria um livro cuja teologia é direcionada a uma visão teológica específica e que é contrária à maioria da população evangélica do Brasil?

Antes de tudo, esclarecemos que a Thomas Nelson Brasil continua sua política editorial de publicar grandes autores nacionais e internacionais que tragam para o cenário brasileiro conteúdo bíblico relevante e também fomentem a discussão sadia em torno de práticas e temas teológicos. Sem discriminação, concedemos espaço a todas as correntes teológicas que formam a grande nação evangélica. A diversidade do nosso catálogo confirma essa prática e é bom que continue sendo assim.

Mas dar voz a um autor da corrente teológica A ou B não significa que endossamos tudo o que ele diz, mas que respeitamos sua posição e queremos dividi-la com a comunidade evangélica, que, à luz de seu discernimento intelectual e espiritual, saberá seguir o sábio conselho do apóstolo Paulo: "[...] ponham à prova todas as coisas e fiquem com o que é bom" (1Tessalonicenses 5:21).

Assim, reiteramos o que está no início desta Nota: "Você pode discordar. Pode criticar. Só não pode deixar de ler."

Boa leitura!

INTRODUÇÃO

PARA A GLÓRIA DO SEU NOME

Nadabe e Abiú não eram xamãs ou vendedores de óleo de cobra que se infiltraram no acampamento dos israelitas a fim de difundir as superstições dos cananeus entre as pessoas. Eles eram, em todas as coisas, aparentemente justos, homens respeitáveis e líderes espirituais piedosos. Eles eram sacerdotes do Deus único e verdadeiro, e não eram levitas de segunda classe. Nadabe era o herdeiro natural ao cargo de sumo sacerdote, e Abiú era o próximo na fila depois dele. Eles eram os filhos mais velhos de Arão. Moisés era tio deles. Seus nomes encabeçam a lista dos "nobres dos filhos de Israel" (Êxodo 24:11). Além de Arão, eles são os únicos apontados pelo nome na primeira vez em que as Escrituras mencionam "setenta anciãos de Israel", o grupo de líderes que compartilhou a supervisão espiritual da nação hebraica (Números 11:16-24). As Escrituras não os apresentam como figuras sinistras ou homens notoriamente maus — muito pelo contrário.

Estes dois irmãos, juntamente com os outros setenta anciãos, receberam, no Sinai, o privilégio de subir parcialmente o monte e ver à distância como Deus conversava com Moisés (Êxodo 24:9-10). O povo de Israel tinha sido instruído a ficar ao pé do monte e a ter "cuidado de não subir ao monte e não tocar na sua base" (Êxodo 19:12). Enquanto Deus estava ali, falando com Moisés, se até mesmo um animal perdido se dirigisse para a base do Sinai deveria ser apedrejado ou morto a flechadas (v. 13). Na base do monte, todos os cidadãos israelitas podiam ver a fumaça e os relâmpagos. Mas Nadabe e Abiú foram explicitamente chamados pelo próprio Senhor, que os convidou a subir e a trazer os demais anciãos. E "eles viram a Deus, e depois comeram e beberam" (Êxodo 24:11).

Em outras palavras, Nadabe e Abiú estiveram mais perto de Deus do que provavelmente qualquer outra pessoa. A nenhum outro israelita, exceto ao próprio Moisés, fora dado um privilégio tão grande. Estes homens certamente pareciam ser piedosos, líderes espirituais confiáveis e servos fiéis de Deus — pessoas de renome. Sem dúvida, praticamente todos em Israel os tinham em alta estima.

E, sem dúvida, todos em Israel ficaram perplexos quando Deus subitamente atingiu Nadabe e Abiú, matando-os com uma rajada de fogo sagrado. Isto ocorreu, aparentemente, no primeiro dia de serviço no tabernáculo. Arão e seus filhos foram ungidos em uma cerimônia que durou sete dias, quando a construção do tabernáculo foi concluída. No oitavo dia (Levítico 9:1), Arão apresentou a primeira oferta pelo pecado já feita no tabernáculo, e a cerimônia foi pontuada com um milagre: "Saiu fogo da presença do Senhor e consumiu o holocausto e as porções de gordura sobre o altar. E, quando todo o povo viu isso, gritou de alegria e prostrou-se com o rosto em terra" (Levítico 9:24).

Moisés relata o que aconteceu a seguir:

> Nadabe e Abiú, filhos de Arão, tomaram cada um o seu incensário, e puseram neles fogo, e sobre este, incenso, e trouxeram fogo estranho perante a face do Senhor, o que lhes não ordenara. Então, saiu fogo de diante do Senhor e os consumiu; e morreram perante o Senhor. E falou Moisés a Arão: Isto é o que o Senhor disse: Mostrarei a minha santidade naqueles que se cheguem a mim a serei glorificado diante de todo o povo. Porém Arão se calou.
>
> Levítico 10:1-3; *Almeida Revista e Atualizada*

O mais provável é que Nadabe e Abiú pegaram o fogo de alguma outra fonte que não o altar de bronze e o usou para acender seus incensários. Lembre que o próprio Deus incendiou o altar com fogo do céu. Aparentemente Nadabe e Abiú tinham enchido seus incensários com fogo feito por eles, ou brasas de alguma fogueira no acampamento de Israel. A real origem de onde eles obtiveram o fogo não é mencionada, e isso também não é importante. A questão é que eles usaram outra coisa que não o fogo que o próprio Deus acendera.

A ofensa deles pode parecer insignificante para alguém acostumado a esse tipo de negligência, à adoração autoindulgente pela qual a nossa geração é conhecida. Eles também podem ter bebido, e talvez tenham se embriagado o suficiente para se equivocarem (Levítico 10:9 parece sugerir que este foi o caso). Ainda assim, o que a Bíblia condena expressamente é o "fogo estranho" que foi oferecido. O cerne do pecado foi aproximarem-se de Deus de forma descuidada, arrogante, inadequada, sem a reverência que ele merecia. Eles não o trataram como santo nem exaltaram o seu nome diante do povo. A resposta do Senhor foi rápida e mortal. O "fogo estranho" de Nadabe e Abiú acendeu o fogo inextinguível do juízo divino contra eles, e foram incinerados no local.

Este é um relato preocupante e assustador, e tem implicações óbvias para a Igreja contemporânea. É evidente que é um pecado grave desonrar o Senhor, tratá-lo com desprezo ou aproximar-se dele de uma maneira que ele despreze. Aqueles que adoram a Deus devem fazê-lo da maneira que ele exige, tratando-o como santo.

O Espírito Santo — a gloriosa terceira pessoa da Trindade — não é menor do que o Deus Pai ou o Deus Filho. Assim, desonrá-lo é desonrar o próprio Deus. Insultar o Espírito é tomar o nome de Deus em vão. Afirmar que é ele quem autoriza a adoração obstinada, caprichosa e antibíblica é tratar Deus com desprezo. Transformar o Santo Espírito em um espetáculo é adorar a Deus de uma maneira que o desagrada. É por isso que muitas atitudes irreverentes e doutrinas distorcidas trazidas para a Igreja pelo movimento carismático hodierno são iguais ao fogo estranho de Nadabe e Abiú, ou até mesmo pior. Elas são uma afronta ao Espírito Santo e, portanto, ao próprio Deus — o que é motivo para julgamento severo (cf. Hebreus 10:31)[1].

Quando os fariseus atribuíram a obra do Espírito a Satanás (Mateus 12:24), o Senhor os advertiu de que essa cruel blasfêmia era imperdoável. Ananias e Safira foram mortos instantaneamente depois de mentir ao Espírito Santo. Como resultado, "grande temor apoderou-se de toda a igreja e de todos os que ouviram falar desses acontecimentos" (Atos 5:11). Simão, o mago, quando pediu para comprar o poder do Espírito com dinheiro, recebeu esta repreensão severa como resposta: "Pereça com você o seu dinheiro! Você pensa que pode comprar o dom de Deus com dinheiro?" (Atos 8:20). E o autor de Hebreus, escrevendo para aqueles que estavam correndo o risco de insultar o Espírito da graça, ofereceu aos seus leitores esta sensata admoestação: "Terrível coisa é cair nas mãos do Deus vivo!" (Hebreus 10:31).

Fogo estranho 9

A terceira pessoa da Trindade é perigosa para quem quiser oferecer-lhe fogo estranho!

Reinventando o Espírito Santo

É claro que você não saberia de que maneira o Espírito Santo é tratado por dezenas de cristãos professos hoje. Por um lado, alguns evangélicos tradicionais são culpados de negligenciar o Espírito Santo por completo. Para eles, ele tornou-se a pessoa esquecida da Trindade; enquanto isso tentam fazer a Igreja crescer através de sua própria inteligência, no lugar de fazê-lo através do poder do Espírito. Por uma questão de apelo popular, eles minimizam a própria santidade e obra santificadora do Espírito. Alegam que a pregação bíblica, na qual a espada do Espírito é manejada com cuidado e precisão, agora está fora de moda. Em seu lugar, eles oferecem entretenimento, inovações, clichês vazios, ou a elevação da incerteza, trocando, assim, a autoridade do Espírito que inspirou as Escrituras por substitutos baratos e impotentes.

Por outro lado, os movimentos pentecostais e carismáticos[2] modernos levaram o pêndulo para o extremo oposto. Criaram uma preocupação doentia com supostas manifestações do poder do Espírito Santo. Carismáticos comprometidos falam incessantemente sobre os fenômenos, as emoções e a mais recente onda ou sensação. Eles parecem ter relativamente pouco (às vezes *nada*) a dizer sobre Cristo, sobre sua obra expiatória ou sobre os fatos históricos do evangelho[3]. A fixação carismática na suposta obra do Espírito Santo é falsa reverência. Jesus disse: "Quando vier o Conselheiro, que eu enviarei a vocês da parte do Pai, o Espírito da verdade que provém do Pai, *ele testemunhará a meu respeito*" (João 15:26). Assim, quando o Espírito Santo se torna o ponto central da mensagem da Igreja, a sua *verdadeira* obra é prejudicada.

O "Espírito Santo" encontrado na maior parte do ensino e da prática carismática não tem qualquer semelhança com o verdadeiro Espírito de Deus revelado nas Escrituras. O verdadeiro Espírito Santo não é uma corrente eletrizante de energia extática, um tagarela extremamente chato com um discurso irracional ou um gênio cósmico que indiscriminadamente concede desejos egoístas relacionados à saúde e à riqueza. O verdadeiro Espírito de Deus não faz com que o seu povo ladre como cães ou ria como hienas; ele não o derruba no chão em um estupor inconsciente, ele não o incita a adorar de forma caótica e incontrolável; e ele certamente não realiza a obra do seu Reino por meio de falsos profetas, falsos curandeiros e televangelistas fraudulentos. Ao inventar um Espírito Santo de ideias idólatras, o movimento carismático moderno oferece fogo estranho que tem prejuízos incalculáveis para o Corpo de Cristo. Alegando concentrar-se na terceira pessoa da Trindade, tem, na verdade, profanado seu nome e denegrido sua verdadeira obra.

Sempre que Deus é desonrado, aqueles que amam o Senhor sentem dor e justa indignação. Isso foi o que Davi experimentou quando exclamou, em Salmos 69:9: "O zelo pela tua casa me consome, e os insultos daqueles que te insultam caem sobre mim." O Senhor Jesus citou esse versículo quando purificou o templo, expulsando os cambistas que trataram o santuário de Deus e a adoração do seu povo com desrespeito vergonhoso. Há muito tempo que sinto um peso semelhante em resposta às formas deploráveis com que o Espírito Santo é caluniado, maltratado e mal-interpretado por muitos dentro dos círculos carismáticos.

É um triste toque de ironia que aqueles que afirmam estar mais focados no Espírito Santo sejam, na realidade, os que mais o ofendem, entristecem, insultam, deturpam, extinguem e desonram. Como fazem isso? Atribuindo-lhe palavras que ele não disse, atos que ele não realizou, fenômenos que ele não produz, e experiências que não têm nada a ver com ele. Eles ousadamente fixaram o nome dele naquilo que não é sua obra.

Na época de Jesus, os líderes religiosos de Israel, blasfemando, atribuíram a obra do Espírito Santo a Satanás (Mateus 12:24). O movimento carismático moderno faz o inverso, atribuindo a obra do Diabo ao Espírito Santo. Os exércitos de Satanás de falsos mestres, marchando ao ritmo de seus próprios desejos ilícitos, propagam seus erros de bom grado. Eles são vigaristas espirituais, malfeitores, trapaceiros e charlatães. Podemos ver um desfile interminável deles simplesmente ligando a televisão. Judas os chamou de nuvens sem água, ondas bravias e estrelas errantes, "para as quais estão reservadas para sempre as mais densas trevas" (v. 13). No entanto, eles afirmam ser anjos de luz, ganhando credibilidade para suas mentiras invocando o

Espírito Santo, como se não houvesse nenhuma penalidade a pagar por esse tipo de blasfêmia.

A Bíblia deixa claro que Deus pede para ser adorado por quem ele realmente é. Da mesma forma que ninguém pode honrar o Pai a não ser que o Filho também seja honrado, é igualmente impossível honrar o Pai e o Filho enquanto se desonra o Espírito. No entanto, diariamente, milhões de carismáticos oferecem louvor a uma imagem evidentemente falsa do Espírito Santo. Eles se tornaram semelhantes aos israelitas de Êxodo 32, que obrigaram Arão a modelar um bezerro de ouro, enquanto Moisés estava ausente. Os israelitas idólatras alegaram estar honrando ao Senhor (vv. 4-8), mas, ao invés disso, estavam adorando uma falsificação grotesca, dançando em torno dela com um descontrole desonroso (v. 25). A resposta de Deus à desobediência foi rápida e severa. Antes que o dia terminasse, milhares foram condenados à morte.

Esta é a questão: não podemos dar a Deus a forma que gostaríamos. Não podemos moldá-lo à nossa própria imagem, de acordo com as nossas próprias especificações e fantasias. No entanto, isso é o que muitos pentecostais e carismáticos têm feito. Eles criaram a sua própria versão do bezerro de ouro para o Espírito Santo. Jogaram sua teologia no fogo da experiência humana e adoraram o falso espírito que surgiu, desfilando diante dele com gestos estranhos e comportamento desenfreado. Enquanto movimento organizado, eles têm persistentemente ignorado a verdade sobre o Espírito Santo e, com uma temerária liberdade, criado um falso espírito na casa de Deus, desonrando a terceira pessoa da Trindade, no próprio nome dela.

UM CAVALO DE TROIA DA CORRUPÇÃO ESPIRITUAL

Apesar do grave erro teológico, carismáticos procuram aceitação dentro do evangelicalismo tradicional. E os evangélicos têm sucumbido em sua maioria a essas exigências, respondendo com os braços estendidos e um sorriso acolhedor. Ao fazer isso, o evangelicalismo tradicional involuntariamente convidou um inimigo para o acampamento. Os portões foram abertos para um cavalo de Troia de subjetivismo, experimentalismo, comprometimento ecumênico e heresia. Aqueles que se comprometem dessa forma estão brincando com fogo estranho e se colocando em grave perigo.

Quando o movimento pentecostal começou, no início de 1900, foi em grande parte considerado uma seita pela teologia conservadora.[4] Via de regra, ele foi isolado e contido dentro de suas próprias denominações. Mas, na década de 1960, o movimento começou a se espalhar pelas principais denominações — implantando-se em Igrejas protestantes que tinham abraçado o liberalismo teológico e já estavam mortas espiritualmente. O início da Renovação Carismática é geralmente atribuído à Igreja Episcopal de São Marcos, em Van Nuys, Califórnia. Duas semanas antes da Páscoa, em 1960, seu pároco, Dennis Bennett, anunciou que tinha recebido o batismo pentecostal do Espírito Santo (Bennett revelou que ele e um pequeno grupo de paroquianos haviam realizado reuniões secretas por algum tempo, durante as quais praticavam o falar em línguas).

Líderes episcopais liberais ficaram menos entusiasmados com o anúncio do pastor Bennett. Na verdade, Bennett foi logo desligado da igreja de Van Nuys. Mas ele permaneceu na Igreja Episcopal e acabou chamado para ser pastor em uma igreja urbana em Seattle. Essa igreja imediatamente começou a crescer, e o neopentecostalismo de Bennett gradualmente se espalhou e se enraizou em várias outras congregações espiritualmente sedentas. Até o final da década, as principais Igrejas desesperadas e moribundas ao redor do mundo abraçaram a doutrina carismática e experimentaram um crescimento numérico como resultado.[5]

O experimentalismo emocional do pentecostalismo trouxe uma centelha a outras congregações que estavam estagnadas e, na década de 1970, o Movimento de Renovação Carismática estava começando a ganhar verdadeira força. Na década de 1980, dois professores do Seminário Teológico Fuller — uma escola evangélica tradicional que tinha abandonado seu compromisso com a inerrância bíblica no início da década de 1970[6] — começaram a promover ideias carismáticas em sala de aula. O resultado foi denominado "A Terceira Onda", à medida que a teologia pentecostal e carismática infiltrava-se no evangelicalismo e no Movimento Independente da Igreja.

As consequências desse controle carismático foram devastadoras. Na história recente, nenhum outro movimento tem feito mais para prejudicar a causa do evangelho, distorcer a verdade, e sufocar a articulação da sã doutrina. A teologia carismática transformou a Igreja evangélica em uma fossa de erro e terreno fértil para os falsos mestres.

Ela propaga uma adoração distorcida por meio do emocionalismo desenfreado, da oração poluída com sons inarticulados secretos, da verdadeira espiritualidade contaminada com o misticismo antibíblico e de uma fé corrompida, transformando-a em uma força criativa para expressar desejos mundanos existentes. Ao elevar a autoridade da experiência sobre a autoridade das Escrituras, o movimento carismático destruiu o sistema imunológico da Igreja — concedendo livre acesso, sem crítica, a todas as formas imagináveis de ensino e prática herética.

Falando francamente, a teologia carismática não fez nenhuma contribuição para a verdadeira teologia ou interpretação bíblica; ou melhor, ela representa uma mutação que se desvia da verdade. Como um vírus mortal, ganhando acesso à Igreja para manter uma conexão superficial com certas características do cristianismo bíblico, no final ela sempre corrompe e distorce a sã doutrina. A degradação daí resultante, como uma versão doutrinal do monstro de Frankenstein, é um híbrido medonho de heresia, êxtase e blasfêmia, desajeitadamente vestido com os restos esfarrapados da linguagem evangélica[7]. Ela se autodenomina "cristã", mas na realidade é uma farsa — uma falsa forma de espiritualidade que se transforma continuamente à medida que se move aleatoriamente em espiral de um erro para o outro.

Em gerações anteriores, o movimento pentecostal-carismático teria sido rotulado como heresia. Contrariamente, ele é agora a mais dominante, agressiva e visível tendência desse dito cristianismo no mundo. Ele alega representar a forma mais pura e poderosa do evangelho. No entanto, proclama principalmente um evangelho de saúde e riqueza, uma mensagem totalmente incompatível com as Boas-novas das Escrituras. Ele ameaça a todos que se opõem à sua doutrina acusando-os de entristecer, apagar, resistir e até mesmo blasfemar contra o Espírito Santo. No entanto, nenhum movimento arrasta o nome dele pela lama com maior frequência ou audácia.

A inacreditável ironia é que aqueles que mais falam sobre o Espírito Santo geralmente negam sua verdadeira obra. Eles atribuem todos os tipos de tolices humanas a ele, enquanto ignoram o verdadeiro propósito e poder de seu ministério: libertar os pecadores da morte, dar-lhes a vida eterna, regenerar-lhes os corações, transformar-lhes a natureza, capacitar-lhes para a vitória espiritual, confirmar-lhes o lugar na família de Deus, interceder por eles segundo a vontade divina, selar-lhes de forma segura para a sua glória eterna, e prometer levá-los à imortalidade no futuro.

Promulgar uma noção corrompida do Espírito Santo e de sua obra nada mais é que blasfêmia, porque o Espírito Santo é Deus. Ele deve ser exaltado, honrado e adorado. Junto com o Pai e o Filho, ele deve ser glorificado em todos os momentos, por tudo que ele é e por tudo o que ele faz. Ele deve ser amado e engrandecido por aqueles em quem habita. Mas, para que isso ocorra, ele deve ser adorado verdadeiramente.

Como devemos, então, responder?

Este é o momento de a Igreja evangélica tomar uma posição e recuperar um foco apropriado sobre a pessoa e obra do Espírito Santo. A saúde espiritual da Igreja está em jogo. Nas últimas décadas, o movimento carismático se infiltrou no evangelicalismo tradicional e explodiu no cenário mundial a uma velocidade alarmante. É o movimento religioso que mais cresce no mundo. Os carismáticos agora são mais de meio bilhão em todo o mundo. No entanto, o evangelho que está impulsionando este aumento dos números não é o verdadeiro evangelho, e o espírito por trás deles não é o Espírito Santo. O que estamos vendo, *na realidade*, é o crescimento explosivo de uma falsa igreja, tão perigosa quanto qualquer culto ou heresia que já agrediu o cristianismo. O movimento carismático foi uma farsa e uma fraude desde o início; ele não se transformou em algo bom.

Esta é a hora para a verdadeira Igreja responder. Em um momento em que há um restabelecimento do evangelho bíblico e um renovado interesse pelas *solas* da Reforma, é inaceitável ficar de braços cruzados. Todos os que são fiéis às Escrituras devem se levantar e condenar tudo o que agride a glória de Deus. Temos o dever de aplicar a verdade em uma defesa arrojada da doutrina do Espírito Santo. Se declararmos fidelidade aos reformadores, devemos comportar-nos com o mesmo nível de coragem e convicção que eles demonstraram enquanto batalhavam pela fé. Deveria haver uma guerra coletiva contra os abusos difundidos sobre o Espírito de Deus. Este livro é um convite para aderir à causa pela honra dele.

Espero, também, lembrá-lo como é o *verdadeiro* ministério do Espírito Santo. Não é caótico, ostentoso e extravagante (como um circo).

Normalmente é oculto e discreto (da forma como o fruto se desenvolve). Não precisamos ser frequentemente lembrados que o principal papel do Espírito Santo é *exaltar Cristo*, especialmente para suscitar *o louvor* do seu povo *a Cristo*. O Espírito faz isso de maneira exclusivamente pessoal, em primeiro lugar nos repreendendo e convencendo — mostrando-nos o nosso próprio pecado, abrindo nossos olhos para o que é a verdadeira justiça, e nos fazendo sentir profundamente a nossa responsabilidade para com Deus, o justo Juiz de todos (João 16:8–11). O Espírito Santo habita nos cristãos, capacitando-nos a servir e glorificar Cristo (Romanos 8:9). Ele nos conduz e nos dá a certeza da nossa salvação (vv. 14–16). Ele intercede por nós com gemidos profundos demais para serem expressos por palavras (v. 26). Ele nos sela, mantendo-nos seguros em Cristo (2Coríntios 1:22; Efésios 4:30). A presença diária do Espírito Santo é a fonte e o segredo de nossa santificação, enquanto ele nos adequa à imagem de Cristo.

Isso é o que o Espírito Santo está realmente fazendo na Igreja até hoje. Não há nada de desconcertante, estranho ou irracional em estar cheio do Espírito ou ser conduzido por ele. Sua obra não é produzir um espetáculo ou fomentar o caos. Na verdade, onde se vê essas coisas, pode-se estar certo de que *não* é obra dele, "pois Deus não é Deus de desordem, mas de paz." (1Coríntios. 14:33,40). O fruto que o Espírito de Deus produz é: "amor, alegria, paz, paciência, amabilidade, bondade, fidelidade, mansidão e domínio próprio. Contra essas coisas não há lei" (Gálatas 5:22-23).

Minha oração é para que ao ler este livro o próprio Espírito lhe dê uma compreensão clara de seu verdadeiro ministério em sua própria vida, que você possa abraçar uma perspectiva bíblica sobre o Espírito Santo e seus dons, e que se recuse a ser enganado pelas muitas falsificações espirituais, as falsas doutrinas e os falsos milagres que disputam nossa atenção hoje.

Soli Deo Gloria.

Parte 1

Confrontando a falsa renovação

CAPÍTULO 1

RIDICULARIZANDO O ESPÍRITO

O editorial de um site de notícias africano recentemente chegou à minha mesa. Ao lê-lo, fiquei impressionado pela sua honestidade contundente e perspicácia. O artigo, embora escrito por um homem pentecostal, faz grandes críticas ao caos que caracteriza o movimento carismático naquela parte do mundo.

Depois de detonar a "bizarra possessão espiritual" e as "estranhas práticas rituais" do pentecostalismo de maneira geral, o autor enfoca o falar em línguas. Observando um homem supostamente cheio do Espírito Santo, ele descreveu a cena frenética com estas palavras:

> Vê-se o corpo do homem tremendo violentamente em espasmos, com as mãos trêmulas, a voz trêmula, murmurando articuladamente coisas como: Je-Je-Je-Je-sus... Jeee-sus... Je-Je-Je-Je-sus... Aaaah... Aaaah... Ah... Aaaah Je-sus.
>
> Em seguida segue gaguejando um pouco ao falar em línguas: shlaba-bababa — Jah-Jeey-Balika — uma síndrome que o psicólogo americano Peter Brent chama de "fixação do renovado", e um observador estigmatiza como um "hino pentecostal." Só recentemente um ministro de uma Igreja ortodoxa perguntou: "Se o possesso sacerdote de vodu diz: 'shiri-bo-bo-bo-boh' em um gaguejo pausado sobre o seu negro espanador que ele segura, e os possessos renovados cristãos emitem: 'shlaba-ba-bah-shlabalika' sobre a sua Bíblia, qual a diferença entre eles?[1]"

A pergunta retórica é deixada zumbindo nos ouvidos do leitor.

O autor continua com a exposição pungente de um culto em uma igreja pentecostal — convidando seus leitores a "assistirem a oração de alguns possuídos: alguns, especialmente as mulheres, começam a saltar sobre uma perna como gafanhotos que foram soltos, e outras rolam no chão, derrubando bancos e cadeiras. Ordem e disciplina — estes foram levados pelo vento, dando lugar a um pandemônio turbulento, uma confusão de ruídos." Incrédulo, ele faz a pergunta óbvia: "Pode ser esta a maneira bíblica de servir a Deus?" Mais uma vez, a pergunta retórica permanece sem resposta.

Em seguida, ele narra a história de uma reunião de oração pentecostal realizada apenas algumas semanas antes, em que uma mulher "cheia do Espírito" caiu em êxtase e derrubou um menino que estava falando em línguas. Depois de colidir com os bancos, o menino levantou-se, cuidando do lábio que estava sangrando, e lamentou-se em sua própria língua: "Oh, por quê?".

O incidente suscita mais questões sem respostas. Nosso autor se pergunta por que o "espírito que fala em línguas, em uma fração de segundo, deixa os lábios ensanguentados e fala em dialeto nativo?" Porém o mais importante que ele quer saber é: *como poderia o Espírito Santo ser responsável por esse tipo de confusão?* Como ele mesmo diz, "na verdade, este incidente suscitou dúvidas nos espectadores e visitantes ansiosos: como [foi] que o Espírito Santo que estava em alguém derrubou o Espírito Santo que estava em outra pessoa de modo [que] a feriu? O Espírito Santo se tornou agora um pugilista ou um boxeador, dançando como nos velhos tempos de Cassius Clay, para dar um nocaute? Todos ficaram perplexos." A perplexidade é compreensível. Certamente o Espírito de Deus não feriria um dos seus. Mas essa constatação força-os a um dilema impossível: se o Espírito Santo não está por trás do "entusiasmo", então quem está?

Embora esse relato específico venha da África, a descrição geral feita por ele poderia ser aplicada a congregações pentecostais e carismáticas em qualquer parte do mundo[2]. As questões levantadas pelo autor do editorial são as perguntas que todo cristão deve se fazer, especialmente aqueles que fazem parte de igrejas carismáticas. Por que a versão moderna do falar em línguas tem um paralelo com práticas do culto pagão? Como pode um Deus de ordem ser honrado por confusão e desordem? Será que o Espírito Santo realmente leva as pessoas a caírem como pinos de boliche? Por que o movimento carismático transformou o Espírito Santo em algo que ele não é? E, o mais importante, o que acontece com as pessoas quando percebem que não é ele quem está por trás da histeria?

Desonrando o Espírito

É profundamente irônico que um movimento supostamente dedicado a honrar e enfatizar o ministério do Espírito Santo na verdade o trata com desprezo e condescendência despreocupadamente. Na prática, os carismáticos parecem muitas vezes reduzir o Espírito de Deus *a uma força ou a um sentimento*. Suas estranhas práticas e suas reivindicações exageradas fazem com que ele pareça *uma farsa ou uma fraude*. A soberana glória de sua santa pessoa é trocada várias vezes pelo invólucro vazio da imaginação humana. O resultado é um movimento cujos líderes de maior visibilidade — os televangelistas, os que "curam" com a fé, os profetas autoproclamados e os pregadores da prosperidade — com ousadia invocam o seu nome, ao mesmo tempo em que o arrastam para a lama.

O número de fraudes e escândalos que continuamente ocorrem no mundo carismático é impressionante. J. Lee Grady, editor colaborador da revista *Charisma*, reconheceu na *Christianity Today* que o mundo carismático "foi abalado no seu cerne nos últimos anos por uma série de líderes de destaque que se divorciaram ou tiveram falhas morais. Muitos carismáticos que eu conheço estão preocupados com isso, e eles sentem que é tempo de profunda introspecção, arrependimento e uma rejeição ao superficial cristianismo celebridade que tem caracterizado grande parte do nosso movimento."[3]

Uma das afirmações fundamentais do ensino carismático é que os carismáticos têm acesso a um poder espiritual santificador que não está disponível a todo cristão. Aqueles que tiveram a experiência carismática foram batizados com o Espírito, eles dizem — e isso, de maneira sobrenatural, confere obediência, promove a santidade e produz o fruto do Espírito. Se suas alegações fossem verdadeiras, os carismáticos deveriam estar produzindo líderes de renome à semelhança de Cristo no lugar de exibicionismo. Falhas morais, fraude financeira e escândalos públicos seriam comparativamente raros no movimento.

Mas carismáticos dominam a lista dos pastores celebridades e televangelistas que trouxeram desgraça para o nome de Cristo ao longo das últimas três décadas — de Jim Bakker e Jimmy Swaggart a Ted

Haggard e Todd Bentley. Um item intitulado "Lista de escândalos envolvendo cristãos evangélicos", no site popular Wikipédia, identificou cinquenta ilustres líderes de igreja envergonhados publicamente. O artigo indiscriminadamente rotula o grupo de "evangélico", mas, pelo menos, 35 dos listados são de origens pentecostais e carismáticas.[4] Um item da Wikipédia pode não ser confiável para ser utilizado como rótulo doutrinário, mas serve como um barômetro preciso de percepção do público. Quando os líderes carismáticos falham, seja por falha moral ou impropriedade financeira, é a reputação evangélica que fica manchada. Mais importante ainda, o nome de Cristo é manchado, e o Espírito de Deus, desonrado.

Doutrinas e comportamentos bizarros tornaram-se tão comuns dentro do movimento carismático que dificilmente continuam virando manchete. Práticas antibíblicas — como falar de forma incompreensível, cair de costas no chão, rir descontroladamente, ou contorcer-se no chão — são vistas como evidências necessárias de que o Espírito está atuando. O YouTube tem uma coleção interminável de tolices carismáticas que são abertamente blasfêmias — congregações inteiras fazendo o "truque do Espírito Santo", pessoas "'fumando' o Espírito Santo" (simulando inalá-lo e entrando em transe, como se ele fosse um cigarro de maconha invisível), e mulheres se contorcendo no chão, imitando o processo de parto.[5] Antigos domadores de serpentes parecem dóceis, se comparados a eles.

Tudo isso é um tremendo absurdo; mas é descaradamente atribuído ao Espírito Santo de Deus, como se ele fosse o autor da confusão e o arquiteto da desordem. Autores carismáticos geralmente descrevem sua presença com expressões como "um choque elétrico"[6] e "um surpreendente formigamento, uma sensação eletrizante [que] começou a se espalhar pelos meus pés, minhas pernas, até a minha cabeça, pelos meus braços e até os meus dedos."[7] Não importa que essas descrições não tenham precedente nas Escrituras — e as mesmas Escrituras nos advertem que Satanás pode fazer sinais e maravilhas. O que aconteceria se todos esses formigamentos, transes e tremores fossem realmente evidência de atividade demoníaca? Essa preocupação não é nada improvável, dado o caráter obscuro, estranho e turbulento de muitos desses fenômenos.

Até mesmo ataques violentos foram cometidos em nome do Espírito Santo. Kenneth Hagin diz ter socado uma mulher no estômago na tentativa de curá-la, porque Deus lhe disse para fazê-lo. Rodney Howard Browne esbofeteou um surdo com tanta força que ele caiu no chão. Benny Hinn tem regularmente derrubado as pessoas violentamente. Às vezes ele faz isso como que por magia, sacudindo o seu paletó ou a sua mão para elas. Outras vezes, ele as empurra para trás com uma força considerável. O fato de uma mulher idosa já ter sido fatalmente ferida no processo não o impediu de fazer disso uma característica normal em suas cruzadas de milagres.[8] Atos absurdos que extrapolam a imaginação são atribuídos à influência do Espírito. Por exemplo, o evangelista carismático Todd Bentley justifica suas técnicas de cura brutais com afirmações como esta:

> Eu disse: "Deus, eu orei por umas cem pessoas aleijadas. Nem uma [foi curada]?" Ele disse: "Isso é porque eu quero que você pegue as pernas aleijadas dessa senhora e arremesse-as para cima e para baixo na plataforma como um taco de beisebol." Eu me aproximei, peguei suas pernas e comecei, BAM! BAM! Eu comecei a arremessá-las para cima e para baixo na plataforma. Ela foi curada.
>
> Em outra ocasião pensei: "Por que o poder de Deus não está agindo?" Ele disse: "Porque você não chutou aquela mulher no rosto." E lá estava uma senhora mais velha adorando bem na frente da plataforma. E o Espírito Santo falou comigo, o dom da fé veio sobre mim. Ele disse "Chute-a no rosto — com o bico de suas botas." Cheguei mais perto e foi assim. BAM! E no momento em que a minha bota entrou em contato com o seu nariz, ela caiu sob o poder de Deus.[9]

A despeito de tais comentários revoltantes, Bentley foi saudado por líderes carismáticos, como Peter Wagner, por sua participação no Lakeland Revival [Reavivamento Lakeland], em 2008.[10] Embora seu ministério tenha sido temporariamente interrrompido devido a um relacionamento ilícito com uma mulher da sua equipe, Bentley voltou ao ministério de tempo integral pouco tempo depois — após ter se divorciado e se casado novamente.

Benny Hinn virou manchete no início de 1990, quando ameaçou usar o Espírito Santo como arma em um ataque contra seus críticos. Em um longo discurso em um programa na Trinity Broadcasting Network, Hinn revidou:

Aqueles que nos desmoralizam são um bando de idiotas... Você sabe, eu tenho procurado por um versículo na Bíblia, simplesmente não consigo encontrá-lo. Um versículo que diga: "Se você não gosta deles, mate-os." Eu realmente gostaria de poder encontrá-lo... Às vezes, gostaria que Deus me desse uma metralhadora do Espírito Santo — Estouraria a cabeça deles![11]

Embora não seja tão hostil quanto o marido, a esposa de Benny, Suzanne, causou sensação na mídia por conta própria alguns anos mais tarde, quando fez referência ao Espírito Santo de uma forma particularmente vívida e inadequada. Enquanto freneticamente andava para um lado e para o outro do palco, a sra. Hinn declarou:

> Sabe de uma coisa, os meus motores estão acelerados para partir. E cada vez mais acelerados. Como estão os seus? E se não estão, você sabe o porquê? Se o seu motor não está acelerado, sabe do que você precisa? Você precisa de uma lavagem do Espírito Santo no seu traseiro! Porque Deus não vai tolerar — Ele não vai tolerar qualquer outra coisa.[12]

Quando seus disparates foram mais tarde ao ar no programa de comédia *The Daily Show*, os advogados de Hinn ameaçaram abrir um processo por difamação, mas não obtiveram sucesso. Ela fez-se de motivo de chacota. Na realidade, a única pessoa cujo caráter foi difamado foi a do Espírito Santo.

O ESPÍRITO DE FRAUDE

O movimento carismático afirma exaltar a terceira pessoa da Trindade. Verdade seja dita, ele se transformou em um espetáculo à parte. Já seria suficientemente ruim se tal blasfêmia se limitasse à audiência privada de uma congregação local. Mas o circo de sacrilégio é infinitamente exportado através de uma rede global de imprensa, rádio e televisão. Como o ex-pentecostal Kenneth D. Johns, explica:

> No passado, a influência desses líderes desafortunados tinha algumas limitações. Sua distorção da mensagem da Bíblia era limitada à sua divulgação em pregações na igreja local, em salas de aula de uma faculdade ou seminário, em livros e programas de rádio. Nos últimos trinta ou quarenta anos tudo isso mudou por causa da televisão.[13]

Influenciado pelos pregadores mais populares da TV, muitos carismáticos tratam o soberano Espírito de Deus como se ele fosse escravo deles — um mordomo celeste obrigado a atender cada um dos comandos dados. O que ensinam não difere muito do veneno da Nova Era popularizado pelo best-seller internacional de 2006, *O Segredo*, em que a autora Rhonda Byrne sugere: "Você é o Mestre do Universo, e o Gênio está às suas ordens."[14] Televangelistas carismáticos e pastores celebridades normalmente pregam uma mensagem similar. É um falso evangelho da prosperidade material, popularmente conhecido como doutrina da palavra da fé. Se você tiver fé suficiente, dizem, pode ter literalmente tudo que você quiser.

Nas palavras de Kenneth Copeland: "Como cristão, você tem o direito de dar ordens em nome de Jesus. Cada vez que você permanecer na Palavra, você *estará comandando Deus* até certo ponto."[15] Fred Price exorta seus seguidores a não serem tímidos ou contidos no que eles exigem de Deus. "Se você tiver que falar: 'Se for da tua vontade' ou 'seja feita a tua vontade'— se tiver que falar isso, então está chamando Deus de insensato, porque foi ele mesmo que nos disse para pedir... Se Deus vai me dar o que ele quer que eu tenha, então não importa o que eu peça."[16]

Essa ramificação do movimento carismático é de longe a maior e de mais visibilidade, a mais influente e de maior crescimento na categoria dos carismáticos. Simplificando, os pregadores da "palavra da fé" representam a direção atual deste vasto movimento. E a doutrina da prosperidade que ensinam nada tem a ver com o verdadeiro evangelho de Jesus Cristo. Eles estão promovendo superstição grosseira misturada com falsas doutrinas extraídas de vários gnósticos e seitas metafísicas, disfarçadas com termos e símbolos cristãos. Isso não é o cristianismo autêntico.

Para as centenas de milhões de pessoas que abraçam a teologia da palavra da fé e o evangelho da prosperidade, "o Espírito Santo é relegado a um poder quase mágico pelo qual o sucesso e a prosperidade são alcançados."[17] Como um autor observou:

> Ao cristão é ordenado usar Deus, enquanto a verdade do cristianismo bíblico diz exatamente o contrário — Deus usa o cristão. A palavra da fé ou a teologia da prosperidade veem o Espírito Santo como um poder a ser colocado em uso quando o cristão quiser. A Bíblia ensina

que o Espírito Santo é uma pessoa que capacita o crente a fazer a vontade de Deus.[18]

Eloquentes televangelistas corajosamente prometem saúde interminável e riqueza para todos os que têm fé suficiente — e o mais importante, a todos os que enviam o seu dinheiro. Programa após programa, as pessoas são incentivadas a "plantar uma semente", com a promessa de que Deus vai milagrosamente torná-las ricas em troca. Isso é conhecido como o plano da semente da fé, assim chamado por Oral Roberts, o pioneiro fundamental na utilização da televisão para difundir a doutrina carismática. Muitos televangelistas carismáticos e curandeiros da fé usam o plano da semente da fé de Roberts ou algo similar para manipular os espectadores a contribuir com mais do que realmente podem doar.[19]

Paul Crouch, fundador e presidente da Trinity Broadcasting Network, é um dos mais ferrenhos defensores da doutrina. "Plante uma semente significativa", escreveu Crouch, em uma carta para levantamento de fundos, à TBN em 2011. "Doe integralmente esperando o retorno glorioso que Jesus prometeu. Uma última observação: nomeie sua semente — 'sair da dívida', 'trabalho', 'casa', 'marido', 'esposa' — ou o que você deseja de Deus."[20] Outra carta terminava com estas palavras: "Sei que os preços do gás e de tudo o mais estão muito altos, mas lembre-se das palavras de Jesus: 'Dai e será dado [a vós].'"[21] A mensagem não é nada sutil. Um artigo publicado no *Los Angeles Times* resume o método de Crouch desta forma:

O pastor Paul Crouch chama isso de "economia das ofertas a Deus", e aqui está como ela funciona: as pessoas que doam à Trinity Broadcasting Network de Crouch, colherão bênçãos financeiras de um Deus grato. Quanto mais elas dão à TBN, mais ele lhes dará. Estar falido ou endividado não é desculpa para não preencher um cheque. Na verdade, esta é a oportunidade ideal. Porque Deus é especialmente generoso com aqueles que dão quando passam por dificuldades. "Ele vai dar-lhe milhares, centenas de milhares", disse Crouch a seus telespectadores, durante uma maratona para arrecadar doações em novembro passado. "Ele dará milhões e bilhões de dólares."[22]

Para Crouch e outros no topo deste esquema de pirâmide, a teologia da prosperidade funciona perfeitamente. Os espectadores enviam bilhões de dólares,[23] e, quando não há retorno sobre o investimento, Deus é o único responsabilizado.[24] Ou as pessoas que enviaram dinheiro são acusados de algum defeito em sua fé, quando o procurado milagre não se materializa.[25] Decepção, frustração, pobreza, tristeza, raiva e, finalmente, a descrença são os principais frutos desse tipo de ensinamento, mas os pedidos de dinheiro só se tornam mais urgentes e as falsas promessas crescem de forma mais exagerada.

Encoberta por uma linguagem de fé e generosidade, toda a farsa é um artifício ilusório projetado para explorar o ganancioso e enganar os desesperados.[26] Ela substituiu o Espírito de Deus por um espírito de fraude. Mesmo assim, a sua mensagem de uma falsa esperança continua a ser extremamente popular, e é fácil perceber o porquê: *a promessa de bem-estar físico, riquezas materiais e uma vida de facilidade atrai à carne*. Trata-se de pura carnalidade; não há nada verdadeiramente espiritual nisso.

Pregadores da prosperidade mais moderados, como Joel Osteen, temperam seus sermões com sutileza e um sorriso. Mas a mensagem subjacente ainda é a mesma: Deus está aqui para tornar nossos sonhos realidade. Michael Horton diz isso de forma sucinta:

Osteen representa uma variedade do deísmo moralista, terapêutico, que, em versões menos extremas, parece caracterizar tanto a religião popular na América hoje. Basicamente, Deus está lá por você e pela sua felicidade. Ele tem algumas regras e princípios para que você consiga o que quer da vida, e se segui-los, você pode ter o que quiser. Apenas declare isso e a prosperidade virá a você.[27]

Do ponto de vista do marketing, é uma fórmula eficaz. Um cheque em branco como garantia de saúde e riqueza, misturado com doses insanas de pensamento positivo e banalidades superficiais, podem aumentar a audiência e vender livros. Mas tudo isso é um grande embuste, e não tem nada a ver com o cristianismo bíblico.

Ao apregoar o evangelho de ganância, materialismo e autopromoção, professores da palavra da fé fizeram carreiras lucrativas a partir da má teologia — apoiados em seus falsos ensinamentos que distorcem as Escrituras ou reivindicam uma nova revelação de Deus.

Alguns vão tão longe a ponto de afirmar que os cristãos são *pequenos deuses* que podem dar vida aos seus desejos mundanos ao falar deles.[28] Paul Crouch respondeu a opositores na televisão nacional com estas palavras: "Eu sou um pequeno deus. Tenho o nome divino. Sou um com Deus. Temos uma aliança. Eu sou um pequeno deus. Os críticos desapareceram!"[29] Kenneth Copeland disse algo semelhante aos seus ouvintes: "Você é um Deus. Você não tem um Deus que vive em você, você é *um* Deus! Vocês são parte integrante de Deus."[30] Mais recentemente, o televangelista Creflo Dollar repetiu os ensinamentos de Copeland e Crouch: "Vou dizer uma coisa, *nós somos deuses* nesta terra, e é hora de começarmos a agir como deuses, em vez de agir como um bando de meros seres humanos impotentes."[31] Apenas um adjetivo descreve totalmente esse nível de desrespeitosa arrogância: *satânico* (cf. Gênesis 3:5).

Enquanto eles elevam-na à condição divina, os professores da palavra da fé negam, simultaneamente, a soberania do Deus verdadeiro.[32] Como Myles Munroe anunciou a um público da TBN, "Deus não pode fazer nada na terra sem a permissão de um ser humano!"[33] Andrew Womack, cujo programa de televisão *The Gospel Truth* [A verdade do evangelho] vai ao ar diariamente na *Trinity Broadcasting Network*, insiste que Deus perdeu a sua autoridade neste mundo ao delegá-la a Adão e à raça humana. Como resultado, o Espírito Santo foi impotente para trazer Jesus à existência física; ele foi obrigado a esperar até que os participantes humanos estivessem dispostos a tornar a Encarnação possível, ao pronunciar corretamente as palavras de fé.

Em uma transmissão de 2009, Womack disse a seus telespectadores:

A razão para Jesus ter levado 4 mil anos para entrar em cena foi porque levou 4 mil anos para Deus encontrar o número suficiente de pessoas que se renderiam a ele, a quem falaria, e a quem entregaria as palavras que precisavam ser ditas — palavras inspiradas por Deus — para criar o corpo físico do Senhor Jesus. [...] O Espírito Santo usou essas palavras e engravidou Maria.[34]

Este é um ensino herético, sem fundamento algum nas Escrituras. Ele vem direto da imaginação distorcida do orador. Pior ainda, ele descaradamente rebaixa o Espírito Santo, como se Deus precisasse da ajuda de pessoas pecadoras para enviar seu Filho a este mundo.

Exemplos como esses poderiam ser multiplicados muitas vezes. Infelizmente, no contexto mais amplo do movimento carismático, tais atrocidades contra o Espírito Santo não são a exceção, pois elas tornaram-se a regra. Peter Masters descreve com precisão essa tendência:

> Com uma rapidez inacreditável os carismáticos passam de um excesso a outro, de modo que agora estamos diante de uma cena de confusão. Muitos na fraternidade carismática ultrapassaram as ideias e práticas que vêm diretamente das religiões pagãs, e um grande número de jovens e cristãos impressionáveis foram espiritualmente corrompidos neste processo. Líderes que curam têm surgido ao unir os truques sutis do hipnotizador teatral com técnicas ocultas antigas em sua busca por resultados; e multidões os seguem.[35]

Vale a pena salientar que essas palavras foram escritas há mais de duas décadas, na mesma época em que escrevi *Caos Carismático*.[36] Nos anos seguintes, a situação se tornou dramaticamente pior.

Confiamos no dinheiro

Não há como negar o fato de que todos os tipos de fraudes espirituais, erros teológicos, e toda espécie de dissimulação encontram abrigo no vasto mundo carismático — incluindo o materialismo descarado e o impetuoso egocentrismo do evangelho da prosperidade. Alguns podem argumentar, no entanto, que tais elementos heréticos representam apenas uma minoria fanática de uma outra forma de movimento ortodoxo. Carismáticos mais moderados gostam de descrever os pregadores da prosperidade, os curandeiros da fé e os televangelistas como seguramente isolados no limite extremo do campo carismático.

Infelizmente, isso não é verdade. Graças ao alcance global e ao incessante proselitismo dos programas religiosos e dos meios de comunicação carismáticos, o que estava no *extremo* passou a ser agora uma *tendência predominante*. Para a maior parte do mundo que está observando, os extravagantes falsos mestres — com heresias tão ridículas quanto seus penteados — constituem a imagem pública do cristianismo. E eles propagam suas mentiras em nome do Espírito Santo.

Quando se trata de difusão religiosa, Satanás é realmente o príncipe das potestades do ar (das ondas sonoras). Em redes como a TBN, quase não há falsa profecia, doutrina errônea, origem de superstição, ou declaração tola que seja peculiar demais para deixar de ir ao ar. Jan Crouch, emocionado, dá um relato fantasioso de como sua galinha de estimação foi milagrosamente ressuscitada dentre os mortos.[37] Benny Hinn supera isso ao afirmar, com uma estranha profecia, que se os espectadores da TBN colocarem os caixões de seus entes queridos falecidos na frente de um aparelho de televisão e a mão do morto tocar a tela, as pessoas "serão ressuscitadas dentre os mortos [...] aos milhares."[38] Ironicamente, a pessoa não precisa nem ser um trinitariano ortodoxo para ser difundido na Trinity Broadcasting Network. O bispo T.D. Jakes, conhecido por sua associação com o *Oneness Pentecostalism* [Pentecostalismo unicista][39], é um marco na TBN. E embora posteriormente tenha se retratado, Benny Hinn disse, de forma infame, aos ouvintes da TBN que há nove pessoas na divindade.[40]

Sendo a maior rede de televisão religiosa no planeta, a TBN propaga seu produto 24 horas por dia, sete dias por semana, para mais de cem países, por meio de setenta satélites, através de mais de 18 mil canais de TV a cabo e afiliadas.[41] Sua presença na internet aumenta ainda mais o seu alcance. A assessoria de imprensa afirma ser capacitada pelo Espírito Santo para alcançar "um mundo conturbado, com a esperança do evangelho."[42] Mas é a *falsa* esperança de um *falso* evangelho. Praticamente todas as principais celebridades da rede defendem a teologia da prosperidade, dizendo aos ouvintes que Deus lhes dará a cura, riqueza e outras bênçãos materiais em troca de seu dinheiro. A TBN não é a única culpada. As principais concorrentes da rede (como Daystar e LeSEA) fornecem plataformas semelhantes aos professores da palavra da fé.

É de se admirar que a "saúde-e-riqueza" do evangelho da prosperidade tenha conquistado o planeta?[43] Em dois terços do mundo, como Ásia, África e América Latina — onde o movimento carismático está crescendo em um ritmo sem precedentes — os especialistas estimam que muito mais da metade dos seguidores pentecostais e carismáticos defendem o evangelho da prosperidade.[44] Como John T. Allen explica:

> Talvez o elemento mais controverso da perspectiva pentecostal seja o assim chamado "evangelho da prosperidade", que significa a crença de que Deus recompensará aqueles com fé suficiente com a prosperidade material e com saúde física. Alguns analistas fazem a distinção

entre o "neopentecostal", aqueles que têm como foco o evangelho da prosperidade, e o pentecostalismo clássico, voltado para os dons do Espírito Santo, como curas e línguas. No entanto, os dados do Pew Forum sugerem que o evangelho da prosperidade é realmente uma característica definidora de todo pentecostalismo; a maioria dos pentecostais, superior a 90%, na maioria dos países, acredita nele.[45]

Na realidade, a rápida expansão da teologia carismática deve-se principalmente à popularidade do evangelho da prosperidade. Não é a obra de convencimento do Espírito Santo que está atraindo os convertidos, mas o fascínio pelos bens materiais[46] e a esperança pela cura física.[47]

Todas as maiores congregações carismáticas, e aquelas que mais crescem, pregam de alguma forma essa mensagem[48], de David Yonggi Cho, na Coreia do Sul, cuja igreja alega ter mais de 800 mil membros, ao bispo Enoch Adeboye, da Nigéria, cujas reuniões mensais de oração regularmente recebem 300 mil pessoas. O historiador pentecostal Vinson Synan, claramente entusiasmado com o aumento significativo dos números, escreveu:

> De modo geral, o movimento conhecido como "evangelho da prosperidade" ou o "Movimento da Palavra da Fé" é agora uma força internacional que está ganhando milhões de seguidores entusiasmados ao redor do mundo. Liderados por instrutores populares e evangelistas como Kenneth Copeland, David Yonggi Cho e Reinhard Bonnke, os ensinos têm inspirado algumas das maiores congregações e cruzadas evangelísticas na história da Igreja.[49]

O sucesso global do Movimento da Palavra da Fé fez com que o Movimento Pentecostal-carismático se tornasse o movimento religioso que mais cresce no mundo.[50]

Claro que a entusiasmada recepção do evangelho da prosperidade não está limitada às igrejas fora dos Estados Unidos. Mesmo em solo americano, este é um dos segmentos de maior crescimento do cristianismo.[51] Pastores de alto nível levam algumas das maiores igrejas do país a promoverem descaradamente um evangelho de saúde, riqueza e felicidade — de Joel Osteen a Joyce Meyer e T.D. Jakes. Sua influência está alterando permanentemente a paisagem religiosa americana:

O evangelho da prosperidade está se espalhando para além dos limites do movimento carismático, onde tem sido tradicionalmente forte, e está criando raízes nas principais Igrejas evangélicas. Uma pesquisa recente descobriu que nos Estados Unidos 46% dos que se autodenominam cristãos concordam com a ideia de que Deus irá conceder riquezas materiais a todos os cristãos que tiverem fé suficiente."[52]

Embora a Igreja tenha historicamente repudiado a ganância e o consumismo, isto parece estar mudando rapidamente.[53] Cerca de metade dos cristãos americanos, em qualquer denominação, e cerca de dois terços dos pentecostais americanos, agora abraçam a premissa básica do evangelho da prosperidade: Deus quer que você seja feliz, saudável e rico.[54]

Estudos recentes estimam que o número total de pentecostais e carismáticos em todo o mundo seja pouco mais de 500 milhões — sendo 80 milhões na América do Norte, 141 milhões na América Latina, 135 milhões na Ásia, 126 milhões na África e 38 milhões na Europa.[55] Esses números inicialmente parecem impressionantes, sugerindo que o cristianismo carismático representa um quarto do cristianismo global.[56] A realidade é que a grande maioria dos pentecostais e carismáticos — medição na casa das centenas de milhões de pessoas — abraça alguma forma do evangelho da prosperidade. Em termos apenas de números brutos, a teologia da "saúde-e-riqueza" tornou-se característica marcante do movimento maior.[57] Como Ted Olsen observou em *Christianity Today*, a maioria dos pentecostais e carismáticos "predominantemente concordam que 'Deus dará a prosperidade material a todos os cristãos que tiverem fé suficiente'".[58]

O evangelho da prosperidade "saúde-e-riqueza" pode ser popular, mas *não* é o verdadeiro evangelho. David Jones e Russell Woodbridge observaram grandes contrastes:

A mensagem pregada em algumas das maiores Igrejas do mundo mudou. Um novo evangelho está sendo ensinado hoje. Esse novo evangelho é desconcertante — ele omite Jesus e negligencia a cruz. Em vez de prometer Cristo, promete saúde e riqueza, e oferece conselhos, tais como: declarar a si mesmo que tudo o que você tocar irá prosperar, pois, nas palavras de um dos principais pregadores do evangelho da prosperidade, "há um milagre em sua boca." De acordo com este novo evangelho, se os cristãos repetirem confissões positivas, concentrarem os seus pensamentos e produzirem fé suficiente, Deus irá liberar bênçãos sobre suas vidas.[59]

Tal evangelho não tem poder para salvar. Ele é autorizado pelo desejo humano, e não pelo Espírito Santo. Além disso, oferece alívio temporal às custas da vida eterna. E, mesmo assim, excetuando-se aqueles que ocupam os mais altos cargos de liderança, raramente ele cumpre o que foi anunciado.

O CERNE DO PROBLEMA

Sem dúvida, o evangelho da prosperidade é um "evangelho diferente", o que na realidade não é, de forma alguma, o evangelho (Gálatas 1:6-8). Mas, como essa evidente heresia conseguiu não apenas sobreviver, mas prosperar em círculos carismáticos? A resposta aponta para um defeito crítico e sistêmico dentro da teologia carismática — uma falha que é responsável por quase todas as aberrações teológicas ou anormalidades que habitam o movimento carismático. É o seguinte: os pentecostais e carismáticos elevam a experiência religiosa acima da verdade bíblica. Embora muitos deles reconheçam a autoridade da Palavra de Deus, na prática eles só o fazem verbalmente.[60]

Se somente as Escrituras fossem verdadeiramente a sua autoridade final, os cristãos carismáticos nunca iriam tolerar práticas claramente antibíblicas — como murmurar orações em línguas sem sentido, emitir profecias falíveis, adorar de forma desordenada, ou ser derrubado sem razão pelo suposto poder do Espírito Santo. Eles devem reinterpretar as suas experiências para coincidir com a Bíblia; em vez disso, eles reinterpretam as Escrituras de uma nova forma e de maneira pouco ortodoxa, a fim de justificar as suas experiências.[61] Como resultado, qualquer ensinamento ou prática bizarra pode ser legitimado, especialmente quando uma nova "revelação de Deus" convenientemente o autentica como tendo a aprovação divina. Embora escrito quase meio século atrás, as palavras de René Pache ainda soam verdadeiras:

A preeminência excessiva dada ao Espírito Santo em suas devoções e sua preocupação com os dons, êxtases e "profecias" tendem a

Fogo estranho   33

negligenciar as Escrituras. Por que estar vinculado a um Livro do passado quando é possível comunicar-se diariamente com o Deus vivo? Mas este é exatamente o ponto de perigo. Sem considerar o controle constante da revelação escrita, logo nos encontramos envolvidos em subjetividade; e o cristão, mesmo que tenha as melhores intenções, pode afundar rapidamente em desvios, filosofias sobrenaturais ou euforia. Que cada um lembre-se da proibição de tirar algo das Escrituras ou de acrescentar algo a ela (Deuteronômio 4:2; Apocalipse 22:18-19). Quase toda heresia e seita tem origem em uma suposta revelação ou uma nova experiência por parte de seu fundador, algo fora do contexto estritamente bíblico.[62]

Ao abandonar a autoridade suprema do texto bíblico, o movimento carismático tornou-se suscetível aos piores tipos de engano doutrinário e de exploração espiritual.[63]

Outros aspectos da teologia carismática só agravam o problema: a rotulagem dos líderes da igreja como *profetas* e *apóstolos*, a constante busca por milagres e eventos sobrenaturais, o desejo de encontrar Deus de maneiras místicas, e a propensão a desviar o entendimento no culto. Com a ausência da autoridade bíblica e ênfase na experiência guiada pelo subjetivismo, o movimento carismático é feito sob medida para os falsos mestres e vigaristas espirituais.[64] Mesmo aqueles que descaradamente são blasfemos enquanto pregadores da prosperidade, sentem-se acolhidos dentro de suas fronteiras.

Tão preocupante quanto eles, as constantes manobras que acontecem dentro dos círculos carismáticos são apenas sintomas dessa questão mais profunda. Na verdade, eu acredito que é a elevação da experiência sobre a autoridade das Escrituras que entristece e humilha o Espírito Santo, mais do que qualquer coisa. Foi o Espírito que inspirou a Palavra de Deus (2Pedro 1:19-21) e que iluminou a sua verdade nos corações de seu povo (1Coríntios 2:10-15). Assim, é uma afronta descarada à sua autoridade reivindicar uma experiência de seu poder que vai contra a sua Palavra. Distorcer as Escrituras que ele inspirou, ou ignorá-las por completo, é tratá-lo com desdém e desrespeito. Mas isso é exatamente o que acontece diariamente em todo o mundo carismático — das heresias grosseiras dos principais televangelistas às revelações privadas dos que se autodenominam profetas em pequenas congregações.[65] *Tudo* isso é um insulto à verdadeira pessoa e obra do Espírito Santo. Christopher Wright fala disso muito bem:

> Há os televangelistas e propagadores do "evangelho" da prosperidade (um abuso do termo, uma vez que está longe de ser uma boa notícia) que apelam e exploram a ganância material inata das pessoas, em busca de lucro, em nome da bênção de Deus. Acrescente a isso as alegações exageradas e a publicidade grosseiramente insensível de alguns dos grandes mercadores do "milagre de cura". E mesmo no nível humilde das corriqueiras igrejas locais existem aqueles que abusam do Espírito Santo, dizendo que sua mais recente "revelação" ou última teoria moderna, estilo, música ou método são de sua autoria.[66]

E isso nos traz de volta para onde começamos este capítulo. É profundamente irônico que o movimento mais preocupado em ressaltar o Espírito Santo seja, de fato, aquele que o trata com o maior desprezo e arrogância.

CAPÍTULO 2

UMA NOVA OBRA DO ESPÍRITO?

Era o início do século XX, nas primeiras horas da manhã do dia de ano-novo de 1901. Um grupo de alunos de uma escola bíblica havia se reunido horas antes para o culto de oração da véspera do ano-novo. Mas, apesar de ter passado muito da meia-noite, eles ainda estavam lá — buscando fervorosamente experimentar a presença e o poder do Espírito Santo. Todos eles, desesperadamente, esperavam por algo surpreendente.

Ao longo das semanas anteriores, os alunos tinham estudado intensamente partes do livro de Atos. Eles estavam particularmente interessados no que o registro apostólico ensinava sobre o batismo no Espírito Santo — uma experiência que, de acordo com a tradição wesleyana professada, acreditavam que ocorre após a conversão. O estudo acabou por focar no prodigioso fenômeno de falar em línguas, que os alunos concluíram ser o verdadeiro sinal do batismo no Espírito Santo.[1] Eles observaram como os apóstolos tinham falado em línguas no dia de Pentecostes, bem como Cornélio em Atos 10 e os ex-discípulos de João Batista em Atos 19. E se surpreenderam: se o falar em línguas foi um sinal da presença do Espírito Santo nos tempos apostólicos, talvez o mesmo ainda fosse verdade no início do século XX.

No momento em que se reuniram para um culto de oração na véspera do ano-novo, todos tinham chegado às mesmas duas conclusões — ou seja, o falar em línguas era o sinal do batismo no Espírito Santo, e o dom de línguas ainda estava disponível para eles experimentarem. Assim, com determinação sincera, eles suplicaram a Deus para serem batizados pelo seu Espírito. O professor do grupo, um pastor metodista do Movimento da Santidade, chamado Charles Fox Parham, os havia encorajado nesse sentido. E agora eles estavam ansiosos para experimentar pessoalmente o poder do Espírito.

Em algum momento dessas primeiras horas da manhã, algo extraordinário aconteceu. Um dos estudantes, uma jovem chamada Agnes Ozman, pediu ao seu professor para impor as mãos sobre ela e orar para que ela recebesse o Espírito Santo.[2] O que aconteceu depois mudaria o curso da história da Igreja moderna. Como Charles Parham relatou mais tarde:

> Coloquei minhas mãos sobre ela e orei. Eu mal tinha completado três dezenas de frases quando a glória recaiu sobre ela, uma auréola parecia cercar sua cabeça e seu rosto, e ela começou a falar o idioma chinês e foi incapaz de falar inglês por três dias. Quando ela tentou escrever em inglês para nos contar de sua experiência, ela escreveu em chinês.[3]

A experiência de Ozman em breve seria compartilhada tanto por seu professor quanto por seus colegas. Durante uma série de reuniões de avivamento que se seguiram, mais de vinte línguas diferentes teriam sido faladas por intermédio do poder sobrenatural do Espírito Santo, incluindo russo, japonês, búlgaro, francês, boêmio, norueguês, húngaro, italiano e espanhol. O próprio Charles Parham afirmou falar em sueco, bem como em outros idiomas.

Esse foi o início do movimento pentecostal moderno. Como o historiador pentecostal Vinson Synan explica, "a experiência de Ozman se tornou, assim, a experiência protótipo para todos os milhões de pentecostais que viriam a seguir".[4] Uma década depois, mais de 50 mil pessoas experimentaram o mesmo fenômeno que Agnes Ozman. O entusiasmo continuou a crescer rapidamente, especialmente na costa oeste dos Estados Unidos, onde um outro aluno de Parham, um homem chamado William J. Seymour, de modo semelhante, promoveu o falar em línguas como sinal do batismo no Espírito Santo. Ninguém poderia ter imaginado como uma simples reunião de oração em uma pequena escola bíblica no Kansas mudaria o mundo. Pouco mais de um século depois, os movimentos pentecostais e neopentecostais cresceriam para incluir mais de meio bilhão de seguidores carismáticos.

Fogo estranho   37

Um novo Pentecostes?

Os primórdios do pentecostalismo podem parecer sobrenaturais e até um pouco românticos. Charles Parham nomeou seu novo movimento de "Movimento da Fé Apostólica", e ele alegou que suas experiências constituíram um novo Pentecostes.[5] Ele e seus alunos estavam convencidos de que tinham recebido o Espírito Santo, da mesma forma como os apóstolos na época de Atos 2. Suas experiências, em 1901, foram a centelha que acendeu o fogo do movimento carismático moderno.[6]

Outras investigações, no entanto, questionam seriamente a legitimidade das alegações de Parham em pelo menos três frentes. Em primeiro lugar, há versões conflitantes sobre a história, até mesmo a dos principais participantes envolvidos. Como mencionado acima, Parham afirmou que Ozman não falou em inglês durante três dias após a sua experiência, mas Ozman relatou que orou em inglês depois de apenas um dia.[7] Parham afirmou ainda que a experiência de Ozman ocorreu na véspera do ano-novo, enquanto Ozman insistiu que aconteceu no dia do ano-novo.[8] Embora Parham tenha assumido o crédito por direcionar seus alunos ao livro de Atos antes de sua histórica reunião de oração, Ozman contradiz essa alegação, afirmando "que não fez parte de qualquer estudo bíblico feito por Parham antes de ter a experiência de falar em línguas. Na verdade, ela diz que Parham indicou Atos 2 aos alunos, em resposta às suas perguntas sobre sua própria experiência glossolálica."[9] Discrepâncias como essas têm levado historiadores, como Martin E. Marty, a questionar aspectos fundamentais dessa história:

> Tais como todas as histórias miticamente estruturadas, essas tinham determinadas características que continuam sujeitas a questionamento. Em um trecho anterior do testemunho a senhorita Ozman mencionava ter falado em línguas, três semanas antes do dia de ano-novo, uma data pouco precisa, mas que outros corroboram. Ela também alegou que percebeu a importância de ter falado só mais tarde, mas sabe-se que Parham lhe tinha instruído previamente para procurar justamente esse sinal.[10]

Além disso, embora Agnes Ozman tenha interpretado a sua experiência sob a perspectiva de Atos 2, nem todos os seus colegas estavam convencidos. "O *Topeka Daily Capital* informou que nem todos na escola acolheram a nova experiência. Em uma entrevista ao jornal, S.J. Riggins falou sobre Parham e seus colegas: 'Acredito que todos eles são loucos.'"[11]

Em segundo lugar, e mais importante, Charles Parham, Agnes Ozman e os outros alunos na verdade nunca experimentaram o sinal sobrenatural que estavam procurando. Eles estavam convencidos de que o falar em línguas estava vinculado à capacidade milagrosa de falar em autênticas línguas estrangeiras, assim como os apóstolos no dia de Pentecostes, como narrado em Atos 2.[12] Esse era o dom que tão desesperadamente desejavam. O "dom" que eles experimentaram, no entanto, consistia em nada mais do que sons inarticulados e sem sentido.[13] Essa realidade tornou-se dolorosamente óbvia quando Parham insistiu que os missionários pentecostais poderiam ir a terras estrangeiras sem antes ir a uma escola de idiomas.[14]

Ele se gabou ao *Topeka State Journal*: "O Senhor nos dará o poder do discurso para falar com as pessoas de várias nações, sem ter que estudar seus idiomas nas escolas."[15] Várias semanas depois, ele contou ao *Kansas City Times*: "Uma parte de nosso trabalho será o de ensinar à Igreja a inutilidade de gastar anos preparando missionários para o trabalho em terras estrangeiras, quando tudo o que se tem a fazer é pedir poder a Deus."[16] Em poucas semanas, jornais tão distantes como do Havaí ecoavam a promessa de Parham — ornamentada, ao que parece, com uma série de mentiras deslavadas:

TOPEKA, 20 de maio. — O rev. Charles F. Parham, do "College of Bethel" [Escola de Betel], em Topeka, e seus seguidores, estão se preparando para dar às pessoas das igrejas um novo trabalho alinhado ao esforço missionário.

Seu plano é enviar às nações pessoas que foram abençoadas com o "dom de línguas" — um dom que, segundo ele, a ninguém mais tinha sido conferido como a eles, desde os tempos apostólicos. Seus missionários, como ele ressalta, terão grandes vantagens ao falar as línguas dos diferentes povos com os quais trabalham por meio do milagre que lhes foi conferido, e não terão o trabalho de aprendê-las da forma penosa pela qual foram adquiridas por outros prováveis missionários.

[Disse Parham:] Não há dúvida de que, neste momento, eles terão o que lhes é concedido, o "dom de línguas", se forem dignos e o procurarem com fé, acreditando que, assim, serão capazes de falar com as pessoas com as quais escolheram trabalhar em sua própria língua, o que, evidentemente, será uma vantagem inestimável.

Os alunos do Bethel College não precisam estudar da antiga maneira para aprender as línguas. Eles têm o que lhes é concedido milagrosamente. Por diversas vezes já foram capazes de conversar com espanhóis, italianos, boêmios, húngaros, alemães e franceses na própria língua destes. Não tenho dúvidas de que os vários dialetos dos povos da Índia e até mesmo a linguagem dos selvagens da África serão recebidos durante nossas reuniões da mesma forma. Espero que este encontro seja o maior desde os dias de Pentecostes.

———

Parham afirma que ele e seus discípulos receberam todos os dons que Cristo concedeu a seus primeiros discípulos.[17]

Infelizmente, esse mesmo tipo de testemunho deliberadamente engendrado e demasiadamente exagerado é muito comum nos círculos carismáticos até hoje. Mas as pessoas ingênuas ainda aceitam tais relatos sem uma maior análise, confundidos pela simplicidade da fé que têm.

Apesar das garantias de Parham que soavam confiáveis, sua estratégia missionária saiu pela culatra, de forma bastante ruim. Jack Hayford e David Moore, autores carismáticos, reconhecem o completo fracasso das expectativas de Parham: "Infelizmente, a ideia de se ter uma 'xenoglossalalia' [ou seja, falar línguas estrangeiras] veio a se revelar como um fracasso vergonhoso quando os obreiros pentecostais foram para os campos missionários com o seu dom de línguas e descobriram que seus ouvintes não os compreendiam."[18] Robert Mapes Anderson acrescenta:

S.C. Todd, da Sociedade Bíblica Missionária, investigou 18 pentecostais que foram para o Japão, a China e a Índia "esperando pregar aos nativos desses países em suas próprias línguas", e descobriram que, eles mesmos admitiram, "em nenhuma instância [eles] foram capazes de fazer isso". Como esses, outros missionários retornaram decepcionados e, sentindo-se fracassados, os pentecostais foram obrigados a repensar a sua visão original de falar em línguas.[19]

Além de falar em línguas, Agnes Ozman e outros pentecostais também "escreviam em línguas", rabiscando o que eles acreditavam ser caracteres de uma língua estrangeira. Fotografias destas mensagens foram publicadas em jornais como *Topeka Daily Capital* e o *Los Angeles Daily Times*.[20] A escrita ilegível não parecia com nenhum idioma conhecido e era completamente incompreensível.[21]

Em terceiro lugar, o caráter pessoal de Charles Parham põe em questão se o Espírito Santo iria desencadear um renascimento em todo o mundo através do ministério dele. Pouco tempo depois de seus alunos falarem em línguas, apesar de suas previsões de que o crescimento maciço estava prestes a começar, Parham foi forçado a fechar a escola bíblica em Topeka. Ele viajou para outras partes do Kansas e do Centro-Oeste dos Estados Unidos, promovendo reuniões de cura e avivamento e angariando discípulos. Logo ele estava reivindicando mais de 5 mil devotos.[22] Ele se referiu à sua crescente rede de seguidores como Movimento da Fé Apostólica (repetindo o nome de sua revista quinzenal, *Apostolic Faith* [Fé Apostólica]), e se autointitulou ser aquele que "projetou o Movimento da Fé Apostólica."[23]

Mas o movimento quase não sobreviveu a uma série de golpes severos à reputação de Parham. No outono de 1906, ele realizou uma série de reuniões em Zion, Illinois, e, alguns meses depois, cinco de seus seguidores bateram em uma mulher com deficiência até a morte, em uma tentativa de expulsar dela um demônio do reumatismo. Embora o próprio Parham estivesse muito longe de Zion quando a mulher foi morta, o subsequente julgamento por homicídio rendeu publicidade nacional e jornais de todo o país identificaram os assassinos como "membros da seita de Parham".[24] Quando os principais autores do crime foram condenados, a mídia nacional relatou: "Outras prisões são esperadas neste caso, como resultado das provas apresentadas no inquérito, e Parham, líder da seita a que pertencem aqueles que agora estão na prisão, pode ser mantido sob vigilância."[25] Parham não foi acusado nesse caso, mas o seu nome tornou-se sinônimo de fanatismo religioso fatal.

Quando um jovem no Kansas morreu porque seus pais não aceitaram o tratamento médico e, em lugar disso, procuraram a cura através do ministério de Parham, o evangelista pentecostal foi forçado a deixar o estado e ir para o Texas.[26] Foi lá que ele conheceu William J. Seymour, um afro-americano de 35 anos de idade que, depois de

Fogo estranho   41

abraçar os ensinamentos de Parham sobre o Espírito Santo e o dom de línguas, posteriormente provocou o avivamento da Rua Azusa, em Los Angeles, em 1906. Mas a amizade logo ficaria estremecida. Quando Parham visitou a obra de Seymour no sul da Califórnia, ele não aprovou o comportamento selvagem que caracterizava as reuniões.[27] Ele tentou afirmar a sua liderança sobre o avivamento, mas foi rejeitado.

A partir daí, a história de Parham rapidamente torna-se pior. Em 19 de julho de 1907, ele foi preso em um hotel em San Antonio, Texas, sob a acusação de sodomia. Ele foi solto da prisão quatro dias depois. Embora afirmasse ser inocente, seus oponentes alegaram que ele havia escrito uma confissão integral em troca de sua libertação.[28] Apesar de seus protestos em contrário, a reputação de Parham foi permanentemente manchada, e sua influência começou a diminuir. Como R.G. Robbins explica:

O que realmente aconteceu naquela noite quente de verão pode nunca ser conhecido, mas a posição de Parham sofreu danos irreparáveis, apesar das acusações terem sido retiradas posteriormente. A notícia do escândalo atravessou os círculos do Movimento de Santidade e dos pentecostais, alegrando os inimigos de Parham e desolando seu quadro cada vez menor de amigos. Enquanto isso, o Movimento da Fé Apostólica estava se fragmentando.[29]

Em uma tentativa desesperada de salvar sua reputação, Parham decidiu que precisava fazer algo realmente notável para desviar a atenção das acusações. Ele começou uma campanha de arrecadação de fundos para uma expedição à Terra Santa, em que prometeu encontrar tanto a arca de Noé quanto a perdida arca da aliança.[30] Mas a viagem terminou antes de começar. O biógrafo de Parham, James R. Goff, conta o que aconteceu:

Depois de divulgar o plano para a imprensa e captar recursos suficientes, Parham viajou para Nova York em dezembro de 1908, a fim de embarcar em um navio a vapor para Jerusalém. [Mas] a sua passagem para o Oriente Médio nunca foi comprada. Parham voltou para casa em Kansas, em janeiro 1909 com dinheiro emprestado por um amigo. Desanimado, ele explicou aos seus seguidores que tinha sido assaltado pouco depois de chegar em Nova York e não teve a oportunidade de comprar sua passagem.[31]

Como a maioria dos pregadores filiados ao Movimento de Santidade na época, Parham foi atraído para doutrinas que estavam à margem, novas, radicais ou totalmente heterodoxas. Ele era um ardente defensor da imortalidade condicional (a ideia de que os ímpios serão exterminados e não serão submetidos ao tormento eterno), e às vezes ele parecia universalista.[32] Tinha uma visão pouco ortodoxa da Queda do homem, e evidentemente não entendia a escravidão ao pecado. Ele parecia acreditar que pecadores poderiam redimir-se com uma combinação de esforço próprio e ajuda de Deus, e aparentemente via a graça como algo que Deus devia à humanidade. Ele ensinou que a santificação garante a cura física e, portanto, era um ato de incredulidade procurar tratamento médico para qualquer doença.[33]

Parham também defendeu uma forma de anglo-israelismo,[34] ensinando que as raças da Europa Ocidental (especialmente anglo-saxões) descendem das dez tribos de Israel, depois de elas terem sido dispersas no cativeiro assírio — e os brancos europeus são, portanto, o verdadeiro "povo escolhido". Essa visão tende naturalmente a fomentar a intolerância racial.[35] Na verdade, com o passar do tempo, Charles Parham se tornou, cada vez mais, um defensor declarado da segregação racial. Em uma ocasião, ele afirmou que Deus inundou o mundo com o Dilúvio como resposta ao casamento inter-racial. O sermão, intitulado Creation and Formation [Criação e formação], foi publicado em 13 de agosto de 1905, em uma edição do *Houston Daily Post*. Nas palavras do próprio Parham:

Assim começou a lamentável miscigenação de raças, razão pela qual o Dilúvio foi enviado como punição, e, em seguida, os filhos de tais uniões foram acompanhados por pragas e doenças incuráveis até a terceira e a quarta geração. É o momento para pôr fim aos casamentos mistos entre brancos, negros e índios da América, pois devastação e doenças em breve limparão o sangue mestiço da face da terra.[36]

Depois de visitar a Rua Azusa em 1906, e ser rechaçado por seus excessos emocionais, Parham protestou contra isso. Mas o seu antagonismo também denunciou um racismo inerente.

Usando rudes insultos raciais, Parham denunciou mulheres brancas que conviviam com homens negros no culto da missão Azusa, e lamentou que homens e mulheres e brancos e negros se ajoelhassem juntos e ficassem um ao lado do outro. Essa "loucura", ele acusava, seguia a obra Azusa em toda parte.[37]

Até o final de sua vida, Parham apoiou abertamente a Ku Klux Klan, elogiando publicamente a organização em 1927. Resumindo as visões racistas de Parham, Frederick Harris observa que "o fundador teológico do pentecostalismo, Charles Parham, simpatizava com a Ku Klux Klan, era responsável pela segregação racial que os alunos sofriam em sua escola bíblica em Topeka, pregava contra a mistura de raças, e acreditava que anglo-saxões eram a raça dominante."[38]

Não surpreende que escândalos e vergonha persistissem em acompanhar o caminho de Parham e deteriorassem a sua reputação. Outros dentro de círculos pentecostais logo começaram a se distanciar de seu fundador. "Junto com as preocupações sobre a gestão financeira, suas doutrinas excêntricas e atitudes racistas, Parham se tornou uma vergonha para o movimento pentecostal enquanto este crescia nas primeiras décadas do século XX."[39] Mas, gostemos ou não, pentecostais contemporâneos (e, por extensão, todos os carismáticos) são associados a Charles Parham enquanto arquiteto teológico do movimento.[40] Como Anthony Thiselton explica, "Charles Parham é amplamente reconhecido como o fundador do pentecostalismo clássico. [...] Parham formulou as quatro marcas clássicas da teologia e experiência pentecostais: salvação, batismo no Espírito Santo, cura, e a expectativa da 'segunda vinda' de Cristo."[41]

Tudo isso levanta questões importantes sobre as reivindicações do movimento pentecostal moderno, dada a natureza dúbia de suas origens iniciais: do conflituoso depoimento dos envolvidos à natureza absurda das "línguas" que foram faladas e ao caráter vergonhoso do primeiro líder do movimento. Além disso, o pentecostalismo surgiu da soteriologia defeituosa do Movimento de Santidade do século XIX, do qual Charles Parham e William J. Seymour fizeram parte.[42] Apesar de passagens como 1João 1:8-10, a teologia do Movimento da Santidade afirma erradamente que os cristãos podem experimentar uma "segunda bênção" algum tempo depois de sua conversão, quando, então, eles alcançam um estado de "perfeição cristã" nesta vida.[43]

Alguns líderes do Movimento da Santidade do século XIX também ensinaram uma "terceira bênção", que eles identificaram com o "batismo no Espírito Santo", e que, posteriormente, o pentecostalismo associou ao falar em línguas.[44]

Mas aqui está o ponto de toda esta história: *se o Espírito Santo pretendesse recriar o dia de Pentecostes, é realmente assim que ele faria isso?* Até mesmo uma comparação básica entre o que é narrado em Atos 2 e o que ocorreu 19 séculos mais tarde, em Topeka, Kansas, destaca contrastes marcantes entre os dois eventos. O dia original do Pentecostes não surgiu a partir de uma soteriologia defeituosa, nem resultou de depoimentos de testemunhas contraditórias. O dom apostólico de línguas não era algum tipo de vocalização irracional. Em vez disso, os apóstolos milagrosamente falaram em autênticas línguas estrangeiras que nunca tinham aprendido (Atos 2:9–12). Além disso, o poder do Espírito não era apenas demonstrado na pregação fervorosa deles, mas também ficou evidente no caráter divino que tinham — enquanto o Espírito continuou a santificá-los enquanto viveram.

O "novo Pentecostes" do movimento carismático não poderia ter sido mais diferente. Ele cresceu a partir da soteriologia deficiente do Movimento da Santidade, que foi marcado por testemunhos inconsistentes; produziu falsas experiências religiosas; e foi iniciado por um líder espiritual vergonhoso. Tais fatores colocam em sérias dúvidas a sua legitimidade.

Uma abordagem do "Novo Pensamento"?

Na mesma época em que Charles Parham conduzia seus alunos a buscar as línguas como sinal do batismo no Espírito Santo, outro ministro americano estava incentivando seus seguidores a usar a confissão positiva para falar de seus desejos existentes.

"O que eu confesso, eu possuo."[45] Esse slogan, que foi popularizado pelos pregadores da palavra da fé posteriormente, foi cunhado pela primeira vez por Essek William Kenyon — um educador e pastor da Igreja Batista Livre, que viveu de 1867 a 1948. Embora criado em uma família metodista, Kenyon tornou-se batista por influência do popular evangelista A.J. Gordon. Mas Kenyon também foi exposto aos cultos metafísicos do século XIX, e permitiu que esses erros manchassem sua teologia.

Em 1892 ele participou do Emerson College of Oratory [Universidade Emerson de Oratória], em Boston, no qual se especializou na formação de palestrantes para os cultos de ciências metafísicas (em especial, o Novo Pensamento metafísico).[46] O Novo Pensamento teve origem na geração anterior, por meio dos ensinamentos de Phineas P. Quimby, um filósofo da Nova Inglaterra, hipnotizador e curandeiro, que ensinou que as realidades físicas poderiam ser manipuladas e controladas através de meios mentais e espirituais. Os ensinamentos do Novo Pensamento enfatizavam que uma inteligência superior ou força divina estava presente em toda parte, que os seres humanos possuíam uma natureza divina, que eles poderiam usar suas mentes para alterar a realidade física, e que, ao pensar corretamente, poderiam libertar-se da doença e da pobreza.[47] As ideias de Quimby foram popularizadas por seus seguidores, incluindo Mary Baker Eddy, que incorporou os ensinamentos do Novo Pensamento nos cultos da Ciência Cristã.

Depois de deixar o Emerson College, Kenyon pastoreou várias igrejas batistas. Em 1898, ele deu início ao Bethel Bible Institute [Instituto Bíblico Betel], em Spencer, Massachusetts. Atuou como presidente do instituto até 1923, quando renunciou "em meio a um turbilhão de controvérsias que nunca se tornaram públicas".[48] Ao deixar Massachusetts, ele foi para o oeste, estabelecendo-se por vários anos no sul da Califórnia antes de se mudar para Seattle, Washington, no início de 1930. Lá ele fundou a Igreja Batista Nova Aliança, estabelecendo o Seattle Bible Institute [Instituto Bíblico Seattle], e transmitindo seus ensinamentos através do programa de rádio *Kenyon's Church of the Air*. Ele não era um pentecostal, mas

em seus últimos anos ele visitou reuniões pentecostais e foi convidado para falar no famoso Angelus Temple, de Aimee Semple McPherson, em Los Angeles. Apesar de ter morrido logo após o fim da Segunda Guerra Mundial, muitos dos proeminentes reavivalistas da cura dos anos do pós-guerra foram claramente influenciados por ele e citaram seu trabalho.[49]

Trace a linhagem doutrinária de qualquer professor da Palavra da Fé, e você encontrará uma linha que remonta a E.W. Kenyon.

Os ensinamentos de Kenyon eram seriamente anormais em vários níveis. Em sua pregação e em seu ensino, ele misturou elementos fundamentais da filosofia do novo pensamento com a teologia cristã, afirmando que as pessoas podem mudar suas condições físicas simplesmente fazendo uma "confissão positiva da Palavra de Deus".[50] Por exemplo, para serem curados, os cristãos apenas precisam declarar que já estão curados. Como Kenyon explicou:

> A confissão sempre inicia a cura. Não preste atenção nos sintomas, preste atenção na palavra, e tenha certeza de que sua confissão é arrojada e vigorosa. Não dê ouvidos a pessoas. [...] É Deus falando. Você está curado. A palavra diz que você está. Não dê ouvidos aos sentidos. Dê à palavra o seu devido lugar."[51]

Somente aqueles que fazem uma confissão *positiva* podem esperar resultados positivos. Por outro lado, aqueles que pronunciam palavras de pessimismo estão condenados ao fracasso.

Citando Kenyon novamente:

> Você raramente superará suas palavras. Se você falar de doença, entrará neste estado da sua conversa. Se você falar de fraqueza, é o fracasso que irá representá-lo. Se você continua dizendo: "Eu não posso conseguir trabalho", ou: "Eu não posso fazer isso", suas palavras refletem no seu corpo. Por que isso? Porque você é um ser espiritual. Você não é um ser físico. Basicamente, você é um espírito, e um espírito registra as palavras apenas como um pedaço de papel que absorve a tinta que recebe.[52]

Ao enfatizar o poder criativo das palavras e a noção de que a doença é espiritual, não física, Kenyon forneceu a premissa básica para a teologia da palavra da fé.[53]

Os ensinamentos de Kenyon também construíram as bases para a ênfase da palavra da fé sobre a prosperidade material. Para ele, o evangelho não só oferece a esperança de um futuro galardão nos céus, mas também promete bênçãos materiais na terra, aqui e agora. Ele escreveu: "O valor do cristianismo é o que ganhamos com ele. *Somos cristãos por aquilo que podemos obter nesta vida*, e nós reivindicamos a esperança de um mundo vindouro. [...] Também *exigimos* que o Deus a quem servimos e adoramos deva ouvir as nossas petições, proteger-nos do perigo, consolar-nos na tristeza."[54] Segundo Kenyon, "Deus nunca planejou que devêssemos viver na pobreza física, mental ou espiritual. Ele fez Israel galgar financeiramente o topo das nações. Quando entramos em parceria com ele, e aprendemos sua maneira de fazer negócios, não pode haver falhas. [...] Ele lhe dará a capacidade de tornar sua vida um sucesso."[55] Se tais declarações parecem assustadoramente semelhantes às asneiras modernas emitidas por pregadores da prosperidade e principais televangelistas, não poderia ser diferente. Eles conseguiram seu material a partir de Kenyon.

Suas novas ideias logo se infiltraram no movimento carismático, onde nasceu o Movimento da Palavra da Fé. Como Dennis Hollinger observa: "Vários pentecostais renovados com ministérios de cura das décadas de 1940 e 1950 haviam lido as obras de Kenyon e às vezes o citaram."[56] Os que curam pela fé, como William Branham e Oral Roberts, estabeleceram uma base sobre a qual o evangelho da prosperidade pode ser recebido nos círculos carismáticos.[57] Mas foi Kenneth Hagin, conhecido como o "pai do Movimento da Palavra da Fé", que popularizou o trabalho de Kenyon — até mesmo plagiando grande parte dos escritos de Kenyon em seus próprios livros.[58] Depois disso, os pregadores da prosperidade — de Kenneth Copeland a Benny Hinn e Creflo Dollar — todos foram influenciados por Hagin. E, como vimos no capítulo anterior, o evangelho da prosperidade tornou-se *a força dominante* nos círculos pentecostais e carismáticos modernos.

Da mesma forma que o caráter pessoal de Charles Parham lança uma sombra de suspeita sobre os primórdios do movimento pentecostal, a incorporação dos princípios do Novo Pensamento, de E.W. Kenyon, revela as verdadeiras origens do Movimento Palavra da Fé e do evangelho da prosperidade. Para Parham, que esperava falar em autênticas línguas estrangeiras, a sua experiência inicial foi uma falsificação. Para Kenyon, que integrou a seus sermões a filosofia metafísica, sua consequente teologia era cultual. Os professores da Palavra da Fé que seguem os passos de Kenyon devem sua ancestralidade a homens como Phineas P. Quimby, ou seja, a sua teologia pertence à mesma família da Ciência Cristã, da Teosofia, do Mesmerismo, da Ciência da Mente, do Swedenborgianismo (Nova Igreja do Senhor Deus Salvador Jesus Cristo) e do Novo Pensamento metafísico. O evangelho da prosperidade é resultante de uma combinação híbrida do dualismo neogótico com o misticismo da Nova Era, e com um materialismo censurável. É uma "heresia destruidora" (2Pedro 2:1) que reivindica a saúde e a riqueza, enquanto deixa suas vítimas moralmente carentes e espiritualmente falidas.

Por que o foco nas contribuições de Charles Parham e W. Kenyon? A resposta é simples. Esses dois homens são responsáveis pelos fundamentos teológicos sobre os quais todo o sistema carismático é construído. Eles representam suas raízes históricas. Como fundador e arquiteto teológico do pentecostalismo, Parham articulou os princípios e interpretou as experiências que desencadearam o movimento carismático moderno. Assim, seus erros e fracassos põem em questão a base sobre a qual todo o sistema é construído. Como o avô do Movimento da Palavra da Fé, Kenyon forneceu posteriormente aos pregadores da prosperidade uma receita de veneno doutrinal. Sua conexão com os cultos metafísicos explicam a atraente perversão inerente às atuais mensagens populares dos televangelistas.

Um novo despertar?

Apesar de suas origens duvidosas, o movimento carismático moderno tornou-se sólido rapidamente. Seu crescimento sem precedentes fez com que alguns observadores o considerassem uma "nova reforma". Nas palavras de um estudioso,

> o cristianismo está passando por uma reforma que revelará ser ainda mais fundamental e mais radical do que aquela que abalou a Europa durante o século XVI. [...] A presente reforma está abalando as bases de uma maneira muito mais acentuada do que a sua antecessora do século XVI, e seus resultados serão mais abrangentes e radicais.[59]

Outro autor igualmente exclama: "Estamos agora no meio de uma das mudanças mais dramáticas no cristianismo desde a Reforma. O cristianismo está mudando e criando uma alteração sísmica que está modificando a face de todo o movimento cristão."[60]

Outros têm rotulado mais modestamente o movimento carismático moderno como um novo grande despertar. Como Vinson Synan explica:

> Alguns historiadores falam do reavivamento da rua Azusa de 1906–1909 como o "Quarto Grande Despertar". Mais de um milhão de

congregações pentecostais foram criadas em todo o mundo como resultado desse reavivamento histórico. O movimento pentecostal também originou o movimento de renovação carismática, que começou em 1960 e estendeu a 'Renovação do Espírito Santo' às principais igrejas, tanto protestantes quanto católicas, em todas as partes do mundo.[61]

Não é incomum aos carismáticos fazer conexões entre o seu movimento e o Grande Despertar do século XVIII.[62] Em parte, isso é devido à popularidade do avivamento da Nova Inglaterra, que ocorreu no final da década de 1730 e início de 1740, sob a liderança de notáveis pregadores e teólogos, como George Whitefield e Jonathan Edwards.

Mas paralelismos também são feitos com as explosões emocionais que às vezes caracterizavam as reuniões de avivamento do século XVIII.[63] Durante o Grande Despertar, "as pessoas choravam arrependidas por seus pecados, algumas gritavam de alegria por terem sido perdoadas, e outras estavam tão sobrecarregadas que desmaiavam".[64] Em alguns casos, as explosões foram ainda mais extremas. Como Douglas Jacobsen explica:

> Durante o Grande Despertar, que teve lugar na América colonial, as pessoas às vezes tremiam com convulsões, emitiam grunhidos animalescos e gritavam, ou caíam em transe. [...] Esses tipos de manifestações físicas de luta espiritual e libertação não foram inventadas pelos pentecostais; manifestações físicas são parte da longa história do avivamento.[65]

É compreensível que muitos dos puritanos da Nova Inglaterra eram céticos em relação ao avivamento por causa do emocionalismo que parecia acompanhá-lo. Entre eles estava um pastor de Boston, Charles Chauncy, que se queixou de que "a religião, nos últimos tempos, tem sido mais uma agitação de paixões do que uma mudança na disposição da mente".[66] Em seu sermão de 1742 "Enthusiasm Described and Cautioned Against" [Descrevendo o entusiasmo e advertindo contra isso], Chauncy protestou contra o Grande Despertar, argumentando que o avivamento tinha trocado a verdadeira espiritualidade pelo sensacionalismo desenfreado. O seu mais recente livro, *Seasoned Thoughts on the State of Religion in New England* [Reflexões práticas sobre o estado da religião na Nova Inglaterra], repetiu os mesmos temas, condenando o que ele considerava ser o excesso religioso que ocorria em reuniões de avivamento.

Jonathan Edwards, um ávido defensor do Grande Despertar, estava bem ciente das preocupações levantadas por Charles Chauncy e por outros puritanos "da antiga geração". Em julho de 1741, quando Edwards pregou seu mais famoso sermão, "Pecadores nas mãos de um Deus irado", a resposta do público foi tão intensa que ele não conseguiu sequer terminar sua mensagem. Como George Marsden relata: "O tumulto tornou-se muito grande à medida que a plateia era tomada por gritos, gemidos e clamores: 'O que devo fazer para ser salvo? Oh, eu estou indo para o inferno. Oh, o que eu devo fazer por Cristo?'"[67]

Poucos dias antes, Edwards pregara em um culto em Suffield, Connecticut. A resposta foi igualmente emotiva.

> Um visitante que chegou depois do sermão disse que a quatrocentos metros de distância ele podia ouvir uivos, gritos e gemidos, "como de mulheres com dores de parto", como de pessoas atormentadas com o estado de suas almas. Algumas desmaiaram ou estavam em transe; outras foram tomadas por extraordinária agitação corporal. Edwards e outras pessoas oraram com muitos dos aflitos e levou alguns a "diferentes graus de paz e alegria, alguns ao êxtase, todos exaltando o Senhor Jesus Cristo", e exortou as outras pessoas a virem para o Redentor.[68]

Ao defender o Grande Despertar de seus críticos, Edwards reconheceu que precisava resolver suas preocupações sobre esses tipos de explosões emocionais. Ele fez isso no final do verão de 1741, lidando diretamente com o assunto na mensagem de uma cerimônia de formatura que ele proferiu na universidade onde estudou, Yale.[69] Em sua mensagem, que mais tarde foi publicada como *The Distinguishing Marks of a Work of the Spirit of God* [As marcas distintivas de uma obra do Espírito de Deus], Edwards explicou que a legitimidade de um avivamento não pode ser determinada com base em respostas emocionais:

> Edwards alegou com sua habitual e compreensível lógica que os fenômenos físicos intensos, como "lágrimas, tremores, gemidos, fortes lamentos, agonia corporal ou a falta de força física" não provam nada, de uma forma ou de outra, acerca da legitimidade de um avivamento.

Ele não achava que um tempo de dons extraordinários do Espírito Santo tinha chegado, então negou (ao contrário de alguns radicais de sua época e de posteriores pentecostais) que os sinais de êxtase eram a melhor evidência de um verdadeiro derramamento do Espírito Santo. Ao mesmo tempo, insistiu, nem eram as avassaladoras explosões emocionais evidências contra a presença do Espírito Santo. [...] As reais provas ou "sinais distintivos" de uma verdadeira obra do Espírito de Deus não tinham nada a ver com tais efeitos dramáticos ou falta dos mesmos. Em vez disso, essas provas eram encontradas nas vidas transformadas daqueles que estavam vivendo de acordo com os ensinamentos do evangelho e manifestavam os traços e as virtudes dos verdadeiros cristãos.[70]

Ao encontrar suas "marcas distintivas" na primeira carta de João, Edwards afirmou que a verdadeira obra do Espírito Santo só pode ser medida com base em critérios bíblicos. Experiências emocionais podem ser poderosas, mas elas não são prova de que Deus está verdadeiramente agindo.[71] Afinal, Edwards reconheceu que "muitas vezes o entusiasmo se espalha mesmo quando evangelistas proclamam uma falsa doutrina. E Satanás poderia simular verdadeiros despertamentos".

Assim como Edwards expôs os sinais genuínos da obra do Espírito Santo, ele também definiu os "sinais negativos", ou falsos positivos — sinais que *podem* acompanhar uma verdadeira obra de Deus, mas que também podem ser fabricados por hipócritas.[73] O pregador pôs as explosões emocionais e as reações físicas em reposta à pregação nessa categoria não determinante: por si só, tais fenômenos simplesmente não comprovam a legitimidade de um avivamento.[74]

Como, então, pode-se discernir um verdadeiro avivamento de um falso? Ou, mais diretamente, o que diferencia uma verdadeira obra do Espírito de uma falsificação? A resposta, segundo a afirmação de Edwards, é encontrada "examinando os espíritos". Tomando emprestada essa frase de 1João 4:1, o teólogo puritano extraiu cinco princípios a partir do quarto capítulo da primeira carta de João, e, assim, desenvolveu uma tabela para uma avaliação distintamente bíblica que pode ser aplicada a qualquer suposta obra de Deus.[75]

Assim, Edwards avaliou as experiências de sua época através das lentes das Escrituras, utilizando princípios bíblicos para sustentar a maior controvérsia religiosa daquele momento. Por essa razão, a sua abordagem oferece um modelo útil para nós considerarmos. Como R.C. Sproul e Archie Parrish explicam:

> Quando sinais de avivamento aparecem no cenário da história, uma das primeiras perguntas que é levantada é a da autenticidade. O avivamento é verdadeiro, ou é uma mera explosão de emoção superficial? Encontramos um entusiasmo vazio apoiado em um conteúdo nulo, ou este mesmo entusiasmo sinaliza uma grande obra de Deus? Em todo avivamento registrado na história da Igreja os sinais que o seguem são mistos. O ouro está sempre misturado com impurezas. Todo avivamento tem suas falsificações; distorções tendem a levantar dúvidas sobre o que é verdadeiro.
>
> Este problema certamente esteve presente no Grande Despertar do século XVIII, na Nova Inglaterra, em que Jonathan Edwards foi uma figura chave. Suas Marcas Distintivas proporcionam uma análise cuidadosa daquele avivamento, observando sua essência, bem como seus excessos. Mas o estudo do assunto feito pelo teólogo puritano tem mais relevância do que a sua aplicação para aquele singular despertar. Ele forneceu um mapa a ser seguido por todos estes períodos de avivamento e por isso é de valor permanente para nós no momento atual.[76]

Na época de Jonathan Edwards, os cristãos norte-americanos estavam tentando determinar se o Grande Despertar foi uma verdadeira obra do Espírito Santo. Edwards respondeu examinando as Escrituras, a fim de fazer tal avaliação. Ele expressou seu objetivo assim:

> Na época apostólica houve o maior derramamento do Espírito de Deus que já aconteceu. Mas, enquanto as influências do verdadeiro Espírito abundavam, as falsificações também não faltavam. O diabo era profuso em imitar tanto as influências extraordinárias do Espírito de Deus quanto as comuns. Deste modo, tornou-se necessário à Igreja de Cristo a criação de certas regras — sinais distintivos e claros — pelas quais ela pudesse prosseguir com segurança no julgamento do verdadeiro e do falso. A concessão de tais regras está no delineamento simples de 1João 4, onde esse assunto é tratado de forma mais expressiva e completa do que em qualquer outro lugar na Bíblia.

Neste momento extraordinário, quando tanto se fala sobre a obra do Espírito, devemos aplicar cuidadosamente esses princípios.[77]

Da mesma forma, muitos cristãos hoje me perguntam se o moderno movimento carismático representa uma verdadeira obra do Espírito Santo. Como vimos neste capítulo, as raízes históricas do movimento deixam muito a desejar. Mas, e quanto aos seus frutos? (cf. Mateus 7:15-20)

Jonathan Edwards foi à Palavra de Deus para fazer sua avaliação. Uma vez que as Escrituras inspiradas pelo Espírito são atemporais, podemos usar essas mesmas verdades bíblicas para avaliar o movimento carismático moderno. Nos capítulos seguintes, vamos considerar o quíntuplo teste de Edwards proveniente de 1João 4 — permitindo que os princípios da Palavra de Deus nos ajudem a responder a pergunta: Será que o Movimento Carismático moderno representa uma verdadeira obra do Espírito Santo?

CAPÍTULO 3

EXAMINANDO OS ESPÍRITOS (PRIMEIRA PARTE)

O Novo Testamento está repleto de advertências sobre os falsos mestres e sobre a necessidade de cada cristão exercer o discernimento espiritual. No sermão do monte, nosso Senhor advertiu seus ouvintes: "Cuidado com os falsos profetas. Eles vêm a vocês vestidos de peles de ovelhas, mas por dentro são lobos devoradores" (Mateus 7:15). O apóstolo Paulo repetiu essas palavras em seu discurso aos presbíteros de Éfeso: "Sei que, depois da minha partida, lobos ferozes penetrarão no meio de vocês e não pouparão o rebanho. E dentre vocês mesmos se levantarão homens que torcerão a verdade, a fim de atrair os discípulos" (Atos 20:29-30). Da mesma forma, Pedro disse a seus leitores para estarem atentos aos "falsos mestres. Estes introduzirão secretamente heresias destruidoras" e introduzirão o erro na igreja (2Pedro 2:1).

Falsos mestres representaram uma séria ameaça para a saúde e a unidade da Igreja desde o início. Tendemos a pensar na Igreja primitiva como pura e imaculada, mas heresias começaram a infestar a Igreja já em sua infância. A ameaça das falsas doutrinas foi um tema constante no ensinamento apostólico. O próprio Jesus instruiu os cristãos a tomarem um cuidado especial ao avaliar qualquer mensagem espiritual ou qualquer um que se autodenominasse mensageiro de Deus e dissesse falar em nome dele. Ao falar de profetas fraudulentos, Jesus disse à multidão em Mateus 7:16: "Vocês os reconhecerão por seus frutos." A segunda carta de Pedro e a carta de Judas delineiam quais são esses frutos — dentre os quais o amor ao dinheiro, o pecado sexual, a arrogância, a hipocrisia e uma teologia extravagante.

No contexto da avaliação de mensagens que pretendem ser proféticas, Paulo ordenou aos tessalonicenses: "Ponham à prova todas as coisas e fiquem com o que é bom. Afastem-se de toda forma de mal" (1Tessalonicenses 5:21-22). Novas doutrinas, autopromoção ostensiva, e reivindicações de uma nova revelação de Deus (todas características bastante comuns ao movimento carismático) são sinais característicos de um falso mestre. A alegação de que algum novo ensinamento vem de Deus é absolutamente essencial para o sucesso da agenda de qualquer herege. Assim, é igualmente essencial que os cristãos exercitem o discernimento bíblico para reconhecer mentiras. Se os cristãos falham em relação a isso, eles demonstram o perigo de sua imaturidade — permitindo-se, "como crianças", serem "levados de um lado para o outro pelas ondas, [...] jogados para cá e para lá por todo vento de doutrina e pela astúcia e esperteza de homens que induzem ao erro" (Efésios 4:14).

O apóstolo João escreveu sua primeira carta mais de meio século depois de Jesus ter pregado o sermão do monte e várias décadas depois que Paulo escreveu suas cartas, mas nada havia mudado. Os falsos mestres ainda representavam uma grande ameaça para a Igreja. Então João encorajou seus leitores a conhecerem e amarem a verdade, ao mesmo tempo em que os alertou para protegerem-se contra as doutrinas enganadoras e destrutivas dos falsos profetas.

Em 1João 4:1-8, o apóstolo delineou uma estratégia pela qual os cristãos podem se tornar hábeis em distinguir entre a verdadeira obra do Espírito Santo e os falsos ministérios dos falsos profetas. Apesar de escritos no primeiro século, os princípios apresentados nestes versículos são eternos. Eles são especialmente pertinentes em um momento em que muitos dos chamados líderes cristãos e religiosos que utilizam os meios de comunicação ficam felizes em misturar a verdade com erros de todos os tipos e vendê-los como se fossem a Palavra de Deus.

O capítulo começa com estas palavras: "Amados, não creiam em qualquer espírito, mas examinem os espíritos para ver se eles procedem de Deus, porque muitos falsos profetas têm saído pelo mundo" (1João 4:1). A palavra grega traduzida por *examinem* foi usada na antiguidade para se referir ao processo metalúrgico de teste do minério para determinar a sua pureza e o seu valor. Metais preciosos foram testados em um crisol ou um forno (Provérbios 17:3), submetidos a calor intenso, o que revelaria e queimaria a escória — matéria sem valor e impurezas que poderiam estar misturadas ao metal. De forma semelhante, os cristãos estão continuamente "examinando os espíritos", avaliando ministros, suas mensagens, e os princípios que fomentam todos os ensinamentos para discernir entre o que é verdadeiramente importante e o que é falso.

Nos versículos 2-8, João segue sua admoestação para *examinar os espíritos* com um esquema de cinco pontos para avaliar a verdadeira natureza de qualquer ensinamento. Mais de 1.600 anos depois que o apóstolo João tinha morrido, Jonathan Edwards estudou esta passagem e aplicou os seus princípios ao Grande Despertamento. Como vimos, ele não defendeu o avivamento americano com base na sua popularidade ou no entusiasmo emocional que produziu. Em vez disso, ele permitiu que o exame das Escrituras determinasse a resposta certa para os fenômenos espirituais de sua época. Tal como Edwards, os cristãos têm hoje apenas um padrão correto para avaliar experiências espirituais contemporâneas, incluindo as afirmações e práticas do moderno Movimento Carismático. Só o que subsiste a um exame detalhado das Escrituras pode ser abraçado, enquanto o que fica aquém deve ser confrontado e rejeitado. Nada menos que isso é o dever de todo pastor e professor, assim como deve ser a responsabilidade de cada cristão verdadeiro.

Podemos estruturar esses testes a partir de 1João 4:2-8, na forma de cinco perguntas: (1) Será que a obra exalta o verdadeiro Cristo? (2) Será que se opõe ao mundanismo? (3) Será que conduz as pessoas às Escrituras? (4) Será que promove a verdade? (5) Será que produz amor a Deus e aos outros? Estes são os testes que Jonathan Edwards aplicou ao avivamento espiritual do Grande Despertamento. Neste capítulo e no próximo, vamos examinar o movimento carismático moderno à luz desses mesmos princípios.

PRIMEIRO TESTE: SERÁ QUE EXALTA O VERDADEIRO CRISTO?

Quando Jonathan Edwards estudou a primeira carta de João, ele identificou a verdade inicial de 1João 4:2–3, ou seja, *uma verdadeira obra do Espírito exalta o verdadeiro Cristo*. Em contraste com os falsos profetas, aqueles que estão verdadeiramente capacitados pelo Espírito Santo colocam a ênfase principal na pessoa e na obra do Senhor

Jesus Cristo. Assim, uma verdadeira obra do Espírito acende os holofotes na direção do Salvador, apontando para ele de forma precisa, exaltando-o e distinguindo-o. Falsos mestres, ao contrário, diminuem e distorcem a verdade sobre ele.

Uma das heresias populares na época de João combateu a doutrina bíblica da Encarnação de Cristo, negando que Jesus possuía um corpo físico. Essa noção equivocada, conhecida como docetismo (do termo grego que significa *aparência*), ensinou que o corpo do Senhor era apenas uma ilusão. Embora isso possa soar estranho aos ouvidos modernos, tal ideia prosperou no momento em que a difundida filosofia grega afirmava que o universo material era mau e apenas realidades espirituais eram boas. Assim, de acordo com o docetismo, Jesus não poderia ter possuído um corpo real, pois teria sido contaminado pelo mal.

Os ensinamentos docetistas acomodaram perfeitamente o dualismo grego. Mas eles estavam completamente em desacordo com a verdade bíblica a respeito de Cristo e de seu evangelho.[1] Reconhecendo o perigo do docetismo, o apóstolo João o expôs como realmente era — um engano satânico. Ele escreveu: "Vocês podem reconhecer o Espírito de Deus deste modo: todo espírito que confessa que Jesus Cristo veio em carne procede de Deus; mas todo espírito que não confessa a Jesus não procede de Deus" (1João 4:2–3). O argumento do apóstolo era inconfundível: se alguém prega uma falsa versão de Jesus (como a encontrada no docetismo), essa pessoa mostra-se um falso profeta, cujo ministério não vem de Deus.

A partir dessa passagem, Jonathan Edwards articulou o princípio mais amplo, a saber, que uma verdadeira obra do Espírito sempre e necessariamente direciona as pessoas para a verdade sobre o Senhor Jesus Cristo. Comentando sobre esses versículos, Edwards escreveu:

> Quando o espírito que está operando entre um povo for visto agindo de tal maneira que aumente o respeito das pessoas por Jesus, que nasceu da Virgem Maria, e foi crucificado fora dos portões de Jerusalém; e parece estar confirmando mais e estabelecendo em suas mentes a verdade daquilo que o evangelho nos diz sobre ele ser o Filho de Deus e Salvador dos homens; este é um sinal claro de que esse espírito é o Espírito de Deus.[2]

Por outro lado, os ministérios que desviam as pessoas de Cristo, distorcem a verdade da sua natureza e do evangelho ou tentam diminuir a sua glória, certamente *não* são autorizados pelo Espírito Santo. Conforme Edwards passou a explicar:

> A pessoa de quem o Espírito dá testemunho, e a quem ele levanta a estima e o respeito, deve ser Jesus, que apareceu em carne e osso, e não um outro Cristo em seu lugar; não um Cristo místico ou fantástico qualquer, como se tivesse uma luz interior, o qual o espírito dos quakers exalta, ao mesmo tempo que isso diminui a estima e dependência deles em um Cristo exterior, ou Jesus, que veio em carne, e os afasta dele; mas o Espírito que dá testemunho de Jesus e os conduz a ele. [...] O Diabo tem a inimizade mais amarga e implacável contra essa pessoa [Cristo], especialmente em sua característica de Salvador dos homens; ele odeia mortalmente a história e a doutrina de sua redenção; nunca geraria nos homens pensamentos honrosos sobre ele, levando-os, assim, a temê-lo mais e a dar um peso maior às suas instruções e aos seus comandos.[3]

O Diabo procura distorcer, confundir, e suprimir a verdade sobre o Senhor Jesus; ele quer desviar a atenção das pessoas do Salvador de toda maneira possível. Uma verdadeira obra do Espírito faz exatamente o contrário: ela direciona as pessoas para o Cristo bíblico e afirma a verdade de seu evangelho.

Uma verdadeira obra do Espírito conduz pessoas a Cristo

A gloriosa prioridade do Espírito Santo é conduzir pessoas para o Senhor Jesus Cristo. Como Jesus disse aos discípulos: "O Conselheiro, o Espírito Santo, que o Pai enviará em meu nome, ensinará a vocês todas as coisas e fará vocês lembrarem tudo o que eu disse. [...] Ele me glorificará, porque receberá do que é meu e o tornará conhecido a vocês" (João 14:26; 16:14). A obra do Espírito é sempre centrada no Salvador. Qualquer ministério ou movimento que ele autorize irá compartilhar a mesma prioridade e clareza.

Em contraste com isso, a ênfase na pessoa e obra de Cristo não é a característica definidora do movimento carismático — onde uma fixação intensa em uma caricatura da bênção e dádiva do Espírito Santo tem se tornado o centro das atenções. Como os autores carismáticos

Fogo estranho 59

Jack Hayford e David Moore afirmam: "Na miscelânea pentecostal apenas uma coisa é igual para todos: *a paixão que eles têm de experimentar a presença e o poder do Espírito Santo*. Este é o denominador comum. Esta ênfase no Espírito Santo, a terceira pessoa da Trindade, é o que define o 'século carismático'."[4] Ironicamente, eles celebram uma prioridade equivocada. Embora afirmem honrar o Espírito Santo, os carismáticos geralmente ignoram o propósito do seu ministério — que é chamar toda a atenção para o Senhor Jesus. Como Steve Lawson observa muito bem: "O desejo do Espírito Santo é que foquemos em Jesus Cristo, não em nós mesmos. Esse é o principal ministério do Espírito. Ele está nos conduzindo para Jesus. Trazendo Cristo de forma mais clara para o foco. Quando o Espírito Santo se torna um fim em si mesmo, significa que não compreendemos o seu ministério."[5]

No interior dos círculos carismáticos um foco apropriado em Cristo é obscurecido por uma preocupação com supostos dons espirituais e capacitação sobrenatural.[6] Ouça um típico carismático e você poderá pensar que a obra do Espírito Santo é manifestar e chamar a atenção para suas próprias obras. Nas palavras de Kenneth D. Johns, um ex-pentecostal, muitas igrejas carismáticas "são *centradas no Espírito* em vez de serem *centradas em Cristo*".[7] Refletindo sobre suas próprias experiências no movimento — com fenômenos como a marcha de Jericó, o falar em línguas, e o cair no Espírito —, Johns observa:

> Em todos os casos, eles eram lançados sobre nós como o "movimento soberano do Espírito" e como uma forma de receber o poder do Espírito Santo. Para realização dessas experiências fomos exortados a "ceder ao Espírito", "liberar o poder do Espírito em nós", "sentir sua presença e unção se movendo sobre nós", "ouvir sua voz continuamente". Jesus era empurrado para o segundo plano enquanto tentávamos ter uma "experiência" do Espírito.
>
> Estávamos sendo pressionados a ser centrados no Espírito Santo em vez de em Jesus. O resultado dessa mensagem distorcida era um excesso de ênfase nos sentimentos emocionais e um exagero de expectativas, como se pudéssemos levar uma vida sobrenatural em que os milagres superariam todas as circunstâncias negativas. Nos disseram que se chegássemos a um estado de "plenitude do Espírito" teríamos poderes sobrenaturais.[8]

Outro autor lembra igualmente que era "profundamente fácil ficar embriagado pelo poder de Deus — tornar-se obcecado pelo milagroso, fixado em dons espirituais — e perder Jesus Cristo de vista no processo".[9]

Tais testemunhos sugerem que Ronald Baxter está certo quando ele pergunta: "Que tipo de união o movimento carismático quer produzir? Ele é aquele que substitui Cristo dando ênfase ao Espírito Santo."[10] Até mesmo alguns autores carismáticos, em momentos de franqueza, reconheceram que o movimento está desequilibrado em sua fixação por "experimentar" o Espírito.[11] Por exemplo, o pioneiro pentecostal e patriarca Donald Gee, no final de sua vida, lamentou o fato de que "depois de 65 anos de história (1966), uma boa parte do povo pentecostal ainda exibia uma obsessão pelo emocional, pelo espetacular, e pela busca de sinais".[12] Meio século depois, esta obsessão está mais desenfreada do que nunca.

Tudo isso põe em dúvida a premissa fundamental do movimento carismático: se "o Espírito Santo não chama a atenção para si mesmo nem para nenhum homem, mas concentra toda a atenção no Senhor Jesus Cristo e no que Deus tem feito em e por meio de seu Filho",[13] então, por que o autoproclamado *movimento do Espírito* não é definido por esse mesmo atributo?[14] Carismáticos querem colocar os holofotes sobre o Espírito Santo — ou pelo menos em sua imitação.[15] Mas o Espírito Santo deseja colocar os holofotes sobre a verdadeira pessoa e obra de Jesus Cristo. Como o Senhor disse aos discípulos no cenáculo, o Espírito seria enviado em *seu nome*, para lembrá-los de *seus ensinamentos*, e para dar testemunho de *sua obra* (João 14:26; 15:26). O Espírito não fala por si mesmo, nem chama a atenção para si mesmo, pelo contrário, ele deseja glorificar o Filho (João 16:13-14). O famoso puritano Matthew Henry resumiu assim: "O Espírito não veio para erguer um novo reino, mas para glorificar Cristo."[16] Mais recentemente, Kevin DeYoung descreveu o papel do Espírito da seguinte forma:

> Regozijar-se em Cristo é uma evidência da obra do Espírito! O foco da igreja não está na pomba, mas na cruz, e essa é a maneira que o Espírito quer que seja. Como J. I. Packer propõe, "a mensagem do Espírito para nós nunca é: 'Olhe para mim, me escute, venha a mim, me conheça', mas sempre, 'olhe para ele, e veja a sua glória; ouça-o, e

ouça a sua palavra; vá até ele, e tenha vida; conheça-o, e prove o dom da alegria e da paz.'"[17]

O Espírito opera na Igreja para que os homens possam ver Jesus como Senhor, reconhecendo a sua autoridade e para que se submetam à sua vontade (1Coríntios 12:3; Filipenses 2:9-13).[18] Assim, uma verdadeira obra do Espírito orienta as pessoas, em primeiro lugar e acima de qualquer coisa, a exaltar Cristo como Senhor de tudo, e dar a sua atenção e amor para ele. O Espírito é mais glorificado quando honramos o Filho.

O Espírito Santo não só dirige nossa atenção para o Senhor Jesus; ele também nos ajusta à imagem de Cristo. Como o teólogo Bruce Ware explica:

> É evidente que o foco central e a atividade incessante do Espírito é trazer honra e glória para Cristo. [...] O Espírito age nos cristãos, então, para realizar a obra do Pai, para tornar seus filhos mais e mais semelhantes a Jesus, seu Filho. O que o Espírito faz para levar-nos a ser mais semelhantes a Cristo? De acordo com 2Coríntios 3:18, o Espírito dirige nossa atenção para a beleza da glória de Cristo, e por isso somos compelidos a nos tornar cada vez mais semelhantes a ele.[19]

Por força do Espírito, os cristãos são direcionados a contemplar a glória do Senhor Jesus, e, como resultado, eles são transformados à imagem dele. Nada que desvie o foco de Cristo pode ser corretamente atribuído à obra do Espírito. Ao contrário, tal coisa o entristece.

Talvez ninguém tenha afirmado este ponto mais claramente do que o famoso pregador britânico do início do século XX, David Martyn Lloyd-Jones. Em um longo capítulo, Lloyd-Jones declarou:

> O Espírito não glorifica a si mesmo, ele glorifica o Filho. [...] Esta é, para mim, uma das coisas mais surpreendentes e notáveis sobre a doutrina bíblica do Espírito Santo. O Espírito Santo parece esconder-se e ocultar-se. Ele está sempre, por assim dizer, colocando o foco sobre o Filho, e é por isso que eu acredito, e acredito profundamente, que o melhor de todos os testes para saber se recebemos o Espírito é o de nos perguntarmos o que pensamos e o que sabemos sobre o Filho. O Filho é real para nós? Essa é a obra do Espírito. Ele é glorificado indiretamente, ele está sempre nos apontando para o Filho.

E então você vê como é fácil nos perdermos e nos tornarmos hereges se nos concentrarmos em demasia, e de forma contrária às Escrituras, no Espírito em si. Sim, temos de perceber que ele habita em nós, mas a sua obra ao habitar em nós é glorificar o Filho, e nos trazer a este conhecimento bendito do Filho e do seu amor maravilhoso por nós. É ele quem nos fortalece no íntimo do nosso ser com poder (Efésios 3:16), para que possamos conhecer esse amor, o amor de Cristo.[20]

Infelizmente, é neste ponto que muitos no movimento carismático *de fato se desviaram*. Eles pensam que estão exaltando o Espírito ao tornarem os seus dons e suas bênçãos o ponto central. Na realidade, acontece o contrário. Para honrar verdadeiramente o Espírito, a atenção deve estar em Cristo. Como o teólogo James Montgomery Boice explicou:

Se nos é dito que o Espírito Santo não falará de si mesmo, mas de Jesus, então podemos concluir que qualquer ênfase sobre a pessoa e a obra do Espírito que diminui a pessoa e obra de Jesus Cristo não é obra do Espírito. Na verdade, é trabalho de um outro espírito, o espírito do anticristo, cujo trabalho é minimizar a pessoa de Cristo (1João 4:2-3). O Espírito Santo, apesar de sua grande importância, nunca ocupará o lugar de Cristo em nosso pensamento.[21]

O pastor Chuck Swindoll é ainda mais explícito a este respeito: "Anote isto: o Espírito glorifica Cristo. Vou um pouco mais longe: se o próprio Espírito Santo está enfatizando e glorificando a si mesmo, não é ele! *Cristo* é o único que é glorificado quando o Espírito está operando. Ele faz o seu trabalho nos bastidores, nunca no centro das atenções."[22] Quando os dons espirituais, poder milagroso, ou promessas de saúde e riqueza são colocados em lugar de destaque, o foco é direcionado para longe de Jesus Cristo. Esse tipo de desvio não é obra do Espírito Santo.

O pastor Dan Phillips deixa isso claro de forma sucinta:

Mostre-me uma pessoa obcecada pelo Espírito Santo e por seus dons (reais ou imaginários), e eu lhe mostrarei uma pessoa que não está cheia do Espírito Santo.

Mostre-me uma pessoa focada na pessoa e na obra de Jesus Cristo — sem nunca se cansar de aprender sobre ele, pensar nele, trabalhar

Fogo estranho   63

com ele, falar sobre, para e com ele, emocionar-se e extasiar-se com sua perfeição e beleza, encontrando maneiras de servi-lo e exaltá-lo, incansavelmente explorando maneiras de ser usado por ele, que cresce em caráter para ser mais e mais semelhante a ele —, e eu lhe mostrarei uma pessoa que está cheia do Espírito Santo.

Devemos aprender o que a Bíblia diz sobre o Espírito Santo. Devemos ensinar o que a Bíblia diz sobre o Espírito Santo. Devemos procurar viver uma vida plena do ministério biblicamente definido do Espírito Santo.

Mas nunca devemos perder de vista o seguinte: na medida em que estivermos cheios do Espírito Santo, estaremos direcionados, focados na pessoa do Senhor Jesus Cristo.[23]

Ser cheio do Espírito é estar centrado em Cristo (Hebreus 12:2). O Espírito Santo chama a atenção para o Salvador. Esse é o seu objetivo principal. Qualquer movimento que se desvie desta prioridade revela que não é autorizado pela terceira pessoa da Trindade.

Uma verdadeira obra do Espírito afirma a verdade sobre Cristo

Quando o Espírito Santo chama a nossa atenção para o Senhor Jesus Cristo, ele sempre apresenta o Salvador de maneira biblicamente correta. Porque ele é o *Espírito da verdade* (João 15:26), seu testemunho a respeito do Senhor Jesus Cristo sempre está de acordo com a verdade da Palavra, que o próprio Espírito Santo inspirou. Foi ele quem moveu os profetas do Antigo Testamento para que predissessem a vinda do Messias (2Pedro 1:21). Como o apóstolo Pedro explicou em sua primeira carta:

> Foi a respeito dessa salvação que os profetas que falaram da graça destinada a vocês investigaram e examinaram, procurando saber o tempo e as circunstâncias para os quais apontava o Espírito de Cristo que neles estava, quando predisse a vocês os sofrimentos de Cristo e as glórias que se seguiriam àqueles sofrimentos.
>
> 1Pedro 1:10-11

O Senhor Jesus Cristo é o tema de todas as Escrituras (João 5:39), e o Espírito Santo usa a Palavra de Deus para nos conduzir diretamente para a glória de Jesus Cristo.

Qualquer ministério ou mensagem que não apresentar Jesus Cristo de um modo biblicamente correto não é uma verdadeira obra do Espírito. Esse foi o argumento do apóstolo João, quando ele denunciou o falso "cristo" do docetismo. Jonathan Edwards encontrou aplicação semelhante em 1João 4:2-3.[24] Como observado anteriormente, Edwards rejeitou enfaticamente versões "místicas, fantásticas" de Cristo, "como a 'luz interior' dos quackers". Tais fantasias não refletem o verdadeiro Salvador. Qualquer movimento que apresenta uma visão distorcida de Jesus Cristo *não* representa uma verdadeira obra do Espírito Santo. Em vez disso, ele se origina do espírito do anticristo.

Histórias sobre visões de Jesus são comuns nos círculos carismáticos. Supostamente, ele se veste como um bombeiro,[25] ergue-se a 270 metros de altura,[26] aparece inesperadamente no banheiro,[27] dança em cima de uma lixeira,[28] senta-se em uma cadeira de rodas em uma casa de repouso,[29] faz longas caminhadas na praia,[30] ou aparece de inúmeras maneiras excessivamente imaginativas. Mas tais experiências fantasiosas não podem ser do Espírito Santo, uma vez que distorcem a representação bíblica do que o Senhor Jesus realmente é. Quando o apóstolo João teve uma visão de Cristo ressuscitado, ele caiu ao chão como um homem morto (Apocalipse 1:17). Compare isso com as experiências modernas, como a visão narrada por um autor carismático, e as diferenças serão marcantes:

> Pouco depois, o Espírito Santo revelou a si mesmo, eu vi Jesus. Então, eu pedi ao Senhor para me levar para o seu lugar secreto. Eu estava deitado na grama e perguntei: "Jesus, você se deita ao meu lado?" Estávamos bem ali, olhando nos olhos um do outro. O Pai veio, também, e se reclinou ao lado de Jesus.[31]

Visões carismáticas como essa — que variam de vigorosos sentimentalismos a fantasias bizarras — podem ser populares em algumas igrejas, mas eles não encontram a sua fonte no Espírito Santo. Elas nem retratam o Senhor Jesus com precisão bíblica nem o exaltam como infinitamente glorioso. Por outro lado, uma verdadeira obra do Espírito sempre faz as duas coisas.

Para piorar a situação, alguns professores carismáticos defendem abertamente graves heresias cristológicas — incluindo blasfêmias bizarras, como ensinar que Jesus não veio à terra como Deus em carne

Fogo estranho 65

humana,[32] negando que ele tenha afirmado ser Deus,[33] alegando que ele assumiu a natureza pecaminosa de Satanás na cruz,[34] e dizendo que ele morreu espiritualmente no inferno depois de morrer fisicamente na cruz.[35] O pregador da prosperidade Kenneth Copeland apresenta a forma blasfema e antibíblica em que Jesus Cristo é tratado nos círculos da Palavra da Fé:

> Como, então, Jesus disse na cruz: "Meu Deus"? Porque Deus não era mais seu pai. Ele tomou sobre si a natureza de Satanás. E estou dizendo a você que Jesus está no meio desse buraco. Ele está sofrendo tudo o que há para sofrer. [...] Seu espírito, enfraquecido e rastejante, está no fundo daquilo, e o Diabo pensa que o destruiu. Mas, de repente, Deus começou a falar.[36]

Creflo Dollar, outro advogado da Palavra da Fé, mostra irreverência semelhante questionando abertamente a divindade de Cristo:

> Jesus não apareceu perfeito, ele cresceu em sua perfeição. Você sabe que Jesus, em uma passagem da Bíblia, fez uma viagem e ficou cansado. Você espera que Deus não se canse. [...] Mas Jesus se cansou. Se ele veio como Deus e ele se cansou — ele diz que se sentou ao lado do poço, porque estava cansado —, rapaz, estamos em apuros. E alguém disse: "Bem, Jesus veio como Deus." Bem, muitos de vocês sabem, porque a Bíblia diz, que Deus nunca dorme, nem cochila? E apesar disso, no livro de Marcos, vemos Jesus dormindo na parte de trás do barco.[37]

Ironicamente, enquanto lançam calúnias sobre a divindade de Cristo, os mestres da Palavra da Fé simultaneamente elevam-se à posição de pequenos deuses.[38] Nas palavras distorcidas de Kenneth Copeland, que finge falar por Jesus: "Não se preocupe quando as pessoas o acusam por pensar que você é Deus. [...] Elas também me crucificaram por afirmar que eu era Deus. Eu não disse que era Deus, apenas falei que eu andava com ele e que ele estava em mim. Aleluia! Isso é o que você está fazendo."[39] Para qualquer cristão verdadeiro, a postura arrogante e a mentira grosseira inerentes a tais declarações provocam arrepios na espinha. Apenas o espírito do anticristo inspiraria esse tipo de ensino descaradamente antibíblico. Por outro lado, uma verdadeira obra do Espírito Santo conduz as pessoas à verdade sobre o "nosso grande Deus e Salvador Jesus Cristo" (Tito 2:13).

Da mesma forma, o Espírito Santo conduz as pessoas à verdade sobre *o evangelho de Jesus Cristo*. O Espírito foi enviado para convencer o mundo do pecado e da injustiça, para que os pecadores possam acreditar no Senhor Jesus (João 16:7–11). O Espírito dá testemunho da verdade histórica do evangelho (Atos 5:30–32) e capacita aqueles que pregam sua mensagem de salvação (1Pedro 1:12). Qualquer coisa que prejudique a mensagem do evangelho não é uma verdadeira obra do Espírito Santo.

A desvalorização da verdade do evangelho pode ser observada na cúpula ecumênica do vasto mundo carismático — que inclui católicos carismáticos, pentecostais unicistas, os mestres da Palavra da Fé e outros grupos desnorteados. A característica unificada que mantém o Movimento Carismático coeso não é a verdade do evangelho, mas, especialmente, as extasiantes experiências espirituais e os fenômenos físicos, como o falar em línguas. Como um autor observa:

> O fato de [o movimento carismático] ter se desenvolvido dentro do sistema hierárquico da Igreja Católica, bem como em igrejas independentes extremamente informais, sugere que a experiência dos dons do Espírito e doutrinas como o nascimento no Espírito são suficientemente flexíveis para acomodar diversas convicções teológicas diferentes sobre o espectro da fé cristã.[40]

Porque a sã doutrina está subjugada à experiência espiritual, falsas formas do evangelho são alegremente abraçadas por muitos dentro das fronteiras do mundo carismático.

A Renovação Carismática Católica (ou RCC) começou em 1967, quando um grupo de estudantes teria recebido o batismo no Espírito Santo e começou a falar em línguas. O movimento foi logo reconhecido oficialmente pelo Papa João Paulo II, e expandiu-se rapidamente com a bênção da Igreja Católica. De acordo com Allan Anderson: "Em 2000, havia uma estimativa de 120 milhões de católicos carismáticos, cerca de 11% de todos os católicos em todo o mundo, e quase o dobro do número de todos os pentecostais tradicionais juntos."[41] Esses números indicam que mais de um quinto da população carismática mundial é composta de católicos romanos. Embora os carismáticos

Fogo estranho 67

católicos mantenham a doutrina católica romana[42] — incluindo a negação de Roma de que os cristãos são justificados somente pela fé, a crença na eficácia *ex opere operato* dos sete sacramentos romanos,[43] a completa idolatria da missa católica, e a veneração idólatra a Maria[44] — eles foram abertamente abraçados por muitos pentecostais protestantes e demais grupos carismáticos.

Como T.P. Thigpen explica:

> Os carismáticos católicos, como outros no movimento pentecostal, passaram a compartilhar uma experiência básica: um encontro com o Espírito Santo com certos dons que normalmente o seguem. Essas semelhanças possibilitou, para católicos e protestantes, participar das reuniões carismáticas e até mesmo conviver em comunidades de aliança desde o início do movimento.[45]

A título de ilustração, considere o seguinte relato:

> Dez mil carismáticos e pentecostais oraram, cantaram, dançaram, aplaudiram e vibraram com o laço comum do Espírito Santo durante uma convenção ecumênica de quatro dias no verão passado. [...] Cerca de metade dos participantes do congresso sobre o Espírito Santo e Evangelização Mundial, realizado de 26 a 29 de julho, em Orlando, Flórida, eram católicos. [...] "O Espírito Santo quer derrubar paredes entre católicos e protestantes", disse Vinson Synan, decano teológico da Pat Robertson's Regent University que presidiu o congresso.[46]

Em tais casos, a sã doutrina tem sido ignorada por causa de uma falsa unidade, que é baseada em experiências espirituais compartilhadas em lugar da verdade bíblica.[47] Mas uma vez que a Igreja Católica Romana ensina um falso evangelho corrompido (como protestantes que afirmam enfaticamente que sempre preservam a autoridade e suficiência da Escritura), o espírito por trás da Renovação Carismática Católica não é o Espírito Santo.

É igualmente preocupante o pentecostalismo unicista — um segmento do movimento carismático (com cerca de 24 milhões de membros em todo o mundo)[48], que nega a doutrina da Trindade.[49] Como William Kay explica:

Entre os estritamente definidos como pentecostais tradicionais nos Estados Unidos, cerca de 25% são "unicistas" em sua teologia. Esta teologia tem afinidades com o modalismo, no sentido de que Deus é entendido por se manifestar de três modos (ou seja, Pai, Filho e Espírito), em vez de três Pessoas divinas equivalentes e coexistentes, conforme descrito no credo de Atanásio.[50]

Na história da Igreja, o modalismo foi profundamente condenado porque rejeitou o ensino bíblico de que Deus é composto por três pessoas distintas — o Pai, o Filho e o Espírito Santo. Em vez disso, os modalistas afirmam que:

Há um Deus que pode ser designado por três nomes diferentes — "Pai", "Filho" e "Espírito Santo" — em momentos diferentes, mas estes três não são pessoas distintas. Pelo contrário, são diferentes modos (por isso, modalismo) de um único Deus. Assim, Deus pode ser chamado de "Pai", como o Criador e Legislador do mundo; ele pode ser chamado de "Filho" como Deus encarnado em Jesus Cristo; e ele pode ser chamado de "Espírito Santo" como Deus na época da Igreja. Assim, Jesus Cristo é Deus e o Espírito é Deus, mas eles não são pessoas distintas.[51]

A partir dos concílios de Niceia (325) e de Constantinopla (381), o modalismo foi universalmente entendido por todos os maiores ramos do cristianismo como herético — sendo excluído dos limites da ortodoxia teológica. Porém, o mais importante é que o modalismo fica aquém do ensino claro das Escrituras (cf. Mateus 3:13-17; 28:19, e em muitas outras passagens).

Outro exemplo de ecumenismo carismático é visto no exemplo dado pelo popular pregador da prosperidade Joel Osteen. A doutrina de Osteen é uma variedade sentimentalista e superficial do universalismo que está nitidamente em desacordo com tudo o que a Escritura diz sobre a supremacia e exclusividade de Cristo. Quando perguntado se achava que as pessoas que se recusam a aceitar a Jesus Cristo estavam erradas, Osteen respondeu com incerteza e ambiguidade:

Bem, não sei se acredito que elas estejam erradas. Acredito naquilo que a Bíblia ensina e, com base na fé cristã, é nisto que acredito. Mas, acho que só Deus julgará o coração de uma pessoa. Passei muito tempo na Índia, com o meu pai. Eu não sei tudo sobre a religião deles. Mas sei que eles amam a Deus. E eu não sei. Eu vi a sinceridade deles. Então, não sei. Eu sei de mim, e o que a Bíblia ensina, eu quero ter um relacionamento com Jesus."[52]

Em uma ocasião diferente, Osteen foi perguntado se os mórmons são cristãos verdadeiros. Sua resposta foi igualmente decepcionante: "Bem, na minha opinião eles são. Mitt Romney disse que ele crê em Cristo como seu Salvador, e é isso o que eu acredito; então, você sabe, eu não sou o único a julgar os pequenos detalhes sobre isso. Então, acredito que eles são."[53]

O comentário confuso de Osteen sobre os adeptos da Igreja de Jesus Cristo dos Santos dos Últimos Dias apresenta um interessante ponto de discussão — especialmente quando os fundadores do mormonismo afirmaram passar pelo mesmo fenômeno sobrenatural que os pentecostais e carismáticos experimentam hoje. Na dedicação do Templo de Kirtland, em 1836, Joseph Smith relatou vários tipos de fenômenos carismáticos — incluindo línguas, profecias, e visões milagrosas.[54] Outros relatos de testemunhas oculares desse mesmo evento fizeram alegações semelhantes: "Houve grandes manifestações de poder, tais como falar em línguas, ter visões, a ação de anjos";[55] e: "Lá, o Espírito do Senhor, como no dia de Pentecostes, foi profusamente derramado. Centenas de anciãos falaram em línguas."[56] Mais de meio século antes de Charles Parham e os pentecostais falarem em línguas, os mórmons relataram explosões semelhantes,[57] levando alguns historiadores a reconstituir as raízes do pentecostalismo através do mormonismo.[58]

Ainda hoje, as semelhanças entre os dois grupos levam alguns a buscar uma maior unidade. Em seu livro *Building Bridges Between Spirit-Filled Christians and Latter-Day Saints* [Construindo pontes entre cristãos cheios do Espírito e os santos dos últimos dias], os autores Rob e Kathy Datsko afirmam: "Embora haja uma linguagem diferenciada e uma barreira cultural entre os SUD [santos dos últimos dias] e os CCE [cristãos cheios do Espírito], muitas vezes estes dois grupos acreditam em várias doutrinas básicas iguais."[59] Embora o pentecostalismo tenha tradicionalmente rejeitado os santos dos últimos dias,[60] comentários como aqueles feitos por Joel Osteen sugerem que uma nova onda de inclusivismo ecumênico pode estar no horizonte.

Não é uma coincidência que o Fuller Theological Seminary, o berço do movimento da Terceira Onda, esteja liderando a campanha por uma maior unidade entre os mórmons e os cristãos evangélicos.[61]

Outra grande distorção carismática das Boas-novas de Cristo é encontrada nas promessas de riqueza e saúde do evangelho da prosperidade do Movimento da Palavra da Fé, *um erro letal que domina o Movimento Carismático. Como observamos no capítulo anterior, a teologia da prosperidade é "uma característica definidora de todo pentecostalismo", de tal forma que "a maioria dos pentecostais, que excede a 90% na maioria dos países, defendem essas crenças".[62]* O materialismo ganancioso do evangelho da prosperidade transforma o teor do evangelho bíblico. O verdadeiro evangelho é uma oferta de salvação do pecado e da morte espiritual. O evangelho da prosperidade ignora essas realidades eternas e falsamente promete libertação dos problemas temporais, como a pobreza financeira e a doença física.

Jesus convocou os seus discípulos para abandonarem tudo, tomarem a sua cruz e segui-lo (Lucas 9:23). Em contrapartida, o evangelho da prosperidade oferece confortos carnais, riquezas terrenas, e sucesso no mundo para milhões de pessoas desesperadas que, literalmente, compram essa ideia.[63] Considerando que o verdadeiro evangelho é centrado na glória de Deus, o evangelho da prosperidade coloca o que o homem deseja em primeiro lugar. Como um autor explica: "Os vendedores desta perversão são culpados de vender, literalmente, um falso evangelho — aquele em que eles têm deslocado Cristo do centro e elevado o temporário acima do eterno."[64]

No processo de comércio de seus produtos heréticos, os pregadores da prosperidade fizeram do cristianismo uma piada aos olhos do mundo que o observa. Talvez Bruce Bickel e Stan Jantz tenham resumido bem quando brincaram: "O evangelho da prosperidade é a versão da luta livre profissional do cristianismo: você sabe que é falso, mas, apesar disso, tem valor de entretenimento."[65] Mas ao contrário da luta livre profissional, não há nada realmente engraçado sobre a teologia da prosperidade.[66] É uma heresia mortal e condenável, na qual a verdade da Palavra de Deus é intencionalmente distorcida por estelionatários espirituais que um dia serão punidos por sua presunção desrespeitosa (Judas 13).

Se alguém somasse o número de pessoas ligadas a grupos heréticos como a Renovação Carismática Católica, o pentecostalismo unicista e o Movimento da Palavra da Fé (com o seu evangelho de saúde, riqueza e prosperidade), a soma poderia chegar facilmente a centenas de milhões de pessoas. Juntos, esses grupos representam a grande maioria dentro do movimento carismático moderno. Apesar de defender falsos modelos do evangelho, eles são amplamente aceitos no mundo carismático, com base em experiências "espirituais" compartilhadas.

Não é preciso nivelar

Como vimos neste capítulo, uma verdadeira obra do Espírito Santo conduz as pessoas à verdade sobre Cristo. Jonathan Edwards aplicou esse teste às experiências espirituais de sua época, e seremos sábios se fizermos o mesmo agora. Quando avaliamos o movimento carismático com esse parâmetro, descobrimos que ele falha no teste em pelo menos dois aspectos importantes.

Em primeiro lugar, a obsessão carismática pelos supostos dons e pelo poder do Espírito Santo desvia a atenção das pessoas para longe da pessoa e obra de Jesus Cristo. O Espírito Santo conduz a Cristo, e não a si mesmo. Aqueles que são verdadeiramente cheios do Espírito Santo partilham da mesma paixão. Em segundo lugar, o movimento tem permitido que falsos modelos do evangelho prosperem abertamente dentro de suas fronteiras — incluindo erros que vão desde as obras de justiça do catolicismo romano ao grosseiro materialismo do evangelho da prosperidade. Significativamente, esses desvios não são mantidos às margens do movimento. Eles representam o comportamento dominante dele.

Tudo isso levanta uma questão fundamental: pode um movimento que desvia a atenção das pessoas para longe de Cristo, enquanto abraça, simultaneamente, falsas formas do evangelho, ser atribuído ao Espírito Santo? Jonathan Edwards teria respondido a essa pergunta com um sonoro "não".[67] Com base no princípio bíblico encontrado em 1João 4:2-3, eu concordo plenamente com essa avaliação. O Espírito Santo nunca iria usar seus dons para autenticar quem propaga um falso evangelho ou leva as pessoas para longe da verdade sobre Cristo. No capítulo seguinte, vamos considerar os demais testes a partir de 1João 4:2-8, à medida que continuamos a investigar a questão: será o movimento carismático moderno uma verdadeira obra do Espírito Santo?

CAPÍTULO 4

EXAMINANDO OS ESPÍRITOS (SEGUNDA PARTE)

Foi William Shakespeare, em sua famosa peça *O mercador de Veneza*, que cunhou a frase "nem tudo que reluz é ouro". Dois séculos e meio depois, durante a corrida do ouro, na Califórnia do final de 1840, os aventureiros caçadores de tesouros experimentaram a verdade dessa declaração em primeira mão. Na busca pelo metal precioso, os participantes da corrida do ouro logo descobriram que nem tudo o que brilhava valia a pena. Fendas nas rochas e fundos de riachos podem estar repletos de manchas douradas, ainda que desprovidas de qualquer valor, como o brilho falso da pirita de ferro, um mineral comum, que rapidamente ganhou o apelido de "ouro de tolo"; e qualquer garimpeiro digno tinha que ser capaz de diferenciar o sósia brilhante do produto genuíno.

Como os rios e as montanhas do século XIX na Califórnia, a paisagem cristã contemporânea está repleta de ouro de tolo. Há muita coisa que brilha, mas é espiritualmente inútil. No capítulo anterior, 1João 4:1-8 forneceu cinco perguntas que os cristãos podem fazer ao avaliar um movimento espiritual: (1) Será que a obra exalta o verdadeiro Cristo? (2) Será que ela se opõe ao mundanismo? (3) Será que ela conduz as pessoas às Escrituras? (4) Será que promove a verdade? (5) Será que motiva o amor a Deus e aos outros? Tendo já analisado o primeiro destes cinco, agora estamos prontos para examinar os quatro restantes.

Segundo teste: será que se opõe ao mundanismo?

Pergunte a um típico carismático como aparece a influência do Espírito Santo na vida dele, e é provável que você obtenha uma de *várias respostas* possíveis. O clássico pentecostal provavelmente enfatiza o falar em línguas, o cair no Espírito, ou imagina alguma outra manifestação de dons milagrosos. O carismático de comportamento predominante irá refletir o ensino de televangelistas populares, apontando para uma forma de cura pela fé ou a esperança de um sucesso financeiro. Qualquer pessoa das duas categorias pode alegar ter tido um encontro extraordinário com Deus — como uma visão reveladora, uma palavra de profecia, ou uma sensação de formigamento de origem sobrenatural. Com base em tais critérios, eles se identificam como cristãos cheios do Espírito. Mas o que eles querem dizer com esse rótulo?

Dentro de um contexto carismático, quase toda experiência subjetiva é interpretada como evidência do envolvimento do Espírito. Carismáticos podem *pensar* que estão sendo cheios do Espírito quando pronunciam sílabas inarticuladas (e muitas vezes repetitivas), caem para trás em um transe sem sentido, dizem palavras falíveis da assim chamada profecia, experimentam uma sensação de eletricidade emocional, ou doam dinheiro para o seu pregador favorito do evangelho da prosperidade, da saúde e da riqueza. Mas *nenhuma* dessas coisas é uma indicação da presença do Espírito Santo. Um espírito pode estar operando em tais fenômenos, mas não é o Espírito de Deus.

Apesar do que é comumente enfatizado nos círculos carismáticos, a evidência genuína da influência do Espírito Santo na vida de uma pessoa não é a prosperidade material, o emocionalismo irracional, ou os supostos milagres. A santificação é, ao contrário: o crescimento do cristão na maturidade espiritual, na santidade prática, e na semelhança com Cristo através do poder e da direção do Espírito Santo (como ele aplica a verdade bíblica aos corações de seus santos). Uma verdadeira obra do Espírito convence o coração do pecado, combate as paixões mundanas, e cultiva o fruto espiritual na vida do povo de Deus.

Em Romanos 8:5-11, o apóstolo Paulo dividiu todas as pessoas em duas categorias fundamentais: os que andam segundo a carne e os que andam segundo o Espírito. As pessoas que vivem segundo a carne buscam os prazeres passageiros deste mundo (Romanos 8:5; cf. 1Jo 2:16-17). Elas são caracterizadas por uma mente carnal que "não pode agradar a Deus" (Romanos 8:8). A maldade de seus corações se manifesta no comportamento pecaminoso — incluindo o pecado sexual, a idolatria, a arrogância, e os frutos da carne listados em Gálatas 5:19-21.

Por outro lado, aqueles que vivem pelo Espírito definem suas mentes pelas coisas do alto, onde Cristo está (Colossenses 3:1-2). A alegria é encontrada em servir ao Senhor Jesus, e o amor por ele é visto na obediência a ele (cf. João 14:15). Eles são guiados pelo Espírito e, como resultado, o fruto do Espírito se manifesta em suas vidas (Romanos 8:14; Gálatas 5:22-23). Onde o Espírito Santo está agindo, perseguições pecaminosas, paixões e prioridades erradas são extirpadas enquanto os cristãos fazem "morrer os atos do corpo" (Romanos 8:13). O ministério do Espírito é totalmente contrário aos desejos mundanos da carne. Como Paulo explica em Gálatas 5:16-17: "Vivam pelo Espírito, e de modo nenhum satisfarão os desejos da carne. Pois a carne deseja o que é contrário ao Espírito; o Espírito, o que é contrário à carne. Eles estão em conflito um com o outro."

O apóstolo João, no contexto do teste dos espíritos, repetiu essas mesmas verdades bíblicas. Falando de falsos profetas, João escreveu: "Filhinhos, vocês são de Deus e os venceram, porque aquele que está em vocês é maior do que aquele que está no mundo. Eles vêm do mundo. Por isso, o que falam procede do mundo, e o mundo os ouve" (1João 4:4-5). Os falsos mestres são caracterizados pela associação com *o mundo* — uma referência ao sistema espiritual do mal, dominado por Satanás, que se opõe a Deus e persegue luxúrias temporais (cf. Efésios 2:1-3; 1João 5:19). No início de sua carta, João denunciou o *mundanismo* com estas palavras: "Não amem o mundo nem o que nele há. Se alguém ama o mundo, o amor do Pai não está nele. Pois tudo o que há no mundo — a cobiça da carne, a cobiça dos olhos e a ostentação dos bens — não provém do Pai, mas do mundo" (1João 2:15-16; cf. Tiago 4:4).

Quando um movimento é caracterizado por prioridades mundanas e atividades carnais, isso levanta consideráveis bandeiras vermelhas acerca das forças espirituais por trás dele. Por outro lado, como Jonathan Edwards observou: "Quando o espírito que está agindo atua contra os interesses do reino de Satanás, que está incentivando e estabelecendo o pecado e aprecia as paixões mundanas dos homens, isto é um sinal claro de que é um verdadeiro, e não um falso espírito."[1] Em outras palavras, uma verdadeira obra do Espírito Santo não seduz

Fogo estranho 75

as pessoas com atividades vazias ou os desejos da carne; em lugar disso, promove a santidade pessoal e resiste aos desejos mundanos.

No entanto, os atrativos da teologia carismática contemporânea mais visíveis e óbvios atendem incansavelmente aos *valores mundanos*. A principal atração é a realização dos desejos carnais. De televangelistas aos que curam pela fé e aos pregadores da prosperidade, carismáticos famosos apresentam descaradamente os desejos deste mundo, como se fossem o verdadeiro objetivo de toda religião. Suas reivindicações extravagantes e estilos de vida espalhafatosos estão em flagrante contraste com o padrão bíblico dos líderes da Igreja (1Timóteo 3:1-7;. Tito 1:5-9).

Quando comparado com Cristo e os apóstolos, o verdadeiro caráter do típico televangelista carismático é imediatamente exposto. O espalhafatoso e autoindulgente estilo de vida dos televangelistas em nada se parece com "o Filho do Homem não tem onde repousar a cabeça" (Lucas 9:58). A obsessão pelo dinheiro e a forma como eles depenam seus ouvintes (muitos dos quais vivem na pobreza) contrasta claramente com o exemplo de Jesus, que "não veio para ser servido, mas para servir e dar a sua vida em resgate por muitos" (Mateus 20:28). A forma como eles comercializam milagres e cedem à publicidade é exatamente o oposto do estilo de Jesus. Ele frequentemente instruiu aqueles a quem curou "que não contassem a ninguém o que tinha acontecido" (Lucas 8:56; Mateus 8:4; Marcos 7:36). Sobretudo, a má reputação e as graves falhas morais tão comuns entre charlatães carismáticos não têm nada a ver com Jesus, que é "santo, inculpável, puro, separado dos pecadores, exaltado acima dos céus" (Hebreus 7:26).

Dentro do paradigma carismático, os verdadeiros frutos do Espírito (como a humildade, a paciência, a paz, e um compromisso de sacrifício para o senhorio de Cristo) são muitas vezes obscurecidos, substituídos por uma obsessão perversa por saúde física, riqueza material e felicidade temporal. Esse destaque dado à teologia da prosperidade explica o crescimento fenomenal do movimento carismático nas últimas décadas — prometendo a pecadores não regenerados as coisas que seus corações já desejavam, e denominando, a seguir, esses desejos carnais com uma linguagem cristã, como se eles representassem as Boas-novas de Jesus Cristo. Embora quase nove em cada dez pentecostais vivam na pobreza,[2] o evangelho da prosperidade continua atraindo pessoas para o movimento. Os mais carentes de cultura são as pessoas mais fáceis para o pregador da prosperidade defraudar:

> Mais de 90% dos pentecostais e carismáticos na Nigéria, África do Sul, Índia e Filipinas acreditam que "Deus irá conceder prosperidade material a todos os cristãos que tiverem fé suficiente". E em todos os países, um número significativamente maior de pentecostais do que outros cristãos acredita nisso. [...] Com uma mensagem tão notável, não é de admirar que as pessoas estejam aderindo aos montes. O evangelho da prosperidade é uma versão divinamente garantida do sonho americano: casa, emprego e dinheiro no banco. E o sucesso global do evangelho da prosperidade é a exportação do sonho americano.[3]

A mensagem da prosperidade descaradamente convida as pessoas a depositar esperança nos prazeres passageiros deste mundo. Ao invés de apontar desejos errôneos, ela glorifica o estilo de vida do mundo, alimenta-se de cobiça pecaminosa, e, com uma conversa fiada, faz promessas a pessoas desesperadas: "Fique bem com o Senhor e ele lhe dará um emprego bem-remunerado, uma bela casa e um carro novo."[4] O evangelho da prosperidade é moralmente mais repreensível que um cassino de Las Vegas, porque se disfarça de religião e diz agir em nome de Cristo. Mas, como os cassinos, atraem suas vítimas com uma produção luxuosa e o fascínio de riquezas instantâneas. Após devorar o seu último centavo, como uma máquina caça-níqueis espiritual, ele as envia para casa em uma situação pior do que quando chegaram.

A natureza subjetiva e mística da teologia carismática é uma incubadora ideal para a teologia da prosperidade, visto que permite aos estelionatários espirituais declararem-se profetas, afirmarem unção divina e fingirem falar com a autoridade de Deus, de modo a escapar do exame bíblico enquanto ludibriam as pessoas e divulgam doutrinas aberrantes. Como Philip Jenkins explica:

> Na pior das hipóteses, o evangelho da prosperidade dá liberdade para que os sacerdotes corruptos consigam praticamente qualquer coisa. Não só coagem os fiéis a pagar as suas obrigações por meio de terrorismo bíblico, mas também o sistema de crenças lhes permite justificar esses abusos.[5]

Essa evidente corrupção foi caricaturada e estereotipada, e suja a reputação do cristianismo evangélico em geral. Como resultado, o testemunho da Igreja tem sido severamente prejudicado, e, como seres pensantes, as pessoas rejeitam o cristianismo não por causa da verdadeira mensagem do evangelho, mas por causa da face grotesca utilizada pela mídia carismática.

É sabido que improbidades financeiras e falhas morais podem surgir ao longo do tempo, mesmo na mais sólida das igrejas. Mas alguém poderia pensar que tais escândalos deveriam ocorrer com menor frequência, e não com tanta, entre aqueles que afirmam ter alcançado níveis mais altos de espiritualidade. É aí que reside o cerne do problema. Ao definir a "espiritualidade" em termos de sinais, prodígios e experiências espetaculares — e permitindo que o materialismo grosseiro do evangelho da prosperidade floresça dentro de suas fronteiras — o movimento carismático tem negligenciado o caminho do verdadeiro crescimento espiritual. Padrões falsos de espiritualidade não são capazes de coibir a carne.

O fundador do pentecostalismo, Charles Parham (que conhecemos no capítulo 2), não foi de modo algum o único carismático de destaque cujas falhas morais eram notórias. Os corredores da história dos pentecostais e carismáticos são pavimentados com escândalos.

Em maio de 1926, Aimee Semple McPherson — uma famosa profetisa e fundadora da Igreja Internacional do Evangelho Quadrangular — desapareceu enquanto nadava em uma praia de Los Angeles. Seu desaparecimento repentino foi notícia de primeira página em todos os jornais dos Estados Unidos na *época*. Seus seguidores lamentaram a perda, pensando que ela havia se afogado. No entanto,

> ela reapareceu algumas semanas depois, alegando ter sido sequestrada e aprisionada no México, ter se soltado, atravessado o deserto a pé, corajosamente fugindo dos sequestradores. Investigadores encontraram furos na história quase de imediato, especialmente quando as evidências em Carmel, cidade um pouco acima de Los Angeles, na costa da Califórnia, mostraram que ela estava se divertindo em um ninho de amor com um engenheiro da sua própria estação de rádio.[6]

Embora ela nunca tenha sido presa, suas histórias mal-inventadas de sequestro e fuga "temperadas pela aventura sexual, tornaram-na motivo de chacota. Depois de um ano, muita análise da imprensa e investigação judicial, Aimee Semple McPherson tornou-se, a partir de então, aquilo de que nenhuma personalidade pública jamais consegue se recuperar — objeto público de ridicularização".[7]

Nas décadas de 1970 e 1980, o evangelista pentecostal Lonnie Frisbee tornou-se um dos rostos mais conhecidos do Movimento de Jesus. O autoproclamado profeta — cuja vida foi destaque no filme indicado ao Emmy: *Frisbee: The Life and Death of a Hippie Preacher* [Frisbee: a vida e a morte de um pregador hippie] — foi um pioneiro e uma figura proeminente no Movimento de Jesus no final de 1960 e início de 1970. Mais tarde se envolveu com John Wimber no Movimento dos Sinais e das Maravilhas. Ele também foi crucial (ao lado de Chuck Smith e Wimber) no início do desenvolvimento tanto da Capela do Calvário, quanto do Movimento Vineyard (Movimento Videira). O ministério de Frisbee ficou desacreditado quando se tornou amplamente conhecido que ele tinha sido um homossexual praticante durante anos.

Na verdade, o estilo de vida particular de Frisbee foi um "segredo" conhecido por todos, mas mesmo assim ignorado por muitos anos na comunidade carismática da Costa Oeste. Ele se envolvia em graves promiscuidades nas noites de sábado, e depois pregava na manhã de domingo.[8] Quando finalmente se tornou impossível manter a devassidão de Frisbee em segredo, John Wimber "ficou preocupado com a possibilidade de isso prejudicar significativamente a Vineyard,"[9] e removeu Frisbee do ministério. Frisbee acabou por contrair AIDS e morreu em 1993.[10]

Em 1983, Neville Johnson, um pastor ilustre da Assembleia de Deus na Nova Zelândia, renunciou devido a conduta imoral. Levando sua teologia carismática a um grau delirante, Johnson alegou que tinha recebido uma revelação especial de Deus, indicando que sua esposa iria morrer em breve e ele estaria livre para se casar novamente. Como resultado, Johnson afirmou que tinha sido concedido a ele uma graça especial que lhe permitia ter casos extraconjugais.[11]

Em 1986, o ministério do curandeiro Peter Popoff foi desmascarado em rede nacional. O ilusionista e pesquisador de fenômenos paranormais James Randi descobriu que o autoproclamado profeta estava usando um fone de ouvido sem fio quase invisível para obter informações "reveladoras" sobre as pessoas na plateia.

A esposa de Popoff se juntava à plateia e casualmente conversava com vários participantes. Em seguida, usando um transmissor de rádio portátil, dizia ao marido (que estava usando um fone de ouvido em miniatura) o que falar. Popoff, então, anunciava a milhares de fiéis emocionados o nome específico, a doença e o endereço de um participante ali presente.[12]

Randi usou um scanner digital para captar as comunicações secretas da esposa de Popoff com o marido. Em seguida, ele expôs a fraude no *The Tonight Show Starring Johnny Carson* [Hoje à noite show, com Johnny Carson]. No período de um ano, Popoff decretou falência.

Mas, apesar da exigência bíblica para os ministros estarem acima de qualquer repreensão, no mundo carismático as graves falhas morais e éticas não significam, necessariamente, a desqualificação para o ministério. Nestes círculos, a condenação de um escândalo como esse tem uma vida útil surpreendentemente curta. Peter Popoff nem sequer deixou o ministério. Ele resistiu à crise financeira. Em 1998, o *Washington Post* informava que ele havia "se reestruturado junto a um público afro-americano" e "teve uma sólida recuperação".[13] Hoje, mais de 25 anos depois de ser exposto como uma fraude em rede nacional ao vivo (e apesar de uma série de revelações pouco conhecidas, porém bastante similares), o ministério de Peter Popoff parece estar prosperando mais uma vez. O seu site apresenta testemunhos de resultados financeiros excepcionais e curas milagrosas.[14] Em 2007, a organização arrecadou 23 milhões de dólares, com Popoff vendendo embalagens de "água milagrosa" em seu programa de televisão noturno.[15]

Em 1986 e 1987, Jimmy Swaggart tornou-se manchete nos Estados Unidos, quando expôs publicamente os casos de adultério de dois colegas televangelistas, Marvin Gorman e Jim Bakker. Evidências mostraram que Jim Bakker, em particular, tinha pago a uma secretária da igreja 265 mil dólares para que mantivesse silêncio sobre seu encontro ilícito. Bakker depois foi preso quando ficou claro que ele tinha fraudado seus colaboradores de ministério em 158 milhões de dólares. Em uma reviravolta bizarra de contrassenso, pouco depois de difamar Gorman e Bakker, Swaggart foi visto se encontrando com uma prostituta. A confissão aos prantos de Swaggart tornou-se um dos momentos marcantes da televisão dos anos 1980. Com o rosto coberto de lágrimas e tremendo o queixo, ele disse: "Pequei contra ti, meu Senhor, e gostaria de pedir que teu precioso sangue lavasse e limpasse toda a mancha até que ela esteja nos mares do esquecimento, para que nunca mais lembre-te disso contra mim."[16]

Ele não quis, entretanto, se afastar do ministério. Em 1991, Swaggart foi flagrado pela Patrulha Rodoviária da Califórnia dirigindo no lado errado da estrada — mais uma vez na companhia de uma prostituta. Desta vez, ele falou a seus pares: "O Senhor me disse que isso não é da conta de vocês" — e disse que Deus o havia instruído a não descer do púlpito.[17] Atualmente, tanto Swaggart quanto Bakker ainda são televangelistas carismáticos em tempo integral, e não lhes faltam seguidores entusiasmados.

Em 1991, o profeta de Kansas City, Bob Jones, foi desacreditado publicamente quando usava sua alegada "unção profética" para convencer as mulheres a se despirem.[18] Naquele mesmo ano, a ABC News investigou o ministério de Robert Tilton que, na época, arrecadava mais de 80 milhões de dólares por ano. A investigação descobriu que o seu ministério jogava fora os pedidos de oração que recebia, sem lê-los, abrindo os envelopes apenas para pegar o dinheiro que estava neles.[19]

No ano 2000, o bispo Clarence McClendon casou-se de novo apenas sete dias após divorciar-se de sua esposa, com quem fora casado por 16 anos, em meio a suspeitas de que tinha um filho fora do casamento. Pastor de uma megaigreja pentecostal em Los Angeles, McClendon foi um proeminente membro da International Communion of Charismatic Churches (Comunhão Internacional de Igrejas Carismáticas). Apesar do escândalo, McClendon se recusou a pedir demissão ou ficar longe do púlpito por um tempo. Em uma declaração sobre o divórcio, ele disse: "Eu tenho um chamado para pregar, não para ser casado. [...] Isso não afeta o meu ministério."[20]

No início de 2002, o pastor pentecostal Roberts Liardon, de uma igreja na Califórnia, chocou seus seguidores ao admitir ter um relacionamento homossexual com o ministro da juventude de sua congregação, John Carette. Surpreendentemente, Liardon estava de volta ao ministério em tempo integral apenas um curto período após o incidente.[21] Em 2004, Enoch Lonnie Ford, um ex-funcionário da Trinity Broadcasting Network, ameaçou publicar um manuscrito detalhando seu suposto caso homossexual com Paul Crouch, que ocorreu na

Fogo estranho 81

década de 1990. O *Los Angeles Times* informou que Crouch já havia pago 425 mil dólares a Ford para impedi-lo de ir a público com a história.[22]

Em 2005, o famoso profeta carismático Paul Cain admitiu ter "lutado em duas áreas particulares — homossexualismo e alcoolismo — por um longo período de tempo".[23] Nesse mesmo ano, um processo foi aberto contra Earl Paulk, fundador do International Charismatic Bible Ministries (Ministérios bíblicos carismáticos internacionais). Uma mulher casada da igreja de Paulk o acusou de induzi-la a ter um caso com ele durante 14 anos. De acordo com ela, Paulk disse que indivíduos espiritualmente elevados podem ter relações sexuais extraconjugais sem cometer adultério; ele chamou esses casos ilícitos de "relacionamentos do Reino".[24]

Em 2006, Ted Haggard — que pastoreava a igreja evangélica carismática Nova Vida, em Colorado Springs — renunciou depois que ficou evidente que ele vinha pagando a um acompanhante homossexual por drogas e favores sexuais durante o período de três anos. Quando entrevistado pela revista *GQ*, em fevereiro de 2011, Haggard explicou: "Eu acho que, provavelmente, se tivesse 21 anos nesta sociedade, iria me identificar como bissexual."[25] Em 2010, ele fundou uma nova igreja no Colorado.[26]

Em 2008, o bispo pentecostal Thomas Wesley Weeks III admitiu ter agredido fisicamente sua esposa, a "profetisa" carismática Juanita Bynum — que disse que o marido a estrangulou, a jogou ao chão, e depois pisou sobre ela no estacionamento de um hotel. Ele se declarou culpado e foi condenado a três anos em liberdade condicional.[27] A própria Bynum confessou mais tarde que lutava contra desejos homossexuais e se envolveu em relações ilícitas com várias mulheres ao longo dos anos.[28]

Também em 2008, o curandeiro Todd Bentley confessou ter um relacionamento ilícito com uma de suas funcionárias. Logo após divorciar-se de sua esposa, Bentley se casou com essa funcionária com quem esteve indevidamente envolvido.[29] Naquele mesmo ano, surgiram notícias de que o evangelista pentecostal australiano Michael Guglielmucci mentiu ao alegar estar lutando contra um câncer, em parte para encobrir os sintomas do estresse relacionado ao vício permanente em pornografia. Na tentativa de convencer o mundo de que tinha câncer, Guglielmucci raspou a cabeça, usou um tanque de oxigênio, e criou falsos e-mails de médicos. Ele também escreveu uma canção intitulada "Healer" [Curador], que falava de como o Senhor o estava ajudando a lidar com sua doença.[30]

Em 2009, o senador republicano Chuck Grassley abriu uma investigação oficial sobre as finanças do ministério de Kenneth Copeland, Creflo Dollar, Benny Hinn, Eddie Long, Joyce Meyer e Paula White. A investigação começou por causa do estilo de vida luxuoso desses televangelistas de destaque.[31] Mas a suspeita de improbidade financeira não é a única fonte de escândalo nestes ministérios. Em 2010, vários processos foram abertos contra Eddie Long, acusando-o de tentar ter relações homossexuais com adolescentes em sua congregação em troca de dinheiro e outros benefícios.[32] E em 2011, Creflo Dollar foi preso sob a acusação de asfixiar sua filha de 15 anos.[33]

Fotografias publicadas na edição de 2010 da *National Enquirer* mostraram os televangelistas divorciados Benny Hinn e Paula White de mãos dadas ao saírem de um hotel em Roma.[34] "O artigo, divulgado em 23 de julho, afirmou que os dois passaram três noites em um hotel cinco estrelas, que Hinn tinha reservado com um nome falso."[35] Rumores de que os dois estavam tendo um caso circularam rapidamente, apesar de os dois negarem as acusações. Eles insistiram, em vez disso, que tinham ido a Roma para fazer doações financeiras ao Vaticano — como se isso pudesse, de alguma forma, fazer o escândalo parecer menos obsceno. Dois anos depois, em 2012, Hinn anunciou que ele e sua esposa, Suzanne, se casariam novamente, com o patriarca pentecostal Jack Hayford realizando a cerimônia. Suzanne tinha pedido o divórcio em fevereiro de 2010, citando diferenças irreconciliáveis. Benny mais tarde afirmou que a separação estava relacionada ao vício de sua esposa por medicamentos controlados.[36]

Os exemplos citados acima representam apenas um número reduzido dos muitos escândalos nacionais e internacionais que continuamente assolam o movimento carismático.[37] Mas eles fornecem provas suficientes do que a revista *Time* chama de "o magnetismo de longa data existente entre pregadores pentecostais célebres e o escândalo".[38] Comentando incidentes semelhantes, J. Lee Grady, editor da revista *Charisma*, é forçado a admitir:

> Não tenho nenhum desejo pessoal de vingança contra essas pessoas, mas não tenho problema algum em dizer que eles são os correspondentes modernos de Nadabe e Abiú. Eles são criminosos espirituais.

Estão brincando com fogo estranho. Eles não têm direito de continuar no ministério, e responderão a Deus pelos danos que causaram.[39]

Grady tem razão ao se alarmar, mas ele não consegue ver esses escândalos como algo além de um problema periférico. Na verdade, eles são sintomas de erros sistêmicos. Escândalos esses que permeiam a história carismática. Rastreie-os até sua fonte e você descobrirá que eles estão enraizados na má doutrina. Simplificando, as falhas morais e espirituais, como temos narrado neste capítulo, são consequência inevitável de uma pneumatologia apodrecida — os falsos ensinamentos sobre o Espírito Santo.

É impossível ignorar o fio consistente que atravessa essa longa lista de escândalos: não importa quão grave é a transgressão ou quão profunda é a indignação pública inicial, pastores desqualificados dentro do movimento carismático são geralmente restituídos o mais rapidamente possível aos seus púlpitos-tronos — às vezes em questão de semanas (e às vezes, mesmo nos piores casos, eles são autorizados a continuar sem nenhum tipo de interrupção). Isso acontece, em grande parte, devido à maneira pela qual as congregações carismáticas são ensinadas a ver os seus líderes: como almas transcendentes que têm conexões elevadas com o próprio Deus, e que não estão, portanto, sujeitas a qualquer outra pessoa e nem têm que prestar contas a elas a nível local.

Como o professor de teologia Chad Brand explica: "Porque essa pessoa é vista como tendo poder ou unção carismática, o seu fracasso [...] é muitas vezes facilmente perdoado e esquecido."[40] Depois de observar em 1975 o divórcio de John Hagee, em 1979 o divórcio de Richard Roberts (filho de Oral Roberts), e o divórcio de Paula e Randy White em 2007, Brand acrescenta: "Embora esses divórcios tenham tido implicações para seus ministérios, em todos os casos o ministério também prosperou depois. Na maioria das outras tradições evangélicas o impacto dos divórcios era sentido mais intensamente pelos ministros em questão."[41]

A ironia é inevitável: o movimento que afirma estar mais em sintonia com o Espírito Santo é, simultaneamente, o menos preocupado com a santidade pessoal e a pureza no nível em que a Escritura define como o mais alto padrão — qualificações para aqueles que pregam e ensinam. Porque as pessoas não atingem um patamar superior aos seus líderes, a congregação está cheia dos mesmos tipos de pecados.

Uma verdadeira obra do Espírito produz santidade na vida das pessoas. Quando a liderança de um movimento é continuamente manchada por escândalos e corrupção, isso coloca em questão as forças espirituais por trás dele. O Espírito Santo está ativamente envolvido em santificar seu povo — capacitando-o para combater a carne enquanto se torna semelhante a Cristo. Desejos carnais desenfreados, por outro lado, são características dos falsos mestres (2Pedro 2:10,19).

Terceiro teste: será que conduz as pessoas às Escrituras?

Uma terceira marca distintiva de uma verdadeira obra do Espírito Santo é que ela direciona as pessoas para a Palavra de Deus. Como Jonathan Edwards explicou: "Esse espírito que opera de tal forma a ponto de levar os homens a respeitar mais as Escrituras Sagradas, e melhor defini-las em sua verdade e divindade, é certamente o Espírito de Deus."[42] Edwards tirou este princípio de 1João 4:6, onde o apóstolo João disse aos seus leitores: "Nós viemos de Deus, e todo aquele que conhece a Deus nos ouve; mas quem não vem de Deus não nos ouve. Desta forma reconhecemos o Espírito da verdade e o espírito do erro." Uma verdadeira obra do Espírito leva os cristãos a se submeterem à doutrina apostólica (isto é, o Novo Testamento) e, por extensão, à toda a Bíblia. Ele os orienta a uma maior valorização e a um maior amor pelas Escrituras. Por outro lado, os falsos profetas menosprezam a Palavra de Deus, acrescentando-lhes suas próprias ideias e distorcendo o seu sentido (cf. 2Pedro 3:16).

A Bíblia revela uma ligação inseparável entre o Espírito Santo e as Escrituras que ele inspirou (2Pedro 1:20-21). Os profetas do Antigo Testamento foram movidos por ele para predizer a vinda do Senhor Jesus Cristo (1Pedro 1:10-11; cf. Atos 1:16; 3:18). Os apóstolos foram igualmente inspirados pelo Espírito para compor os Evangelhos e para escrever as cartas do Novo Testamento (João 14:25-26, 15:26). Falando da revelação que o Espírito Santo traria aos apóstolos, o Senhor Jesus explicou-lhes:

> Tenho ainda muito que dizer, mas vocês não o podem suportar agora. Mas, quando o Espírito da verdade vier, ele os guiará a toda a verdade. Não falará de si mesmo; falará apenas o que ouvir, e anunciará a

vocês o que está por vir. Ele me glorificará, porque receberá do que é meu e o tornará conhecido a vocês. Tudo o que pertence ao Pai é meu. Por isso eu disse que o Espírito receberá do que é meu e o tornará conhecido a vocês.

João 16:12-15

Como o Senhor deixou claro, o Espírito Santo não falaria por sua própria iniciativa, mas lhes revelaria a palavra de Cristo. Essa promessa foi cumprida na redação do Novo Testamento.

A Bíblia é o livro do Espírito Santo, ele a inspirou e lhe confere poder. É o principal instrumento que ele usa para convencer o mundo do pecado (João 16:8-11, Atos 2:37), para conduzir os pecadores ao Salvador (João 5:39, 1João 5:6), e para conformar os cristãos à imagem de seu Senhor (2Coríntios 3:18; 1Pedro 2:2). Assim, as Escrituras são descritas como "a espada do Espírito". Para os cristãos, essa espada é um meio de defesa autorizado pelo Espírito contra a tentação (Efésios 6:17); para os incrédulos, é um instrumento de precisão usado pelo Espírito Santo para penetrar os seus corações (Hebreus 4:12). Uma comparação entre Efésios 5:18 e Colossenses 3:16 demonstra que o comando para deixar-se "encher pelo Espírito" é paralelo ao comando de deixar que "habite ricamente em vocês a palavra de Cristo", uma vez que ambos produzem os mesmos resultados (cf. Efésios 5:18-6:9;. Cl 3:16–4:1).

Como um comentarista explica: "Não é possível que a Palavra de Deus habite nos cristãos a menos que estejam cheios do Espírito Santo; e, inversamente, os cristãos não podem ser cheios do Espírito sem a Palavra de Cristo habitando neles."[43] Ser preenchido pelo Espírito começa com ser impregnado pelas Escrituras; enquanto os cristãos submeterem-se à Palavra de Cristo, simultaneamente, estarão sob a influência santificadora do Espírito Santo. É o Espírito que ilumina seus corações para que, enquanto crescem em seu conhecimento do Senhor Jesus, o seu amor pelo Salvador consequentemente se aprofunde (cf. 1Coríntios. 2:12-16).

O Espírito Santo nunca iria dissuadir as pessoas a deixarem de ler, estudar e praticar as Escrituras Sagradas — o livro que ele inspirou fortalece e ilumina para a salvação e santificação. No entanto, o movimento carismático moderno cria uma barreira entre a Bíblia e seu autor divino, endossando experiências *antibíblicas* e defendendo revelações *extrabíblicas* — como se o Espírito Santo falasse por iniciativa própria ou operasse na Igreja hoje de forma contrária à verdade da sua Palavra. Tendo inventado uma versão própria do Espírito, os carismáticos esperam que ele fale e aja de uma maneira ultramoderna que não está relacionada às Escrituras. Como resultado, a revelação bíblica é flagrantemente aviltada, depreciada e diminuída.

A implicação chocante em muitos círculos carismáticos é que um estudo sério da Palavra de Deus limita ou frustra a obra do Espírito.[44] Mas nada poderia estar mais longe da verdade. Consultar o texto não significa *ignorar* o Espírito Santo; isto o *honra* (cf. Atos 17:11). Examinar as Escrituras, de modo a discernir o seu significado preciso, é ouvir diretamente do Espírito Santo, pois ele é o único que inspirou cada palavra.

Ao invés de incutir uma maior valorização às Escrituras inspiradas pelo Espírito, que Deus exalta tanto quanto seu próprio nome (Salmos 138:2), o movimento carismático leva as pessoas a procurar a revelação divina em locais *fora* dos limites da Bíblia. As ramificações dessa falsa premissa são desastrosas, destruindo a doutrina da suficiência das Escrituras e efetivamente ignorando o encerramento do cânon. O autoproclamado apóstolo e arquiteto da Terceira Onda, Peter Wagner, oferece apenas um exemplo dos que impetuosamente questionam a originalidade singular da revelação bíblica, insistindo que a revelação divina ainda está sendo concedida hoje. Wagner escreve:

Alguns contestam a noção de que Deus se comunica diretamente conosco, supondo que, tudo o que Deus quis revelar, ele revelou na Bíblia. Isso não pode ser verdade, no entanto, porque não há nada na Bíblia que diga que ela tem 66 livros. Na verdade, Deus levou algumas centenas de anos para revelar à Igreja quais textos deveriam ser incluídos na Bíblia e quais não deveriam. Essa é a revelação extrabíblica. Mesmo assim, os católicos e os protestantes ainda discordam sobre o número. Além disso, acredito que a oração é uma via dupla, falamos com Deus e esperamos que ele fale conosco. Podemos ouvir a voz de Deus. Ele também revela coisas novas aos profetas, como testemunhado por nós.[45]

Esse modo de pensar expõe o quanto o pensamento carismático pode ser perigoso — quando algo tão fundamental como o cânon fechado das Escrituras é abertamente questionado, e até mesmo implicitamente negado. Não surpreende que o próprio Wagner tenha passado sua carreira como um fornecedor generalizado de heresias múltiplas, transformando-se em algo cada vez pior, à medida que se distanciava cada vez mais da âncora da revelação bíblica.[46]

O autor carismático Jack Deere vai mais longe ao rotular a suficiência das Escrituras como uma doutrina *demoníaca*. Em suas palavras:

> A fim de cumprir o maior propósito de Deus para nossas vidas, devemos ser capazes de ouvir sua voz, tanto na Palavra escrita quanto na palavra recém-proferida do céu. [...] Satanás compreende a importância estratégica de os cristãos ouvirem a voz de Deus, por isso lançou vários ataques contra nós nesta área. Um de seus ataques mais bem-sucedidos tem sido desenvolver uma doutrina que ensina que Deus não fala conosco, exceto através da Palavra escrita. Em última análise, esta doutrina é demoníaca, ainda que teólogos cristãos tenham sido usados para aperfeiçoá-la.[47]

Deere insiste que os cristãos *devem* buscar a revelação divina fora das páginas das Escrituras. No entanto, admite que os prenúncios de profetas carismáticos estão cheios de erros, e reconhece que é quase impossível interpretar mensagens extrabíblicas com algum grau de confiança. Deere mesmo admite: "Nós podemos confundir nossos próprios pensamentos com a revelação de Deus."[48] Como veremos no capítulo 6, imaginar revelações e "profecias" imprecisas são as características do movimento carismático.

Apesar do grave erro e do dano potencial causados por esta suposta nova "revelação", algumas igrejas carismáticas continuam a considerar a profecia moderna como mais importante do que a Bíblia. Como um autor observa:

> Entre as igrejas que apelam para novas revelações, que muitas vezes são mais valorizadas do que a Bíblia, incluem-se a Igreja da Palavra Viva, fundada por John Robert Stevens, e a United House of Prayer for All People [Casa de Oração para todos os Povos]. Stevens ensina que a Bíblia está desatualizada e precisa ser complementada por profecias inspiradas pelo Espírito para o nosso tempo.[49]

A maioria das igrejas não chega a esse extremo, é claro. No entanto, tais exemplos representam o fim lógico da insistência carismática de que Deus está dando uma nova revelação para a Igreja hoje. Se o Espírito continua oferecendo revelação divina, por que não nos reunimos e adicionamos essas palavras a nossas Bíblias?

A realidade é que o Movimento Carismático moderno falsamente se chama evangélico, porque mina a autoridade e a suficiência das Escrituras. Não é nem ortodoxo, nem verdadeiramente evangélico supervalorizar experiências espirituais, incluindo revelações imaginárias da parte de Deus, que estão acima da Bíblia. Falando de seu próprio testemunho pessoal na transfiguração, o apóstolo Pedro fez esta revelação:

> Não vos fizemos saber a virtude e a vinda de nosso Senhor Jesus Cristo seguindo fábulas artificialmente compostas, mas nós mesmos vimos a sua majestade, porquanto ele recebeu de Deus Pai honra e glória, quando da magnífica glória lhe foi dirigida a seguinte voz: "Este é o meu Filho amado, em quem me tenho comprazido". E ouvimos esta voz dirigida do céu, estando nós com ele no monte santo. E temos, mui firme, a palavra dos profetas, à qual bem fazeis em estar atentos, como a uma luz que alumia em lugar escuro, até que o dia esclareça, e a estrela da alva apareça em vosso coração (2Pedro 1:16-19, ARC).

Na transfiguração, Pedro presenciou um espetáculo sobrenatural incomparável. Ele teve uma verdadeira experiência divina e celestial. Mesmo assim, o apóstolo sabia que as Escrituras (a palavra dos profetas) são "mais seguras" do que até mesmo as experiências mais sublimes. A afirmação de Pedro é precisamente a questão que muitos carismáticos não conseguem entender. A experiência humana é subjetiva e falível, somente a Palavra de Deus é infalível e inerrante, porque o seu autor é perfeito.

Como Pedro, o apóstolo Paulo também experimentou algo incrível. Ele foi levado ao céu, "arrebatado ao paraíso", para descobrir o que era ouvir "coisas indizíveis, coisas que ao homem não é permitido falar" (2Coríntios 12:4). Ao contrário daqueles que hoje contam histórias fantásticas sobre a vida após a morte, e até mesmo fazem uma carreira no circuito de palestras falando sobre o que supostamente viram no céu, Paulo disse que gabar-se de sua experiência "não era proveitoso" (v. 1) ou espiritualmente benéfico. Por quê? Porque mesmo sendo uma experiência verdadeira, não pode ser verificada ou repetida. Se Paulo iria se vangloriar por algo, seria da verdade do evangelho e da maravilha de sua própria salvação (Gálatas 6:14). Na verdade, para evitar que Paulo desse muita importância e chamasse atenção às visões reais e revelações, o Senhor, "para impedir que [ele se] exaltasse por causa da grandeza dessas revelações" deu-lhe "um espinho na carne, um mensageiro de Satanás para [lhe] atormentar" (2Coríntios 12:7). Ao invés de se vangloriar sobre suas experiências transcendentais, Paulo foi chamado para pregar a Palavra de Deus (2Timóteo 4:2), pois o evangelho é "o poder de Deus para salvação de todo aquele que crê" (Romanos 1:16).

Quem é a fonte e o poder por trás da revelação bíblica? Se olharmos para trás, para o relato de Pedro na transfiguração, vemos que ele responde a essa pergunta apenas dois versículos depois: "A profecia nunca foi produzida por vontade de homem algum, mas os homens santos de Deus falaram inspirados pelo Espírito Santo" (2Pedro 1:21, ARC). Quando nos submetemos à Palavra de Deus como autoridade, estamos nos submetendo ao próprio Espírito, pois ele inspirou cada palavra nela contida. Nenhum verdadeiro trabalho do Espírito irá contradizer, desvalorizar, ou adicionar nova revelação às Escrituras (cf. Apocalipse 22:17-19). Em lugar disso, elevará a verdade bíblica nos corações e nas mentes dos cristãos.

Quarto teste: será que promove a verdade?

Um quarto e muito parecido teste que deve ser aplicado a qualquer suposta obra do Espírito Santo é o seguinte: será que a obra enfatiza a verdade espiritual e a clareza doutrinária, ou será que cria confusão e promove o erro?

Em 1João 4:6, o apóstolo João escreveu simplesmente: "Desta forma reconhecemos o Espírito da verdade e o espírito do erro." O Espírito Santo, que é definido pela verdade, está em contraste gritante com os falsos espíritos de ilusão que se caracterizam pelo erro e pela falsidade. Quando um movimento espiritual é conhecido por defender uma teologia fundamentada, denunciando os falsos ensinos e desprezando uma adequação superficial — estes são fortes indícios de que é uma verdadeira obra do Espírito Santo.[50] Por outro lado, os cristãos devem ser cautelosos com qualquer sistema religioso que ignora a sã doutrina, propaga a falsidade, ou sente-se feliz em endossar um compromisso ecumênico.

A triste realidade é que a verdade bíblica nunca foi a marca registrada do movimento carismático, onde a experiência espiritual é continuamente elevada acima da sã doutrina. Como o teólogo Frederick Dale Bruner explica:

> O pentecostalismo pretende, em breve, ser conhecido como o cristianismo experiencial, tendo o ápice de sua experiência no batismo do cristão no Espírito Santo comprovado, como no dia de Pentecostes, pelo falar em outras línguas. [...] É importante notar que não é *a doutrina*, é *a experiência* do Espírito Santo que os pentecostais reivindicam reiteradamente.[51]

Um exemplo disso é visto na história do pentecostalismo, um movimento que fez do falar em línguas a peça central de sua teologia (com base em uma visão errônea do batismo no Espírito). Como vimos no capítulo 2, quando os pentecostais originais estudaram o texto das Escrituras eles estavam convencidos de que as línguas na Bíblia eram *autênticas línguas estrangeiras*. Mas o que aconteceu quando se tornou óbvio que a versão moderna do "dom" não era composta de idiomas autênticos? Se as Escrituras fossem sua maior autoridade, teriam abandonado a prática completamente — reconhecendo que o que estavam fazendo não combinava com o precedente bíblico. Em vez disso, mudaram radicalmente a sua interpretação do Novo Testamento, manipulando o texto, a fim de justificar e preservar uma falsificação. Assim, o ensino claro das Escrituras acerca das línguas foi distorcido para redefinir "línguas" como *ruídos ininteligíveis* e, assim, ajustar-se ao fenômeno moderno.

Na prática, as igrejas pentecostais elevam regularmente a experiência sobre a verdade. Práticas antibíblicas, como cair no Espírito, são promovidas não porque elas possuem justificativa bíblica, mas porque fazem as pessoas sentirem-se bem. As mulheres podem ser pastoras na igreja não porque o Novo Testamento permite isso (1Timóteo 2:12), mas porque a liderança feminina sempre foi uma característica marcante do movimento carismático. Formas de adoração insanas e sem controle são incentivadas não porque a Bíblia as tolera

(1Coríntios 14:33), mas porque o fervor emocional é necessário para evocar o êxtase. Muitos outros exemplos poderiam ser dados, e todos ilustrariam o fato de que dentro do pentecostalismo a experiência espiritual supera constantemente a autoridade da Bíblia.

Como já vimos, o movimento da renovação carismática, que se lançou na década de 1960, está repleto do mesmo problema — um ponto que talvez seja o mais evidente na disposição do movimento para encobrir grandes diferenças doutrinárias em favor de uma unidade superficial que não tem base alguma, a não ser as experiências compartilhadas.[52] O exemplo mais notório deste inclusivismo direcionado à experiência, como observado anteriormente, foi a aceitação dos carismáticos católicos pelo movimento carismático em geral. Como resultado, os distintivos históricos da doutrina protestante foram deixados de lado (ou considerados insignificantes) por muitos carismáticos, simplesmente porque os seus homólogos católicos têm falado em línguas ou adotaram outros aspectos da *experiência* carismática. Hoje, existem até os mórmons carismáticos.[53] Independentemente do que eles ensinem, se tiveram uma experiência, eles fazem parte do movimento.

Uma pesquisa informal de um programa de televisão carismático esclarece melhor o fato de que, para muitos pentecostais, a experiência pessoal supera a verdade proposicional. Venho esperando por muitos anos ouvir um apresentador de televisão carismático interromper um convidado e dizer: "Isso não é verdade. Isso não está na Palavra de Deus. Não vamos aceitar isso. Não é possível verificar isso nas Escrituras." Mas esse tipo de confronto nunca acontece, não importa o que seja dito. Pode ser a afirmação teológica mais estranha, ou a má interpretação mais ridícula das Escrituras — onde o texto é arrancado de seu contexto, de modo que seu significado esteja irremediavelmente distorcido —, ainda assim ninguém interrompe e diz: "Esqueça isso; é heresia. Isso não é verdade."

A ausência de discernimento doutrinário e responsabilidade teológica dentro dos círculos carismáticos levaram alguns observadores a expressar sérias preocupações: "O movimento carismático como um todo ainda tem que integrar as grandes verdades doutrinárias das Escrituras à vida de seu povo. Em sua grande ênfase na experiência com o Espírito Santo, o valor do estudo teológico diligente é muitas vezes negligenciado."[54] Isso é o mínimo que podemos dizer.

Doutrinariamente, o movimento carismático reflete o período dos juízes — o tempo na história de Israel em que "cada um fazia o que lhe parecia certo" (Juízes 21:25). Como resultado, é quase impossível definir o movimento carismático doutrinariamente, exceto por seus erros. Ele resiste a categorização teológica porque tem uma ampla e crescente gama de pontos de vista, cada um deles sujeito à intuição pessoal ou à imaginação.

Mesmo os autores carismáticos reconhecem que uma queixa comum contra eles é que "primeiro eles experimentam algo e em seguida, depois do fato ocorrido, vão às Escrituras em busca de uma justificativa para o que aconteceu com eles".[55] Um desses autores diz o seguinte: "Não assuma o controle, não resista, não analise, apenas se renda ao seu amor. Você pode analisar a experiência mais tarde, basta deixá-la acontecer."[56] Mas isso é ser completamente negligente. Devemos começar com a Palavra de Deus, permitindo que uma interpretação adequada do texto governe nossas experiências. Uma verdadeira obra do Espírito prospera com a sã doutrina. Ela promove a verdade bíblica; não a rejeita ou a vê como uma ameaça. Uma vez que a experiência tem a permissão para ser o teste decisivo para a verdade, o subjetivismo se torna dominante e nem a doutrina nem a prática é definida pelo padrão divino das Escrituras.

Carismáticos minimizam a doutrina, pela mesma razão que depreciam a Bíblia: eles acham que qualquer preocupação com o atemporal, com a verdade objetiva, sufoca a obra do Espírito. Eles visualizam o ministério do Espírito como algo totalmente livre, infinitamente flexível — tão subjetivo quanto desafiar a definição. Credos, confissões de fé e teologia sistemática são vistos como restritivos, confinantes, não são flexíveis o suficiente para que o Espírito trabalhe em sua essência. Reconhecendo essa tendência nos círculos carismáticos, um autor escreveu:

> Um estudante universitário uma vez me alertou para a "perigosa doutrina de demônios" — sua descrição para a teologia sistemática. "O Senhor nos deu o Espírito Santo para interpretar as Escrituras", explicou ele. "Ensinar a doutrina é a tentativa de Satanás de usar nossas mentes para entender a Bíblia em vez de depender do Espírito Santo."[57]

Fogo estranho   93

Essa é uma afirmação chocante. Na realidade, a única coisa que reprime a boa teologia é o erro, é por isso que a sã doutrina é o único grande antídoto para desvios carismáticos. Lembre-se, o Espírito Santo é o Espírito da *verdade* (João 16:13). Qualquer obra dele elevará a verdade bíblica e a sã doutrina nos corações e nas mentes de seu povo.

Quinto teste: será que produz amor a Deus e aos outros?

Jonathan Edwards articulou o quinto e último teste, a fim de avaliar qualquer movimento espiritual: uma verdadeira obra do Espírito aumenta o amor das pessoas a Deus e aos outros. Edwards tirou esse princípio de 1João 4:7-8, onde o apóstolo João escreveu: "Amados, amemos uns aos outros, pois o amor procede de Deus. Aquele que ama é nascido de Deus e conhece a Deus. Quem não ama não conhece a Deus, porque Deus é amor." O principal fruto do Espírito é o *amor* (Gálatas 5:21), e se existe amor verdadeiro, isto é evidência de uma genuína obra do Espírito.

Uma verdadeira obra do Espírito produz o amor a Deus que se expressa em adoração e louvor sensatos. *Essa é a definição de adoração bíblica.* A adoração é uma expressão de amor a Deus e, portanto, por sua natureza, envolve a alma. A maioria dos cristãos entende isso, pelo menos de uma forma rudimentar.

Mas, muitos parecem pensar que não estamos verdadeiramente adorando até que o intelecto humano seja, de alguma forma, desligado. Já ouvi pregadores carismáticos que incitam as pessoas a suspenderem suas faculdades racionais, porque o Espírito supostamente não pode funcionar se nós estivermos pensando muito. Esse é um conceito totalmente antibíblico. No culto autêntico, pensamentos e sentimentos juntos — bem como a união de *todas* as nossas faculdades humanas — estão focados em Deus na adoração genuína. Esse princípio está implícito no primeiro e grande mandamento: "Amarás o Senhor, teu Deus, de todo o teu coração, e de toda a tua alma, e de todo o teu *pensamento*" (Mateus 22:37, ARC).

O tipo de louvor que o Pai procura não é uma cacofonia de desordem sem sentido. A adoração não são meros delírios e sentimentos. "É necessário que seus adoradores o adorem em espírito e em *verdade*" (João 4:24). Deus ama "a verdade no íntimo" (Salmos 51:6, ARC). Portanto, a verdadeira adoração (como santificação autêntica) não pode ignorar a mente; é tudo sobre a *renovação* da mente (Romanos 12:1-2; cf. Efésios 4:23-24). Como Jonathan Edwards disse, a verdadeira adoração bíblica deve conduzir as pessoas "a pensamentos elevados e de exaltação do ser divino e de suas gloriosas perfeições, [e] trabalha neles uma admiração, uma agradável sensação da excelência de Jesus Cristo".[58] O efeito é que nos tornamos pessoas inteiramente novas — "renovado[s] em conhecimento" (Colossenses 3:10). As Escrituras não tem conhecimento sobre qualquer tipo de espiritualidade que ignore o intelecto e opere apenas com os sentimentos.

Mas os cultos carismáticos são muitas vezes caracterizados por desordem e caos — o que não honra o Senhor (1Coríntios 14:33). Nas palavras de um professor de teologia pentecostal: "Gosto de chamar a adoração carismática de 'culto de corpo inteiro', um culto de coração e mente, alma e força. Tornamo-nos insanos quando pensamos em tudo o que Deus tem feito por nós e conosco. Ainda mais loucos do que ficamos por causa do nosso time de basquete."[59] Sintonize a Trinity Broadcasting Network, ou qualquer rede de televisão carismática, e não vai demorar muito tempo para ver exemplos de fenômenos irracionais e êxtase: pessoas falando de forma ininteligível, caindo em transe, rindo descontroladamente ou até mesmo latindo como cães.[60]

Muito frequentemente, os carismáticos abordam adoração e oração sem a utilização de suas mentes. Eles dizem coisas como: "Encontre um lugar calmo. Esvazie a sua mente. Ouça a sua respiração, foque em uma palavra, como por exemplo 'Senhor'; outra forma de se concentrar é ouvir música suave e espiritual, silenciosamente, permitindo que o Espírito Santo fale com você."[61] Eles associam o ser cheio com o Espírito com possessão sem sentido. Nas palavras de uma mulher pentecostal:

> Sempre me sentia constrangida quando o Espírito Santo me tocava. Acreditava que as pessoas achavam que eu estava louca. Era uma experiência muito poderosa. Era como se eu perdesse totalmente o controle do meu corpo e algo tomasse conta dele, e eu não podia fazer nada para impedir isso.[62]

Um dos exemplos mais marcantes de culto carismático caótico ocorreu durante a Bênção de Toronto em meados da década de 1990. A professora de sociologia Margaret M. Poloma descreve, em primeira mão, sua experiência em um culto realizado no Toronto

Airport Christian Fellowship [Associação Cristã Aeroporto de Toronto], em 1995:

> Os surtos de riso continuaram a ganhar força. [O evangelista Byron] Mote anunciou: "Deus está dando uma grande festa." Ele, então, abriu o primeiro capítulo de Lucas, parecendo começar um sermão sobre Maria, a mãe de Jesus. Como as pessoas continuaram rindo por todo o auditório, o discurso de Mote ficou ininteligível. [...] Ele sentou-se, tentando ganhar compostura, parecendo um bêbado lutando para não cair do banco do bar. Mote logo caiu ao chão, "bêbado no Espírito", enquanto as pessoas riam e aplaudiam. Jan Mote então tratou de ocupar o lugar de seu marido como oradora na reunião, retornando a uma passagem do Cântico dos Cânticos: "Beije-me com os beijos de sua boca." Embora Jan Mote também estivesse lutando para manter sua compostura (ela teve que sentar-se em um determinado momento, porque seus "joelhos estavam fracos"), ela falou sobre como o riso estava abrindo as pessoas para receber o amor de Deus. Aqueles na congregação que não estavam espiritualmente embriagados, deitados no chão, ou rindo fora de controle, então, a seguiam em seu cântico: "Meu Jesus, eu te amo."[63]

Esse tipo de comportamento estranho vai contra a adoração bíblica. Ele faz uma paródia do que é santo e trata Deus com um ébrio desrespeito. Embora a Bênção de Toronto tenha diminuído de importância desde a virada do milênio, ela exemplifica os comportamentos selvagens que podem surgir quando o emocionalismo desenfreado é incentivado na adoração. Práticas igualmente fraudulentas caracterizaram os primeiros pentecostais do avivamento da rua Azusa.[64] Até mesmo Charles Parham, o fundador do pentecostalismo, recuou horrorizado com algumas das coisas que observou lá: "Os selvagens e estranhos cultos de oração, em muitas dessas reuniões fanáticas, onde o contato dos corpos em movimento é tão certo e condenável como no salão de dança, leva ao amor livre, a uma atração insensata e a um acasalamento de almas."[65]

Peter Masters, pastor do Metropolitan Tabernacle [Tabernáculo metropolitano] de Londres, explica porque o emocionalismo desenfreado e a perda do controle racional são componentes chaves da adoração carismática:

Os carismáticos alegam que, ao manter o controle racional sobre nossas mentes e ações, estamos nos opondo e extinguindo a ação do Espírito Santo. Eles dizem que os cristãos devem estar dispostos a ceder o controle racional, a fim de que possam estar abertos para direcionar a atividade divina tanto na adoração quanto no culto cristão. John Wimber observa com preocupação que "o medo de perder o controle está ameaçando a maioria dos cristãos ocidentais". Ele insiste que temos que superar nossos medos, porque o controle racional deve ser perdido para que o falar em línguas ocorra; para que a crescente sensação de êxtase seja sentida na adoração; para que as mensagens de Deus sejam recebidas diretamente na mente, e para que acontecimentos milagrosos, como curas, aconteçam. [66]

Mas perder o controle na adoração é um erro grave e trágico. É uma voluntariosa, egoísta e ímpia abordagem do adorar, porque reflete ou a negligência descuidada ou uma recusa absoluta de adorar em espírito e em *verdade*, da maneira como Deus disse que devemos adorar (João 4:24).[67]

Então, como devemos avaliar práticas de culto que incentivam uma perda de controle racional? Aqui está uma resposta convincente:

Essa ideia de esvaziar a mente é estranha ao pensamento cristão. Ela tem muito mais em comum com as práticas pagãs, como a meditação transcendental, rituais místicos, hipnose e outros procedimentos de esvaziamento da mente, que muitas vezes abrem a porta para influências demoníacas. Uma pessoa que está ansiosa para ter uma experiência espiritual que ignore o entendimento pode estar se abrindo para entidades espirituais com as quais não deseja ter contato. [...] Quando se procura um curto caminho para a espiritualidade, banhado em experiências místicas ou milagrosas, é possível tornar-se vulnerável à enganação satânica.[68]

O *misticismo* da adoração carismática só é agravado quando junta forças com o *materialismo* da teologia da prosperidade. Como já vimos, as influências proeminentes dentro do movimento carismático tratam Deus como se ele fosse um Papai Noel cósmico que alegremente concede todos os desejos materiais. Outros tratam o Espírito Santo como se ele fosse uma força energética — uma faísca de eletricidade e energia espiritual que produz um frenesi arrebatador. Em ambos os casos, os fiéis carismáticos são treinados a se aproximarem de Deus pelo que podem ganhar dele. Como um autor explica: "O evangelho da prosperidade é um materialismo insensível disfarçado de religião. Ele escolhe versículos da Bíblia seletivamente para atender à teoria do 'peça algo e o reivindique', mas não tem amor a Deus. Ele quer usar Deus para propósitos infantis e egoístas."[69] Por outro lado, o verdadeiro amor de Deus se expressa em uma vida de obediência abnegada e de culto sacrificial a ele (Romanos 12:1).

Além de produzir um maior amor por Deus, uma verdadeira obra do Espírito infunde também, dentro dos cristãos, um amor sincero e sacrificial pelo outro. Tal amor "se alegra com a verdade" (1Coríntios 13:6), o que significa que não tolera falsos ensinamentos em prol da unidade superficial. Além disso, busca edificar os outros dentro do Corpo de Cristo. Esse é certamente o objetivo de Paulo ao discutir os dons espirituais em 1Coríntios 12–14: os dons eram para ser usados dentro da Igreja para a edificação de outros cristãos. Sua declaração em 1Coríntios 12:7 explicita esse objetivo: "A cada um, porém, é dada a manifestação do Espírito, visando ao bem comum." Isto se repete em 1Coríntios 13:5, onde Paulo explica que o verdadeiro amor "não procura seus interesses".

Mas carismáticos transformaram isto em seu ponto principal, alegando que certos dons (em especial, o dom de línguas) devem ser utilizados na *autoedificação*.[70] Esse foi o mesmo problema sobre o qual Paulo escreveu na esperança de corrigi-lo: o uso egoísta e orgulhoso dos dons espirituais pelo coríntios. Hoje, o movimento carismático tem tornado o erro de Corinto um distintivo de seu movimento. Mas tal egocentrismo traz consequências devastadoras: "Seria impossível estimar o prejuízo irreparável causado por pensar que os dons espirituais são dados para autoedificação e podem ser usados para nos edificar. Isto é certamente antibíblico. Os dons não são concedidos para autoedificação, mas para a edificação dos outros."[71]

Para piorar a situação, essa abordagem egoísta dos dons espirituais é muitas vezes combinada com as demandas de interesse próprio do evangelho da prosperidade. Da mesma forma que a teologia da prosperidade substitui a verdadeira adoração por uma lista de desejos, também substitui um verdadeiro amor pelos outros por um desejo egoísta de ganho material.

Certamente, os carismáticos afirmam que seu movimento é marcado por amor genuíno pelos outros. Mas Jonathan Edwards advertiu que há uma falsa forma de amor que é frequentemente encontrada em grupos desorientados. Suas palavras de cautela parecem particularmente aplicáveis ao movimento carismático moderno:

> Na verdade, há um amor falso que muitas vezes aparece entre os que são guiados pelo espírito de ilusão. É comum nos entusiastas mais ferozes uma espécie de união e afeto uns pelos outros decorrente do amor-próprio, ocasionado por eles concordarem uns com os outros nas coisas que diferem muito de todos os outros, e pelas quais são objetos do ridículo de todo o resto da humanidade; isso, naturalmente, vai levá-los a valorizar ainda mais a estima que observam uns nos outros das peculiaridades que os tornam objetos de desprezo dos outros; de modo que os antigos gnósticos, e os fanáticos selvagens que apareceram no início da Reforma, vangloriaram-se de seu grande amor uns pelos outros: uma seita deles em particular, autodenominada de A Família do Amor. Mas isso é uma coisa bem diferente do amor cristão que acabo de descrever; é apenas o funcionamento de um amor-próprio natural, e não de uma verdadeira benevolência, nada mais do que a união e amizade que pode existir entre um bando de piratas que estão em guerra contra todo o resto do mundo.[72]

Os "entusiastas mais ferozes" e "fanáticos selvagens" do movimento carismático contemporâneo certamente se oporiam à desaprovação de Edwards. A horda fanática da Reforma, em particular, compartilhava uma série de características comuns com os carismáticos modernos: incluindo várias experiências de êxtase e a insistência de que eles recebiam novas revelações do Espírito Santo. Em oposição a eles, por suas opiniões antibíblicas, Martinho Lutero sarcasticamente se referiu a esses radicais teológicos como aqueles que haviam "engolido o Espírito Santo com penas e tudo".[73]

É verdade, contudo, que Jonathan Edwards não é a autoridade máxima para avaliar os méritos de um determinado ministério ou movimento espiritual. O padrão com o qual todas as coisas devem ser medidas é o dado pelas Escrituras somente. Mas, quando lembramos o que as Escrituras dizem sobre o lugar essencial da *verdade* no culto que honra a Deus e comparamos esse padrão com a natureza caótica e desenfreada da adoração carismática, ou quando colocamos a definição do amor das Escrituras ao lado da ênfase egoísta inerente à teologia carismática, sérias questões surgem. Carismáticos podem comparar o seu movimento ao Grande Despertamento da época de Edwards.[74] Mas quando os testes de 1João 4 são aplicados, as diferenças tornam-se imediatamente evidentes.

Tesouro espiritual ou ouro de tolo?

Quando Jonathan Edwards aplicou os testes de 1João 4:1-8 ao Grande Despertamento, na primeira metade do século XVIII, ele concluiu que, apesar de haver alguns excessos e expressões carnais, o Espírito de Deus estava realmente presente na obra do reavivamento: o verdadeiro Cristo foi pregado, o mundanismo e o pecado se opuseram, as Escrituras eram exaltadas, a verdade do evangelho foi elevada, e um amor sincero por Deus e pelos outros foram demonstrados como resultado.

O moderno movimento carismático demonstra o contrário. A verdade sobre Cristo é distorcida — o foco muitas vezes se afastou da pessoa e obra do Senhor Jesus e foi colocado, em vez disso, no suposto poder e na suposta bênção do Espírito Santo. O mundanismo é abertamente promovido pelos pregadores da prosperidade (que compõem o segmento mais influente e de maior crescimento do movimento), enquanto os escândalos da liderança tornaram-se uma mancha frequente e difícil de sair naqueles que afirmam ser "cheios do Espírito". No lugar de honrarem as Escrituras inspiradas pelo Espírito, os carismáticos tratam a Bíblia como insuficiente, buscando novas e "personalizadas" revelações como complemento. Como resultado, a verdade bíblica é minimizada, o ecumenismo indiscriminado aplaudido, e a sã doutrina vista pejorativamente como "morta" e "desagregadora". O amor a Deus deveria se manifestar no culto sóbrio e na obediência sincera; o amor pelos outros deveria corresponder com um serviço altruísta e com um desejo de edificar os outros. No entanto, o movimento carismático, tanto em sua busca pelos dons espirituais quanto em sua incorporação da teologia da prosperidade, se aproxima de Deus de um modo inerentemente auto-orientado.

Então o que devemos concluir com base nos testes bíblicos? A resposta parece evidente. Em muitos casos, o movimento carismático é dominado por falsos mestres que defendem ativamente um falso evangelho. Isto é verdade, especialmente, no desenfreado Movimento da Palavra da Fé e no evangelho da prosperidade que ele promove. O Novo Testamento adverte repetidamente contra aqueles que introduziriam o erro na Igreja por causa do ganho desonesto; nenhum exemplo moderno se encaixa nesses versículos mais perfeitamente do que os populares curandeiros da fé, os pregadores da prosperidade, e os televangelistas que compõem a face da mídia carismática. Os verdadeiros cristãos devem evitar tais fraudes espirituais a todo custo. Como o apóstolo João advertiu em sua segunda carta, nos versículos 7-11:

> De fato, muitos enganadores têm saído pelo mundo, os quais não confessam que Jesus Cristo veio em corpo. Tal é o enganador e o anticristo. Tenham cuidado para que vocês não destruam o fruto do nosso trabalho, antes sejam recompensados plenamente. Todo aquele que não permanece no ensino de Cristo, mas vai além dele, não tem Deus; quem permanece no ensino tem o Pai e também o Filho. Se alguém chegar a vocês e não trouxer esse ensino, não o recebam em casa nem o saúdem. Pois quem o saúda torna-se participante das suas obras malignas.

Creio que existem pessoas sinceras dentro do movimento carismático, que, apesar da corrupção sistêmica e confusão, compreenderam as verdades necessárias do evangelho. Elas aceitam a expiação substitutiva, a verdadeira natureza de Cristo, a natureza trinitária de Deus, o arrependimento bíblico e a autoridade única da Bíblia. Elas reconhecem que a salvação não é sobre saúde e riqueza, e verdadeiramente desejam ser resgatadas do pecado, da morte espiritual e do inferno eterno. No entanto, continuam confusas sobre o ministério do Espírito Santo e sobre a natureza dos dons espirituais.

Como resultado, elas estão brincando com fogo estranho. E, continuamente expondo-se ao falso ensino e à falsa espiritualidade do movimento carismático, elas (e qualquer pessoa sob seus cuidados espirituais) se colocam em perigo eterno. Para os verdadeiros cristãos, o movimento carismático representa um obstáculo enorme ao crescimento espiritual e ministerial legítimo e proveitoso. Seus ensinamentos errôneos sobre o Espírito Santo e as Escrituras inspiradas pelo Espírito perpetuam imaturidade, fraqueza espiritual e uma luta interminável com o pecado.

Existe um paralelo entre os cristãos que estão presos no moderno movimento carismático e os verdadeiros cristãos que faziam parte da igreja de Corinto, no primeiro século. A igreja de Corinto foi caracterizada por comprometimento imoral, desejos carnais e confusão sobre os dons espirituais. No entanto, por mais contraditório que possa parecer, a sua congregação era composta por muitos cristãos verdadeiros. Obviamente, o Espírito Santo não foi o responsável pelos erros que tinham se infiltrado na congregação de Corinto. Da mesma forma, ele não é a fonte da confusão carismática atual dentro da Igreja evangélica. Em relação aos verdadeiros cristãos coríntios, o Espírito Santo continuou a operar em suas vidas, *apesar* dos seus graves erros.[75] O mesmo ainda é verdade hoje, embora isso não diminua a gravidade da corrupção.

A busca carismática pela revelação extrabíblica, por experiências de êxtase, pela orientação subjetiva, pelo emocionalismo desenfreado, e pela prosperidade material, representam um perigo enorme. Da mesma forma que uma criança deve evitar fósforos, os cristãos devem ficar longe do fogo estranho vindo da adoração inaceitável das práticas carismáticas. Na melhor das hipóteses, ela é representante da confusão de Corinto que Paulo corrigiu. Na pior das hipóteses, trata-se das heresias de perdição dos falsos mestres. A Escritura diz de tais charlatães: "Como já disse repetidas vezes, e agora repito com lágrimas, há muitos que vivem como inimigos da cruz de Cristo. O destino deles é a perdição, o seu deus é o estômago, e eles têm orgulho do que é vergonhoso; só pensam nas coisas terrenas" (Filipenses 3:18-19).

Parte 2

Expondo os falsos dons

CAPÍTULO 5

APÓSTOLOS ENTRE NÓS?

Se 1901 foi um grande ano para o movimento carismático, 2001 foi potencialmente ainda maior. A primeira data marca o início do movimento pentecostal moderno, quando Agnes Ozman supostamente falou em línguas durante uma reunião de oração em Topeka, no estado norte-americano do Kansas. Mas esta última data, exatamente um século após a primeira, representa algo ainda mais grandioso nas mentes de alguns líderes carismáticos, que afirmam que 2001 "marcou o início da segunda era apostólica."[1] Tal é a descrição usada por C. Peter Wagner, missiologista, autor popular e cronista dos recentes desenvolvimentos carismáticos. Ele acredita que uma mudança importante no plano redentor de Deus ocorreu no início do século XXI.

De acordo com Wagner, "somos testemunhas oculares da mudança mais radical no modo de conduzir a Igreja desde a Reforma Protestante. Na verdade, eu acho que poderia formular um argumento razoável e ela pode realmente vir a ser uma mudança ainda *mais radical*."[2] O alvorecer do século XX pode ter sinalizado um interesse renovado por dons milagrosos, mas o novo milênio supostamente inaugurou algo ainda mais significativo: o retorno dos apóstolos.[3] Nas palavras de Wagner, agora há "um reconhecimento generalizado de que o exercício do apostolado não foi apenas um fenômeno dos primeiros dois séculos da história da Igreja, mas que também está funcionando no Corpo de Cristo hoje."[4]

Wagner chama este fluxo moderno de liderança apostólica de Nova Reforma Apostólica. Ele define o movimento desta forma:

O nome que escolhi para esse movimento é Nova Reforma Apostólica. Eu uso "Reforma", porque, como disse, acredito que seja pelo menos equivalente à Reforma Protestante no seu impacto global; "Apostólica" porque a mais radical de todas as mudanças é o reconhecimento generalizado do dom e ofício de apóstolo nas igrejas atuais; e "Nova" para distinguir o movimento a partir de uma série de denominações que usam a palavra "Apostólica" em seus títulos oficiais, mas que ainda exibem padrões comuns às igrejas mais tradicionais, em vez destes novos.[5]

Após ter definido que ainda há apóstolos na Igreja hoje — com base em um punhado de modernas "profecias" e um consenso dos palestrantes do Symposium on the Post-Denominational Church [Simpósio por uma Igreja pós-denominacional], em 1996, organizado pelo Seminário Teológico Fuller —, Wagner, desde então, embarcou em uma missão para ver o ofício apostólico totalmente abraçado pela Igreja contemporânea. Ele acredita que em todas as gerações da história da Igreja sempre houve indivíduos que possuíam o dom do apostolado, mas ele alega que só recentemente foi possível "o desenvolvimento de um público decisivo, em 2001, o ano em que eu escolhi para usar como o início da segunda era apostólica."[6] De acordo com Wagner, os cristãos contemporâneos "podem começar a se aproximar da vitalidade espiritual e do poder da Igreja do primeiro século somente se reconhecerem, aceitarem, receberem e exercerem todos os dons espirituais, incluindo o dom de apóstolo".[7]

Historicamente, o título "apóstolo Pedro" foi reservado para apenas um indivíduo: Simão Pedro, líder explícito dos apóstolos, cujo ministério apostólico é destaque nos capítulos 1 a 12 do livro de Atos. Mas, na Nova Reforma Apostólica, esse título foi adotado por ninguém menos que o próprio Peter Wagner.[8] Wagner começou a reconhecer seu próprio "apostolado" em 1995, quando duas profetisas declararam que tinha recebido uma unção apostólica. Em 1998, sua vocação apostólica foi confirmada por outra palavra profética, em uma conferência em Dallas. Wagner narra as circunstâncias um tanto estranhas que cercam esse evento:

> Eu estava sentado na primeira fila [...] quando de alguma forma eu me vi de joelhos sobre o palco com Jim Stevens, da International Christian [Cristianismo Internacional], se preparando para profetizar sobre mim em público. Como eu cheguei lá ainda não sei! Olhei para

cima e lá estava Charles Doolittle, um de nossos intercessores mais famosos, de pé perto de mim. Charles era um agente policial afro-americano musculoso, da força policial de Glendale, na Califórnia, tinha uma aparência agressiva no rosto e segurava uma espada enorme de noventa centímetros sobre a minha cabeça! Eu rapidamente decidi que era melhor me comportar e ouvir atentamente [o] que Jim Stevens dizia. [...] Desde aquela época eu considero isso como a minha ordenação profética como apóstolo.[9]

Pouco tempo depois, como prova de seu compromisso apostólico, Wagner afirma ter posto fim na *doença da vaca louca* na Europa. Em suas palavras:

Eu sabia que Deus queria que eu empregasse a autoridade apostólica que ele havia me dado e decretasse, de uma vez por todas, que a doença da vaca louca chegasse ao fim na Europa e no Reino Unido. Foi o que fiz. [...] Era dia 1 de outubro de 2001. Um mês depois, um amigo meu enviou-me um artigo de jornal da Inglaterra, dizendo que a epidemia tinha sido interrompida e que o último caso notificado da doença da vaca louca fora em 30 de setembro de 2001, um dia antes do decreto apostólico![10]

Dado o seu entusiasmo, Wagner, aparentemente, desconhece o fato de que a doença ainda existe na Europa, de modo que 67 casos de vacas infectadas foram registrados só em 2009.[11] Embora seja verdade que os esforços agressivos de controle por parte dos governos europeus limitou significativamente a epidemia da vaca louca, a noção de que o pronunciamento apostólico de Wagner pôs fim à doença é obviamente falsa.

Em 2000, Wagner começou a liderar a recém-formada Coligação Internacional de Apóstolos como "Presidente Apóstolo" — uma posição que ocupou até 2009, quando seu título foi alterado para "Presidente Apóstolo Emérito".[12] Segundo o historiador pentecostal Vinson Synan, quando a coligação começou, "novos apóstolos poderiam se juntar e pagar 69 dólares por mês a título de anuidade".[13] Synan foi convidado por Wagner para entrar, mas depois desistiu. Como Synan explica: "Eu não me considero um apóstolo, e lhe escrevi que não podia me dar ao luxo de pagar 69 dólares por mês para ser um apóstolo."[14] As taxas de adesão no final de 2012 variaram ligeiramente, dependendo do país de residência do apóstolo. A taxa base era de 350 dólares para "Apóstolos Internacionais". A taxa para apóstolos que vivem na América do Norte começou em 450 dólares por ano, ou 650 dólares para apóstolos casados (ou seja, aparentemente, um casal em que ambos se considerem apóstolos). Os americanos nativos ("Primeira Nação de Apóstolos") poderiam se associar pela mesma taxa como se fossem "Apóstolos Internacionais".[15]

Em uma tentativa de organizar o Novo Movimento Apostólico, Wagner delineia duas categorias principais de "apóstolos", juntamente com várias subcategorias. "Apóstolos Verticais" servem como líderes de vários ministérios ou redes de ministério, enquanto ajudam os "Apóstolos Horizontais" a reunirem líderes entre os colegas para diversos fins. Wagner sugere que Pedro e Paulo foram exemplos, no Novo Testamento, de Apóstolos Verticais "por causa da natureza dos respectivos ministérios e das redes de igrejas que ficaram sob seus cuidados para pastorear". Por outro lado, Tiago, irmão do Senhor, foi um exemplo de um "Apóstolo Horizontal", porque ele reuniu com sucesso os outros apóstolos ao Concílio de Jerusalém.[16]

As subcategorias apostólicas incluem: os "Eclesiásticos", os "Funcionais", os "Membros da Equipe Apostólica", os "Apóstolos Congregacionais", os "Apóstolos de Convocação", os "Educacionais", os de "Mobilização", os "Apóstolos Territoriais", "Apóstolos de Mercado" e "Apóstolos de Proclamação".[17] Pesquise no Novo Testamento por qualquer um desses rótulos e você descobrirá rapidamente que eles não estão lá.

No entanto, a Nova Reforma Apostólica está rapidamente ganhando terreno dentro das principais igrejas carismáticas e da Terceira Onda. Como um autor explica: "É uma crença característica destas novas igrejas que o Espírito Santo esteja restaurando hoje os cinco ministérios de Efésios 4:11: apóstolos, profetas, evangelistas, pastores e mestres. Mas o foco é nos ministérios de apóstolo e profeta, porque o mundo evangélico já estava acostumado com os ministérios de evangelista, pastor e mestre."[18] Wagner tem grande prazer no fato de seu Novo Movimento Apostólico fazer parte do segmento que cresce mais rápido dentro do cristianismo, vendo isso como um sinal de afirmação divina.[19]

Com base nesse crescimento, Wagner argumenta que há uma grande e fundamental mudança ocorrendo dentro da Igreja, que ele compara à transição da Antiga Aliança para a Nova Aliança.[20] Ele chega ao extremo de comparar a Nova Reforma Apostólica aos "odres novos" da Nova Aliança, afirmando: "Hoje temos entrado em outro novo odre, que eu chamo de segunda era apostólica. Mudanças radicais na forma como cuidamos das igrejas não se encontram quando viramos a esquina; elas já estão aqui conosco."[21]

Aqueles que rejeitam a Nova Reforma Apostólica são, na visão de Wagner, como os fariseus: "Ao invés de exaltar e bendizer o novo odre de Deus, eles resistem a isso."[22] Ele afirma, ainda, que os que se opõem ao seu novo movimento estão sob influência demoníaca: "Satanás tenta impedir que os novos tempos e as estações de Deus cheguem, enviando espíritos demoníacos para trabalhar sobretudo em nossas mentes. Se forem bem-sucedidos, começamos a pensar erroneamente sobre os odres novos que Deus almeja nos dar."[23] Assim, qualquer pessoa que veja problema na premissa de Wagner — a de que ele e outros líderes carismáticos modernos são "apóstolos" — é ridicularizada como legalista, demonizada, ou apenas muito covarde para seguir uma nova era radical na história da Igreja.

Reforma ou deformação?

Apesar de os ataques pessoais de Wagner visarem a seus detratores, é hora de alguém expor a Nova Reforma Apostólica como realmente ela é: *uma fraude.*

É difícil descrever exageradamente a mistura de flagrante arrogância e ignorância bíblica que permeia a Nova Reforma Apostólica. Na discussão de Wagner acerca do movimento, talvez exista uma única frase com a qual eu concorde com ele, quando escreveu: "Estou bem ciente do fato de que o que eu disse pode ser considerado como uma espécie de declaração ousada."[24] Isso seria um eufemismo. Reivindicar a designação apostólica não é apenas o auge da presunção orgulhosa, mas também é uma farsa completa. Vinson Synan, ele próprio um defensor ávido do pentecostalismo, tem motivos para estar assustado com o novo movimento de Wagner:

Desde o início, fiquei preocupado com qualquer movimento que reivindicasse restaurar os ofícios apostólicos que exercem autoridade máxima e descontrolada nas igrejas. As possibilidades de abuso são enormes. Ao longo da história da Igreja, as tentativas de restaurar o apóstolo como um cargo eclesiástico muitas vezes acabaram em heresia ou causando uma dor incrível."[25]

Wagner pode ter chamado o seu movimento de "Nova Reforma Apostólica", mas a realidade é que ele não é nenhuma dessas três coisas. Não é *nova*, não é uma *reforma*, e certamente não é *apostólica*. Esta não é a primeira vez na história da Igreja que falsos mestres, sedentos de poder, candidataram-se a apóstolos para ganhar maior influência espiritual sobre os outros. Falsos apóstolos foram predominantes, mesmo no período do Novo Testamento, e Paulo os denunciou como "obreiros enganosos, fingindo-se em apóstolos de Cristo. Isso não é de admirar, pois o próprio Satanás se disfarça em anjo de luz" (2Coríntios 11:13-14). Na Idade Média, o papado católico romano desenvolveu um sistema abusivo, corrupto, autocrático e totalitário, alegando autoridade apostólica através de uma suposta linha de sucessão de Pedro. Mesmo no século XX, Wagner reconhece que os segmentos anteriores do movimento carismático tentaram reviver o ofício apostólico. Peter Hocken examina alguns desses grupos anteriores:

No início do movimento pentecostal alguns grupos haviam proclamado a restauração de apóstolos e profetas, principalmente a Igreja Apostólica, formada no País de Gales em 1916, que, em seguida, institucionalizou esses ministérios. Esses ministérios, rejeitados pela maioria das igrejas pentecostais, reapareceram no movimento Latter Rain [Chuva Serôdia] que se originou em North Battleford, Saskatchewan, no Canadá, em 1948. Os adeptos da Chuva Serôdia acreditavam na restauração dos ministérios de Efésios 4:11 [...] [que posteriormente] exerceu uma influência sobre o movimento carismático emergente.[26]

Wagner simplesmente tomou emprestada a ênfase apostólica da teologia da Chuva Serôdia e incorporou em seus ensinamentos da Terceira Onda. Assim, é incorreto chamar o seu movimento contemporâneo de "novo".

É igualmente enganoso chamá-lo de "reforma".[27] Na verdade, a Reforma foi, essencialmente, uma reação contra a autoridade apostólica autoproclamada do papa.[28] Além disso, o princípio fundamental da Reforma era ter um compromisso somente com as Escrituras — um conceito com o qual a visão de Wagner é enfática e diametralmente oposta. Depois de definir "o espírito da religião" como demoníaco, Wagner argumenta que ele "faz com que os líderes religiosos se concentrem não no que o Espírito está dizendo (tempo presente), mas no que o Espírito disse (tempo passado) em um época anterior".[29] Em outras palavras, de acordo com Wagner, aqueles que olham apenas para o que o Espírito *disse em uma época anterior* (ou seja, na Bíblia) estão sob influência demoníaca!

Os líderes da Reforma teriam zombado de tal noção, e com razão. Eles argumentavam que a autoridade para tudo o que pertence à fé e à prática vem somente da Escritura (cf. 2Timóteo 3:16-17). É claro que a doutrina da Reforma, *sola Scriptura*, não deixa espaço para as profecias imaginárias de carismáticos modernos, por isso não é de admirar que Wagner a rejeite (já vimos, no capítulo quatro, que Ele questiona abertamente o encerramento do cânon bíblico).

Finalmente, e mais importante, a Nova Reforma Apostólica não é de forma alguma *apostólica*. Isto pode ser demonstrado, de forma simples e convincente, considerando-se os requisitos bíblicos para os verdadeiros apóstolos. Quando comparado com os critérios do Novo Testamento, os chamados apóstolos da Nova Reforma Apostólica são imediatamente identificados como falsos e embusteiros.

Os critérios bíblicos para o apostolado

O movimento carismático opera com o pressuposto de que *tudo* o que aconteceu na Igreja primitiva deve ser esperado e experimentado na Igreja de hoje. Um dos líderes pentecostais mais conhecidos de uma geração passada, David du Plessis, expressa esse sentimento com estas palavras: "O Novo Testamento não é um registro do que aconteceu em uma geração, mas é um modelo do que deve acontecer em todas as gerações até que Jesus venha."[30] Esse pressuposto, levado às suas últimas consequências, levou Wagner e outros a argumentar que ainda há apóstolos na Igreja atual. Afinal, eles seguem o raciocínio de que, se a Igreja primitiva tinha apóstolos, devemos ter também.

Mas há uma falha fatal nessa abordagem. Os critérios bíblicos para o apostolado tornam impossível qualquer reivindicação crível de que ainda existam apóstolos na Igreja. De fato, após a morte de João, o último apóstolo sobrevivente (que morreu por volta de 100 d.C.), ninguém na história da Igreja jamais poderia, legitimamente, reivindicar ser um apóstolo — com base nas condições específicas delineadas no Novo Testamento. Biblicamente falando, existem pelo menos seis razões pelas quais o dom e a função do apostolado foram exclusivos para a Igreja primitiva. Não é algo que pode ser experimentado na Igreja atual.

As qualificações necessárias para o apostolado

Em primeiro lugar, seria impossível para qualquer cristão contemporâneo atender às qualificações bíblicas necessárias para ser considerado um apóstolo. O Novo Testamento articula pelo menos três critérios necessários: (1) um apóstolo tinha de ser uma testemunha ocular do Cristo ressuscitado (Atos 1:22; 10:39-41, 1Coríntios 9:1; 15:7-8); (2) um apóstolo tinha de ser pessoalmente nomeado pelo Senhor Jesus Cristo (Marcos 3:14, Lucas 6:13, Atos 1:2,24; 10:41; Gálatas 1:1); e (3) um apóstolo tinha de ser capaz de autenticar a sua nomeação apostólica com sinais miraculosos (Mateus 10:1-2, Atos 1:5-8; 2:43; 4:33; 5:12; 8:14, 2Coríntios 12:12;. Hebreus 2:3-4).

Essas qualificações demonstram de forma conclusiva que não há apóstolos na Igreja atual. Não há nenhuma pessoa viva que tenha visto o Cristo ressuscitado com os seus próprios olhos, ninguém é capaz de realizar milagres como aqueles feitos pelos apóstolos no livro de Atos (cf. Atos 3:3-11; 5:15-16; 9:36-42; 20:6-12; 28:1-6), e — apesar das alegações presunçosas em contrário — ninguém na Igreja moderna tem sido pessoal e diretamente apontado como um apóstolo do Senhor Jesus. Claro, existem alguns carismáticos que afirmam ter tido visões do Senhor ressuscitado. Essas reivindicações além de serem altamente suspeitas e impossíveis de verificar, elas simplesmente não atendem os critérios para o apostolado — pois o apóstolo tinha de ter visto o Cristo ressuscitado em carne e osso *com os próprios olhos*. Como Samuel Waldron explica:

> Visões e sonhos — mesmo que reais e verdadeiros — não qualificam alguém a ser um apóstolo de Cristo. É claro que a Bíblia enfatiza a distinção entre o olho interior e o olho exterior, e leva em conta as revelações para o olho exterior como um sinal de dignidade superior. Reivindicações modernas de ter visto Jesus em uma visão ou sonho

não qualificam ninguém a reclamar esta característica indispensável a um apóstolo de Cristo.[31]

Wayne Grudem, popular escritor e professor de teologia e estudos bíblicos do Seminário Phoenix é, ele próprio, um carismático comprometido e talvez o melhor teólogo e apologista do movimento. Mas mesmo ele reconhece que "uma vez que ninguém hoje pode atender à qualificação de ter visto o Cristo ressuscitado com os seus próprios olhos, não há apóstolos hoje".[32]

Peter Wagner está bem consciente dessas qualificações. Já que não pode contorná-las, então ele simplesmente as ignora! Depois de articular uma versão de "apostolado" que se ajuste à sua Nova Reforma Apostólica, Wagner admite que renunciou intencionalmente às qualificações bíblicas que definem um apóstolo. Em suas palavras:

> Há três características bíblicas dos apóstolos que alguns incluem em sua definição de apóstolo, mas que optei por não incluir: (1) sinais e maravilhas (2Coríntios 12:12), (2) ver Jesus pessoalmente (1Coríntios 9:1), e (3) plantar igrejas (1Coríntios 3:10). Meu motivo para isso é que eu não entendo essas três qualidades como sendo não negociáveis. [...] Se certo indivíduo não tem a unção para uma ou mais delas, isso, em minha opinião, não excluiria o indivíduo de ser um legítimo apóstolo.[33]

Podemos discutir se "plantar igrejas" é, ou não, um dos critérios bíblicos para o apostolado. No entanto, as outras duas características certamente o são. No entanto, Wagner as considera *negociáveis*. Ele as trata como discutíveis, sem qualquer motivo evidente que não seja o padrão bíblico que poderia derrubar sua própria reivindicação de autoridade apostólica. Depois de se declarar apóstolo, ele agiu como se tivesse o direito de ignorar o claro ensino das Escrituras se, "em [*sua*] opinião", algo que a Bíblia ensina é inconveniente, ou pode excluir o próprio Wagner do cargo a que ele acredita ter direito. Esse tipo de arrogância desdenhosa para com as Escrituras permeia a Nova Reforma Apostólica. Afinal, a única maneira de Wagner e dos seus seguidores defenderem os apóstolos modernos é não dar ouvidos ao que a Bíblia claramente ensina.

Fogo estranho   113

Paulo foi o último apóstolo

Embora Paulo reunisse todos os três critérios listados acima, sua nomeação apostólica claramente não seguiu a norma. O próprio Paulo enfatizou esse ponto em 1Coríntios 15:5-9, ao delinear as aparições pós-ressurreição do Senhor Jesus. Ao contrário dos Onze, Paulo não tinha sido um dos discípulos de Jesus durante seu ministério terreno. Ele não estava presente no cenáculo quando o Senhor apareceu, nem estava entre as quinhentas testemunhas que viram o Cristo ressuscitado. Na verdade, a aparição do Senhor a Paulo não foi apenas após a sua ressurreição, mas depois de sua ascensão! E isso ocorreu enquanto Paulo (que era então conhecido como "Saulo") estava a caminho para perseguir os seguidores de Cristo em Damasco (Atos 9:1-8).

Mas antes que alguém pense que eles também possam ter um apostolado extraordinário como Paulo teve, é importante observar dois detalhes significativos sobre a vocação exclusiva de Paulo. Em primeiro lugar, em 1Coríntios 15:8, Paulo afirma que ele foi a última pessoa a quem o Cristo ressuscitado apareceu pessoal e fisicamente. Isto impediria qualquer um depois de Paulo de ter um direito legítimo ao apostolado — uma vez que ver o Senhor ressuscitado era um pré-requisito para o apostolado e Paulo declarou ter sido a última pessoa a ter essa experiência.

Em segundo lugar, é importante observar que Paulo viu o seu apostolado como único e extraordinário. Ele era como um "que nasceu fora do tempo" (v. 8), referindo-se a si mesmo como "o menor dos apóstolos" (v. 9), por causa da animosidade que havia expressado em relação à Igreja antes de sua conversão. Embora nunca tenha questionado a autenticidade de seu apostolado, Paulo certamente não o via como um padrão normativo para as gerações posteriores de cristãos seguirem.

Os apóstolos possuíam uma autoridade única

Os apóstolos do Novo Testamento foram reconhecidos como os agentes da revelação de Deus, e, como tal, possuíam um nível inigualável de autoridade na história da Igreja — uma autoridade oriunda do próprio Cristo. Ser um *apóstolo* de Jesus Cristo significava ser seu representante. Em termos jurídicos contemporâneos, poderíamos nos referir aos apóstolos como procuradores do Senhor. Eles eram aqueles a quem ele concedeu a própria autoridade.

Embora seja verdade que o termo *apóstolo* às vezes é usado no Novo Testamento em um sentido não técnico, genérico, para referir-se a "apóstolos [ou representantes] das igrejas" (2Coríntios 8:23), esses indivíduos não devem ser confundidos com os Doze ou com o apóstolo Paulo. Ser um *apóstolo do Senhor Jesus Cristo* era um chamado específico e um profundo privilégio — algo muito diferente de apenas ser um mensageiro enviado de uma congregação local. Para ser um apóstolo do Senhor Jesus era necessário ter sido pessoalmente indicado por ele. Foi a posição de autoridade mais alta possível na Igreja, um cargo exclusivo, que englobava um comissionamento intransferível de Cristo para anunciar a doutrina da revelação, enquanto as bases da Igreja eram estabelecidas.

No sermão no Cenáculo, o Senhor autorizou pessoalmente seus apóstolos a liderarem a Igreja na sua ausência, prometendo-lhes que o Espírito Santo lhes permitiria revelar a verdade de Deus ao seu povo (cf. João 14:26; 15:26-27; 16:12-15). Os cristãos da Igreja primitiva reconheceram a instrução apostólica como portadora da autoridade do próprio Cristo. Escritos apostólicos foram inspirados — a revelação infalível — para serem recebidos e obedecidos como a Palavra de Deus (1Tessalonicenses 2:13). Uma carta inspirada escrita com autoridade apostólica tinha tanta autoridade como as Escrituras do Antigo Testamento (cf. 1Coríntios 14:37, Gálatas 1:9, 2Pedro 3:16). Judas exemplificou essa atitude quando escreveu para a Igreja: "Todavia, amados, lembrem-se do que foi predito pelos apóstolos de nosso Senhor Jesus Cristo" (Judas 17).

A questão da autoridade apostólica torna-se especialmente importante quando consideramos a doutrina da canonicidade. Os apóstolos foram autorizados pelo próprio Senhor Jesus para escrever as Escrituras inspiradas. A autoridade deles foi o teste principal da Igreja primitiva aplicado a questões sobre canonicidade: se um livro ou uma carta alegando falar com autoridade profética fosse escrito por um apóstolo ou sob a supervisão apostólica, era reconhecido como inspirado e autorizado. Por outro lado, os escritos que foram separados da autoridade apostólica não eram considerados parte das Escrituras, não importando a autoridade que o autor alegasse ter.[34] E mesmo na Igreja primitiva não havia escassez de material que carecia de autoridade apostólica mas alegava ser divinamente inspirado (cf. 2Tessalonicenses 2:2;. 2Coríntios 11:13; 2Pedro 2:1-3).

Tudo isso levanta questões importantes para os carismáticos modernos que desejam restabelecer apóstolos na Igreja contemporânea. A maioria dos que se autodenominam "apóstolos" tem a pretensão de ser especial, de ter a revelação direta de Deus. Se eles realmente têm autoridade apostólica, o que os impede de incluírem-se na Bíblia? Por outro lado, se apóstolos modernos não estão dispostos a incluírem-se nas Escrituras, então o que isso diz sobre a legitimidade do seu apostolado? Como Wayne Grudem observa muito bem: "Esse fato por si só deveria sugerir que havia algo especial sobre o ofício de apóstolo, e que não seria esperada a sua continuação até hoje, pois ninguém pode adicionar palavras à Bíblia e confiar nelas como se fossem as próprias palavras de Deus ou parte das Escrituras."[35]

Isso é uma confissão significativa de um líder e teólogo carismático. O ponto de partida essencial para a doutrina carismática é a afirmação de que todos os milagres e dons espirituais descritos em Atos dos Apóstolos e em 1Coríntios ainda estão disponíveis para os cristãos de hoje, que dons proféticos, sinais e maravilhas não foram exclusivos da era apostólica, e que não há razão para acreditar que um ou mais desses fenômenos tenham cessado. Essa posição é conhecida como *continuacionismo*. Wayne Grudem reconheceu, no entanto, que ele é um *cessacionista* (o oposto de um continuacionista) quando se trata de questões como o ministério apostólico e o cânon das Escrituras. Com efeito, ele admitiu o argumento fundamental contra a doutrina carismática. Vamos revisitar esse ponto mais adiante no livro. Por ora, observe que mesmo os principais apologistas do continuacionismo, em última análise, são forçados a confessar que *algo significativo* mudou com a passagem da era apostólica.

A mais importante mudança que todos os cristãos fiéis devem reconhecer é que o cânon das Escrituras está fechado. E nós sabemos que está fechado justamente porque o ofício apostólico não continuou após o primeiro século da história da Igreja. O que se manteve hoje como a nossa única autoridade é o testemunho escrito dos apóstolos — um registro inspirado de seus confiáveis ensinamentos contidos na Bíblia. Assim, os escritos do Novo Testamento constituem a *única e verdadeira autoridade apostólica na Igreja de hoje.*

Os apóstolos formaram a base da Igreja

Ao escrever Efésios, Paulo explicou que seus leitores eram parte da família de Deus, "edificados sobre o fundamento dos apóstolos e dos profetas, tendo Jesus Cristo como pedra angular" (Efésios 2:19-20). Essa passagem equipara os apóstolos à fundação da Igreja. Isso não significa nada se não limitar decisivamente o apostolado aos primeiros estágios da história da Igreja. Afinal de contas, uma fundação não é algo que pode ser reconstruído durante todas as fases da construção. A base é única, e é sempre colocada em primeiro lugar, com o restante da estrutura apoiado firmemente sobre ela.

Quando se consideram os escritos dos Pais da Igreja — os líderes cristãos que viveram logo depois dos apóstolos —, torna-se rapidamente evidente que consideravam que o período da fundação da Igreja ocorrera no passado.[36] Inácio (c. 35–115 d.C.), em sua *Epístola aos Magnésios*, usou o tempo verbal no passado para falar do trabalho de estabelecimento das fundações, realizado por Pedro e Paulo. Referindo-se ao livro de Atos, Inácio escreveu: "Isto se cumpriu primeiramente na Síria, pois 'os discípulos eram chamados de cristãos na Antioquia', *quando Paulo e Pedro estabeleciam as fundações da Igreja.*"[37]

Irineu (c. 130–202) referiu-se aos 12 apóstolos como "a base de doze pilares da Igreja".[38] Tertuliano (c. 155–230) explicou igualmente que "*após o tempo dos apóstolos*" a única doutrina verdadeira dos cristãos aceita era a que foi "proclamada nas igrejas de *base apostólica*".[39] Lactâncio (c. 240–320), em suas *Instituições Divinas,* também se referiu ao tempo passado em que os fundamentos apostólicos da Igreja foram estabelecidos. Ao comentar sobre o papel dos Doze, explicou que

os discípulos, sendo dispersos através das províncias, *lançaram as bases da Igreja* em todos os lugares; eles próprios, em nome de seu divino Mestre fizeram muitos e quase inacreditáveis milagres; porque ao partir, os tinha dotado de poder e força, pelos quais o sistema do seu novo anúncio pode ser fundado e confirmado.[40]

Os exemplos poderiam ser multiplicados, mas a ideia é clara. Carismáticos modernos podem alegar que uma *fundação apostólica* ainda está sendo colocada hoje. Mas tal noção é contrária tanto ao sentido claro das Escrituras quanto ao entendimento desses líderes cristãos que vieram imediatamente depois dos apóstolos na história: eles entenderam claramente que a base apostólica da Igreja foi totalmente concluída no primeiro século. Qualquer noção de apóstolos modernos simplesmente destrói o significado da metáfora de Paulo, em Efésios 2:20. Se os apóstolos constituem a base da Igreja, é pura tolice tentar deslocá-los para as vigas do telhado.

A Igreja pós-apostólica foi liderada por presbíteros e diáconos

Quando os apóstolos deram instruções a respeito do futuro da Igreja e de como ela deveria ser organizada, eles não sugeriram que novos apóstolos deviam ser nomeados. Em vez disso, falaram de pastores, presbíteros e diáconos. Assim, Pedro instruiu aos presbíteros: "Pastoreiem o rebanho de Deus que está aos seus cuidados" (1Pedro 5:2). E Paulo disse a Tito para que "constituísse presbíteros em cada cidade, como eu o instruí" (Tito 1:5); ele similarmente delineou as qualificações para os presbíteros e diáconos no terceiro capítulo da primeira carta a Timóteo. Em nenhum lugar das epístolas pastorais Paulo diz algo sobre a perpetuação do apostolado, mas ele diz muito sobre a organização da Igreja, sob a liderança de presbíteros e diáconos qualificados. Enquanto homens fiéis preencherem esses cargos, a Igreja irá prosperar. Assim, Paulo disse a Timóteo: "As palavras que me ouviu dizer na presença de muitas testemunhas, confie-as a homens fiéis que sejam também capazes de ensiná-las a outros" (2Timóteo 2:2).

Quando reexaminamos a história da Igreja — considerando o testemunho dos líderes da Igreja que viveram logo após o término da era do Novo Testamento —, vemos que os primeiros Pais da Igreja não se viam como apóstolos, mas sim como os "discípulos dos apóstolos".[41] Eles entenderam que os apóstolos eram únicos, e que após a era apostólica haver terminado a Igreja foi governada por presbíteros (incluindo pastores ou bispos) e diáconos. Clemente de Roma, escrevendo no final do primeiro século, afirmou que os apóstolos "designaram os primeiros frutos" do seu trabalho "para serem bispos e diáconos daqueles que posteriormente se convertessem".[42] Inácio (c. 35–115 d.C.) esclareceu de forma semelhante na sua *Epístola aos Antióquios* que ele não era um apóstolo. Ele escreveu: "Eu não emiti ordens sobre essas questões, *como se fosse um apóstolo*; Mas, como fiel colaborador que fui deles, fiz você lembrar-se de tais comandos."[43]

Essas não são declarações pouco convencionais que criteriosamente escolhi para ponderar. Era perspectiva unânime entre os Pais da Igreja que a era apostólica foi única, sem repetição e limitada ao primeiro século da história da Igreja. Agostinho e João Crisóstomo falaram dos "tempos dos apóstolos" utilizando o pretérito, uma realidade concluída.[44] No quarto século, Eusébio, historiador da Igreja, traçou todo o fluxo da história eclesiástica como uma progressão dos "tempos dos apóstolos" para seu próprio tempo.[45] Basílio de Cesareia se refere aos líderes da Igreja de gerações anteriores como aqueles "que viviam próximo aos tempos dos apóstolos".[46] Tertuliano enfatizou os acontecimentos que tiveram lugar "depois dos tempos dos apóstolos".[47]

Novamente, os exemplos poderiam ser multiplicados para enfatizar: o consenso unilateral da Igreja primitiva era que o período apostólico havia terminado e não se previa que continuasse. Aqueles que vieram depois dos apóstolos deixam bem claro que *não* eram apóstolos. Em vez disso, eles se viam, com razão, como pastores, presbíteros e diáconos. Citando novamente Wayne Grudem em defesa do cessacionismo:

> Vale ressaltar que nenhum grande líder na história da Igreja — nem Atanásio ou Agostinho, nem Lutero ou Calvino, nem Wesley ou Whitefield — tomou para si o título de "apóstolo", ou permitiu ser chamado de apóstolo. Se alguém nos tempos modernos quiser tomar o título de "apóstolo" para si mesmo, imediatamente levanta a suspeita de que pode estar motivado pelo orgulho impróprio e desejo de autoexaltação, além de excessiva ambição e desejo de ter muito mais autoridade na Igreja do que qualquer pessoa devia legitimamente possuir.[48]

Os apóstolos ocupam uma posição única de honra

Não só os apóstolos ocupam uma posição única de autoridade na história da Igreja, mas a eles também é dado um lugar único de honra na eternidade. Ao descrever a Nova Jerusalém, o apóstolo João explicou que "o muro da cidade tinha doze fundamentos e, neles, os nomes dos doze apóstolos do Cordeiro" (Apocalipse 21:14, ARC). Por toda a eternidade, aquelas pedras irão comemorar o relacionamento de Deus com a Igreja, da qual os apóstolos eram a fundação. Os nomes dos 12 apóstolos estarão para sempre selados no muro da Nova Jerusalém.

Você realmente acredita que os apóstolos modernos merecem o mesmo lugar de honra celeste que os apóstolos do Novo Testamento? Alguns de seus seguidores aparentemente acreditam. De acordo com um autoproclamado profeta:

> Agora, apóstolos como o dr. Peter Wagner estão colocando uma base a partir da qual a guerra espiritual nas regiões celestiais pode ser travada e vencida. [...] [Os] apóstolos [estão] sendo levantados. Deus tem levantado esses homens para serem mais visíveis. Sabemos muito sobre alguns apóstolos do Novo Testamento. Sabemos muito sobre alguns apóstolos na Nova Jerusalém. Podemos ficar ofendidos, ou podemos nos juntar a eles.[49]

Essa é uma afirmação surpreendente, porque implica que Wagner e seus congêneres serão eternamente honrados da mesma forma que os Doze e Paulo. Todos os verdadeiros cristãos devem se sentir *extremamente ofendidos* com esse tipo de arrogância e presunção explícitas. A honra concedida aos apóstolos na Nova Jerusalém é única. Ela é limitada àqueles que foram nomeados pessoalmente por Cristo no Novo Testamento. Somente falsos mestres equivocados reivindicariam a eterna honra apostólica para quem vive atualmente.

E quanto a Efésios 4:11-13?

Os defensores do moderno apostolado muitas vezes citam Efésios 4:11-13 para defender sua posição. É importante, portanto, que examinemos essa passagem com cuidado. Após descrever a ascensão de Cristo, Paulo escreveu:

> E ele designou alguns para apóstolos, outros para profetas, outros para evangelistas, e outros para pastores e mestres, com o fim de preparar os santos para a obra do ministério, para que o corpo de Cristo seja edificado, até que todos alcancemos a unidade da fé e do conhecimento do Filho de Deus, e cheguemos à maturidade, atingindo a medida da plenitude de Cristo.

Os defensores do apostolado moderno fazem duas suposições incorretas sobre esta passagem. Em primeiro lugar, eles afirmam que a unidade, conhecimento e maturidade descritos no versículo 13 referem-se à Segunda Vinda de Cristo. Em segundo lugar, alegam que todas as cinco funções listadas no versículo 11 (apóstolos, profetas, evangelistas, pastores e mestres) devem continuar até a Segunda Vinda de Cristo. Mas nenhuma dessas hipóteses é justificada pelo texto em questão.

Vejamos, em primeiro lugar, a segunda suposição. Esta passagem indica que as funções listadas no versículo 11 durarão *até* que se cumpram as condições descritas no versículo 13? Essa interpretação poderia ser possível se o versículo 12 fosse omitido do texto. Gramaticalmente, no entanto, a palavra "até", no versículo 13, remete ao particípio mais próximo no versículo 12 ("edificado"), e não ao verbo distante "designou", no versículo 11. Assim, o argumento de Paulo é que essas funções, listadas no versículo 11, foram dadas por Cristo para que, de acordo com o versículo 12, os santos possam ser equipados para edificar o corpo de Cristo (v. 12).

É a *edificação* do corpo de Cristo pelos santos, então, que continuará até que sejam realizadas as condições do versículo 13. Nada no texto indica que os *apóstolos* e os *profetas* estarão presentes ao longo de toda a era da Igreja, mas apenas que o trabalho que eles começaram (equipar os santos para edificar o corpo de Cristo) continuará. Essa conclusão gramatical é reforçada pelo contexto de Efésios, uma vez que Paulo já explicou que *apóstolos* e *profetas* foram limitados à época da fundação da Igreja (Efésios 2:20).

Podemos, agora, considerar a *unidade* e o *conhecimento* descritos no versículo 13. Alguns estudiosos insistem que tal objetivo final não é alcançável deste lado da glória. Assim, eles afirmam que Paulo deve estar descrevendo a unidade celestial e o conhecimento da Igreja — atributos que somente serão alcançados na glória do céu. Mas essa ideia não se encaixa no fluxo de pensamento de Paulo; ele está descrevendo os resultados obtidos enquanto os santos edificam a Igreja. Seu foco não é a obra final de Deus para a glorificação no céu, mas o trabalho de cristãos fiéis na Igreja aqui na terra. No âmbito da Igreja, é possível que os cristãos possuam uma profunda unidade com base em um compromisso compartilhado com a verdade bíblica, um conhecimento íntimo do Senhor Jesus Cristo, e um profundo nível de maturidade espiritual. Paulo também adiciona a sã doutrina (v. 14) e o crescimento em Cristo (v. 15) como benefícios adicionais resultantes de os santos serem devidamente equipados para edificar o corpo de Cristo (v. 12).

Corretamente compreendida, a passagem de Efésios 4:11–13 não ensina que um modelo quíntuplo de ministério (incluindo os apóstolos e profetas) continuará ao longo de toda a história da Igreja até a Segunda Vinda de Cristo. Pelo contrário, essa passagem demonstra que a finalidade para a qual o Senhor Jesus forneceu apóstolos, profetas, evangelistas, pastores e mestres para a Igreja foi a de equipar os santos. Quando devidamente equipados, os santos estão habilitados para edificarem-se mutuamente dentro do corpo de Cristo. E o resultado é que a Igreja é fortalecida — cresce em unidade, conhecimento, maturidade, sã doutrina, e santificação.

Porque Paulo já havia indicado que os apóstolos e profetas eram apenas para a época da fundação da Igreja, ele não tinha necessidade de reiterar que as funções eram provisórias. Embora essas duas funções não tenham durado além do primeiro século da história da Igreja, os apóstolos e profetas ainda aperfeiçoam os santos através dos escritos inspirados pelo Espírito que eles nos deixaram (isto é, a Bíblia). As outras três funções — evangelista, pastor e mestre — continuaram ao longo da história da Igreja. Como tal, elas continuam a munir os santos em todas as gerações com o propósito de edificar a Igreja.

O SIGNIFICADO DA INTERRUPÇÃO APOSTÓLICA

Líderes carismáticos modernos, como Peter Wagner, podem defender a *continuação* do dom e do ofício do apostolado; católicos romanos podem insistir, de forma semelhante, em uma *sucessão* apostólica que se aplica ao papa. Mas ambas as afirmações estão drasticamente equivocadas. Qualquer avaliação honesta das evidências do Novo Testamento revela que os apóstolos eram um grupo exclusivo de homens, escolhidos a dedo e pessoalmente comissionados pelo próprio Senhor Jesus para estabelecer o fundamento doutrinário para a Igreja, com Cristo como a pedra angular. Ninguém que esteja vivo hoje pode, definitivamente, atender aos critérios bíblicos necessários para o apostolado. E mesmo no primeiro século, quando todos concordavam que os dons miraculosos estavam em pleno funcionamento, apenas um grupo muito seleto de líderes espirituais foi considerado como sendo de apóstolos.

Nos séculos seguintes, nenhum Pai da Igreja alegou ser um após-tolo; mas, em vez disso, os líderes cristãos, a partir do segundo século em diante, entenderam o período apostólico como único e que não se repetiria. Esse foi o consenso dos fiéis — até o século XXI, quando, de repente, estamos sendo informados de que devemos, mais uma vez, aceitar o ressurgimento de apóstolos na igreja. A partir de uma pers-pectiva puramente bíblica (e de qualquer perspectiva histórica clara), essas afirmações modernas são tão confusas quanto pretensiosas.

A realidade é que o dom e o ofício do apostolado cessaram após o primeiro século. Quando o apóstolo João foi para o céu, o apostolado chegou ao fim. Claro, a influência apostólica continuou através das Escrituras inspiradas que os apóstolos escreveram. Mas não devemos pensar na fundação apostólica como sendo perpetuamente projetada ao longo da história da Igreja. Ela foi concluída com a morte dos após-tolos, não havendo, jamais, a necessidade de ser restabelecida.

Analise novamente o que a interrupção do apostolado significa para a doutrina continuacionista carismática. É evidente que nem tudo o que aconteceu na igreja do Novo Testamento ainda está acon-tecendo hoje. Essa é uma confissão inconveniente e constrangedora para qualquer carismático fazer, porque o próprio ministério apostó-lico foi um dom. Efésios 4:11 o diz claramente. Se esse ofício cessou, não podemos insistir, como os carismáticos fazem, que todos os dons espirituais descritos em Atos dos Apóstolos e em Coríntios conti-nuaram. Nas palavras de Thomas Edgar:

> O fato do dom de apóstolo ter cessado com a era apostólica é um gol-pe devastador para a suposição básica subjacente a todo o ponto de vista carismático, ou seja, o pressuposto de que todos os dons devem estar em funcionamento em toda a era da Igreja. Sabemos que pelo menos um dom cessou; portanto, a suposição fundamental deles é incorreta.[50]

Alguns carismáticos, reconhecendo que o apostolado não teve continuidade depois do primeiro século, tentam argumentar que era apenas um *ofício* e não um *dom*. Assim, eles afirmam que quando o *ofício* apostólico cessou, todos os *dons* milagrosos ainda continuaram. Essa engenhosa tentativa de contornar as consequências inevitáveis à posição carismática, em última análise, cai por terra, já que apóstolos

Fogo estranho 123

estão listados na delimitação de Paulo sobre os dons espirituais em 1Coríntios 12:28-29, bem ao lado dos profetas, dos que realizam milagres e dos que falam diversas línguas. No contexto, é claramente um dos dons que Paulo tem em mente, que flui do argumento iniciado nos versículos 4 e 5, e conclui-se no versículo 31 (onde Paulo usa o termo *charisma* para se referir aos itens que tinha acabado de listar nos versículos 28-30). Além disso, o argumento de Paulo em Efésios 4:11 é que os *apóstolos* são dados por Cristo à sua Igreja. Embora seja verdade que o *apostolado* era também um *ofício*, isso não o impede de ser um dom. Profecia, por exemplo, abrange tanto um ofício quanto um dom, assim como o dom de ensinar.

No fim das contas, apesar dos protestos de alguns continuacionistas, não há como escapar do fato de que uma das características mais importantes descritas em 1Coríntios 12 (ou seja, o *apostolado*) não está mais ativa na Igreja de hoje. Ele cessou. Reconhecer esse ponto é admitir a premissa fundamental na qual se baseia o cessacionismo. Se o apostolado cessou, isso demonstra que nem tudo o que caracteriza a Igreja do Novo Testamento ainda caracteriza a Igreja de hoje. Além disso, ele abre a porta para a possibilidade real de que alguns dos outros dons listados em 1Coríntios 12—14 também cessaram. Vamos considerar esses dons adicionais nos capítulos seguintes.

CAPÍTULO 6

A INSENSATEZ DOS PROFETAS FALÍVEIS

Poços secos, árvores infrutíferas, ondas furiosas, estrelas errantes, animais irracionais, manchas horríveis, cães que comem o seu vômito, porcos amantes de lama e lobos vorazes — é como a Bíblia descreve os falsos profetas (cf. 2Pedro 2 e Judas). O Novo Testamento reserva suas mais duras palavras de condenação àqueles que falsamente afirmam falar em nome de Deus. E o que a Bíblia condena também temos de condenar — e fazê-lo com igual vigor e força. Mas aplique esses mesmos epítetos aos falsos mestres de hoje, e é provável que você seja rotulado de *pouco caridoso* ou mesmo *anticristão*. O espírito ecumênico desta época se encolhe na covardia da denúncia do erro óbvio, mesmo quando as Escrituras autorizam isso explicitamente.

O crescimento do movimento carismático tem agravado o problema, incentivando e proporcionando um palco para todos os tipos de pessoas que fazem declarações extrabíblicas ridículas (e muitas vezes grosseiramente *anti*bíblicas) em nome do Espírito Santo. Os cristãos fiéis precisam acordar desesperadamente e falar contra o livre fluxo de falsas profecias que tem entrado na Igreja por meio do movimento carismático.

O Novo Testamento alerta repetidamente que os falsos profetas são mais perigosos do que os lobos em pele de cordeiro, e se disfarçam de anjos de luz, a fim de fazer permear suas mentiras. Eles nunca negam abertamente a Cristo ou se opõem ao Espírito Santo. Em vez disso, eles vêm em nome de Cristo e reivindicam a autoridade do Espírito Santo. Infiltram-se na Igreja por meio de fingimento e outros subterfúgios, e causam danos reais.

Falando sobre o fim dos tempos, o Senhor Jesus explicou: "Numerosos falsos profetas surgirão e enganarão a muitos. [...]. Pois aparecerão falsos cristos e falsos profetas que realizarão grandes sinais e maravilhas para, se possível, enganar até os eleitos" (Mateus 24:11,24). O apóstolo Paulo, da mesma forma, alertou os anciãos de Éfeso: "Cuidem de vocês mesmos e de todo o rebanho. [...]. Sei que, depois da minha partida, lobos ferozes penetrarão no meio de vocês, e não pouparão o rebanho. E dentre vocês mesmos se levantarão homens que torcerão a verdade, a fim de atrair os discípulos" (Atos 20:28-30). Pedro, também, reconheceu que esses impostores fazem parte da Igreja, e falsamente professam terem sido redimidos por Cristo. Como ele disse a seus leitores: "No passado surgiram falsos profetas no meio do povo [de Israel], como também surgirão *entre vocês* falsos mestres. Estes introduzirão secretamente heresias destruidoras, chegando a negar o Soberano que os resgatou, trazendo sobre si mesmos repentina destruição" (2Pedro 2:1). Outras passagens poderiam ser acrescentadas (como 1João 4:1 e Judas 4), mas imagino que já fui claro. Falsos profetas representam uma ameaça real para o Corpo de Cristo.

É claro que os falsos profetas não se anunciam como hereges hipócritas. Eles chegam em pele de cordeiro, disfarçados de anjos de luz, e prometem liberdade aos outros quando eles mesmos são escravos de paixões pecaminosas. No entanto, os falsos profetas não são difíceis de detectar. A Bíblia apresenta três critérios de identificação destes impostores espirituais.

Em primeiro lugar, qualquer profeta autoproclamado, que leva as pessoas à falsa doutrina e à *heresia*, é um falso profeta. Em Deuteronômio 13:1-5, Moisés disse aos israelitas:

> Se aparecer no meio de vocês um profeta ou alguém que faz predições por meio de sonhos e anunciar a vocês um sinal miraculoso ou um prodígio, e se o sinal ou prodígio de que ele falou acontecer, e ele disser: "Vamos seguir outros deuses que vocês não conhecem e vamos adorá-los", não deem ouvidos às palavras daquele profeta ou sonhador. O Senhor, o seu Deus, está pondo vocês à prova para ver se o amam de todo o coração e de toda a alma. Sigam somente o Senhor, o seu Deus, e temam a ele somente. Cumpram os seus mandamentos e obedeçam-lhe; sirvam-no e apeguem-se a ele. Aquele profeta ou sonhador terá que ser morto, pois pregou rebelião contra o Senhor, o

seu Deus, que os tirou do Egito e os redimiu da terra da escravidão; ele tentou afastá-los do caminho que o Senhor, o seu Deus, ordenou a vocês que seguissem. Eliminem o mal do meio de vocês.

O Novo Testamento é persistente em ecoar a mesma advertência. Qualquer um que afirme falar em nome de Deus enquanto, simultaneamente, leva as pessoas para longe da verdade da Palavra de Deus, está explicitamente demonstrando que é um falso profeta e um enganador. Mesmo que essa pessoa faça previsões precisas ou execute supostos milagres, deve ser ignorada — já que o próprio Satanás é capaz de realizar milagres falsificados (cf. 2Tessalonicenses 2:9). A história é recheada de exemplos da influência devastadora que os falsos profetas podem ter. Montano foi um falso mestre do século II, que deu mais atenção às profecias errantes de duas mulheres do que às Escrituras. No século VII, Maomé alegou ser um profeta que recebeu uma suposta revelação do anjo Gabriel. No século XIX, Joseph Smith fundou o mormonismo com afirmações fantásticas sobre visitações angelicais e revelações extrabíblicas. Essas são apenas algumas ilustrações históricas de quanto dano os falsos profetas podem infligir àqueles que os seguem.

Em segundo lugar, qualquer profeta autoproclamado que vive em *luxúria desenfreada e em irredutível pecado* mostra-se um falso profeta. O próprio Senhor Jesus explicou que os falsos profetas podem ser identificados pelos frutos (Mateus 7:20). A segunda carta de Pedro e a carta de Judas expandem esse conceito, observando que os falsos profetas são escravizados por suas paixões — são cheios de orgulho, ganância, adultério, sensualidade, rebelião e corrupção. Eles são motivados pelo amor ao dinheiro, prejudicando suas almas eternas por causa de torpe ganância. Dado tempo suficiente, os falsos profetas, inevitavelmente, evidenciam a verdadeira natureza deles na forma como vivem. Embora digam representar o Senhor Jesus Cristo, na realidade não são cristãos genuínos.

Às vezes, uma previsão acertada não é prova nenhuma do dom da profecia, ou mesmo de uma conversão genuína, como evidenciado pelos incrédulos nas Escrituras que profetizaram corretamente (Números 22–23, João 11:49-52). De fato, o Senhor Jesus advertiu: "Muitos me dirão naquele dia [no julgamento final]: 'Senhor, Senhor, não profetizamos em teu nome? Em teu nome não expulsamos demônios e não realizamos muitos milagres?' Então eu lhes direi claramente: Nunca os conheci. Afastem-se de mim vocês que praticam o mal" (Mateus 7:22-23). Podemos nos perguntar quantos autonomeados profetas modernos ou televangelistas com moral duvidosa e estilos de vida luxuosos se encontrarão nessa mesma situação no último dia.

Em terceiro lugar, se alguém que se declara profeta proclama uma *suposta "revelação de Deus" que acaba por demonstrar-se imprecisa ou falsa,* deve ser sumariamente rejeitado como porta-voz de Deus. A Bíblia não poderia ser mais clara em sua afirmação de que o profeta que fala equívocos em nome do Senhor é uma falsificação. Em Deuteronômio 18:20–22, o próprio Senhor disse aos israelitas:

> Mas o profeta que ousar falar em meu nome alguma coisa que não lhe ordenei, ou que falar em nome de outros deuses, terá que ser morto. Mas talvez vocês se perguntem: "Como saberemos se uma mensagem não vem do SENHOR?" Se o que o profeta proclamar em nome do SENHOR *não acontecer nem se cumprir, essa mensagem não vem do* SENHOR. Aquele profeta falou com presunção. Não tenham medo dele.

Qualquer previsão ou declaração imprecisa feita com o pretexto de proclamar a revelação de Deus constitui um crime grave. Não era apenas uma mensagem errônea, uma prova positiva de que o profeta era uma fraude, mas também significava, sob a lei do Antigo Testamento, que ele merecia a pena de morte. Deus leva a sério as ofensas de quem injustamente tem a *presunção* de falar por ele, dizendo: "Assim diz o Senhor", quando na verdade o Senhor não falou. Aqueles que fazem apologia ou incentivam tais práticas são culpados de presunção pecaminosa e abandono do seu dever espiritual. Não devemos ouvir tais profecias sem discernimento (cf. 1Tessalonicenses 5:21).

Apesar das claras advertências das Escrituras e da consequente desonra ao Espírito de Deus, os carismáticos fizeram de *pretensiosas profecias* uma marca do movimento. Eles criaram um terreno fértil para os falsos profetas — a concessão de um palco de autoridade para qualquer um impetuoso o suficiente para se levantar e afirmar ter recebido uma revelação direta de Deus, não importa o quão absurda ou blasfema seja. Nos capítulos anteriores, já pesquisamos algumas das várias heresias que são toleradas e até mesmo promovidas dentro das fileiras carismáticas (geralmente legitimadas por algum tipo de "palavra profética"). E observamos, brevemente, os numerosos escândalos que assolam continuamente a vida dos líderes carismáticos de maior visibilidade e mais reconhecidos (incluindo aqueles que se dizem "profetas" modernos). Só esses dois fatores já são suficientes para demonstrar que a chamada profecia desenfreada na maior parte do mundo carismático nada mais é do que, em resumo, *falsa* profecia.

Neste capítulo, vamos nos concentrar na terceira marca de identificação de um falso profeta: previsões imprecisas. O que a Bíblia condena como crime capital, o movimento carismático preza como um dom espiritual! Na verdade, as falácias, as fraquezas e as falsidades diretas que caracterizam as profecias contemporâneas são tão flagrantes e bem-documentadas que os teólogos carismáticos nem sequer tentam negá-las. O profeta carismático Bill Hamon contradiz diretamente Deuteronômio 18, quando afirma que: "Nós não devemos ser rápidos para chamar alguém de falso profeta simplesmente porque uma coisa que ele disse foi imprecisa. [...] Errar na profecia algumas vezes não faz dele um falso profeta. Nenhum profeta mortal é infalível, todos são passíveis de cometer erros."[1]

Jack Deere concorda, argumentando que mesmo que um profeta "errasse seriamente" e que a sua profecia "tivesse efeitos destrutivos imediatos" na vida das pessoas, isso ainda não faria dele um falso profeta.[2] Mas isso não é o que as Escrituras ensinam. Profetas não são julgados pelo número de detalhes que recebem corretamente (uma vez que mesmo pessoas endemoninhadas às vezes podem fazer certas previsões — cf. Atos 16:16), mas por quantos eles erram. Aqueles que proferem palavras diretas e reveladoras de Deus devem fazê-lo sem erros, caso contrário, provam ser mentirosos.

Talvez a mais estranha admissão de erro profético moderno tenha ocorrido durante um longo intercâmbio entre os autoproclamados profetas Mike Bickle e Bob Jones — duas das figuras mais conhecidas associadas ao *Kansas City Prophets* [Movimento de profetas do Kansas]. Ao discutirem o tema de "visões e revelações", Bickle pediu que Jones falasse sobre as inúmeras vezes que suas profecias falharam. Aqui está uma transcrição da conversa:

Mike: "Diga-lhes sobre os erros em sua vida; a quantidade de erros que você cometeu e a quantidade de acertos, porque eu quero que as pessoas entendam um pouco sobre isso."

Bob: "Bem, eu cometi uma quantidade muito grande de erros na minha vida. Lembro-me de uma vez que me enchi de orgulho. Toda vez que me enchia de orgulho, rapaz, Papai [Deus] com certeza sabia como estourar essa minha bolha. E enchi-me de orgulho e pedi a uma igreja que fizesse um período de três dias de jejum, e disse-lhes que certas coisas iam acontecer, e eles fizeram um período de três dias de jejum. Foi terrível. E depois de três dias de jejum — foi terrível, o Espírito sequer apareceu naquela noite..."

Mike: "Você pediu às pessoas que jejuassem?"

Bob: "Tenho certeza que sim, e que não era do Senhor; foi por causa do meu orgulho. Achei que poderia forçar o Senhor a fazer algo por meio do jejum — rapaz, descobri rapidinho que não podia. Por causa disso, um punhado de velhos membros estavam prontos para me apedrejar, e então me prontifiquei a sair de lá; fui para casa como todo bom profeta, e renunciei. Chorei, gritei e finalmente fui dormir. Quando dormi, o Senhor veio e pegou minha mão. E [na minha visão] eu estava como esta garotinha aqui... só estava em um estado muito pior, porque eu usava uma fralda e tinha realmente emporcalhado tudo. E aquilo estava escorrendo pelas minhas pernas. E o Senhor segurou na minha mão, enquanto eu chorava e gritava... Ouvi uma espécie de voz, e confuso eu disse: 'O que aconteceu com o Bob? E meu [celeste] conselheiro disse: 'Ele sofreu um acidente.'"

Mike: "Disse algumas palavras erradas."

Bob: "É. Ele teve um acidente. Ele sujou sua fralda de forma muito ruim." E eu pensei: Oh, rapaz, aqui está ele. Então realmente tive uma surpresa. A gentil e suave voz disse: Esse rapaz precisa de um seguro maior. Deixe-o saber que o temos protegido de acidentes. Dê-lhe uma apólice de seguros maior. Isso não era o que eu estava procurando, porque eu tinha renunciado. Limpe-o. Diga-lhe para voltar para dentro do corpo e profetizar o dobro. Desta vez, ele fará o que eu disser para ele... A próxima coisa que eu soube é que estava de volta à cama e, rapaz, eu acordei e estava pingando de suor..."

Mike: "Então aconteceram erros, uma série de erros."

Bob: "Oh, centenas deles."[3]

Os comentários de Jones ilustram dois dos principais problemas com a profecia moderna: é cheia de erros e imprecisões, e abunda em um nível de loucura sacrílega que, certamente, não encontra a sua fonte em Deus. Jones pode ter escolhido a analogia correta ao comparar seus erros proféticos a uma fralda suja, mas estava errado sobre todo o restante. Suas alegações de ser um verdadeiro profeta são, obviamente, falsas. Ele não tem verdadeiras visões do céu. E Deus certamente não lhe deu "um seguro" que lhe permite escapar com *centenas de erros*, como se isso não tivesse muita importância.

Menos de três anos após essa entrevista, Bob Jones foi temporariamente removido do ministério da *Metro Vineyard Fellowship of Kansas City*, em Olathe, Kansas, cujo pastor era ninguém menos que Mike Bickle. Ele fez vir a público que Jones estava usando falsas "profecias" como um meio de ganhar a confiança das mulheres das quais, então, abusava sexualmente. "Os pecados pelos quais [ele] foi removido do ministério incluem usar seus dons para manipular as pessoas para os seus desejos pessoais, má conduta sexual, rebelar-se contra a autoridade pastoral, caluniar líderes, e promover a amargura no interior do Corpo de Cristo."[4] Ele, no entanto, voltou ao centro das atenções carismáticas depois de um curto período e, até a redação deste texto, ainda está palestrando em igrejas carismáticas, apresentando-se como um profeta ungido por Deus, e fazendo profecias que são comprovadamente falsas e muitas vezes ridículas.[5] Milhares de carismáticos crédulos ainda se atêm a cada palavra dele — como se todo o escândalo e as falsas profecias nunca tivessem acontecido. O fato de a biografia de Jones na internet comparar seu ministério com o do profeta Daniel, só aumenta a natureza blasfema de todo o fiasco.[6]

Profecia falível e Palavra infalível

Ilustrações adicionais de falsidades notórias e blasfêmias grotescas nas profecias carismáticas não são difíceis de encontrar. Benny Hinn fez uma série de célebres declarações proféticas em dezembro de 1989, mas nenhuma delas se tornou realidade. Ele confiantemente disse à sua congregação no Centro Cristão de Orlando que Deus lhe havia revelado que Fidel Castro morreria em algum momento na década de 1990, que a comunidade gay nos Estados Unidos seria destruída pelo fogo antes de 1995, e que um grande terremoto poderia causar estragos na Costa Leste antes do ano de 2000. Ele errou em todas essas profecias, mas isso não deteve Hinn, que continuou fazendo novas e ousadas falsas profecias.

Fogo estranho 131

No início do novo milênio, ele anunciou à sua audiência televisiva que uma profetisa havia informado que Jesus logo iria aparecer fisicamente em algumas das reuniões de cura dele. Hinn disse que estava convencido de que a profecia era verdadeira e, em 2 de abril de 2000, transmitido pela TBN, ele a amplificou com uma profecia de sua autoria: "Agora ouça isto: *eu estou profetizando isto*! Jesus Cristo, o Filho de Deus, está prestes a aparecer fisicamente em algumas igrejas e algumas reuniões, e para muitos de seu povo, por uma única razão: para dizer-lhes que ele está prestes a aparecer! Acordem! Jesus está chegando, santos!"[7]

As profecias fracassadas de Hinn não são menos estranhas, mas não chegam a ser tão memoráveis quanto as famosas declarações que Oral Roberts começou a fazer há várias décadas. Em 1977, Roberts disse que teve uma visão de um Jesus com cerca de 274 metros de altura, que o instruiu a construir a Cidade da Fé, um hospital de sessenta andares no sul de Tulsa. Roberts disse que Deus lhe disse que iria usar o centro para unir tecnologia médica com a cura pela fé, e que iria revolucionar o sistema de saúde e permitir que os médicos encontrassem a cura para o câncer.

O prédio, concluído no início de 1980, foi um colossal elefante branco desde o início. Quando a Cidade da Fé iniciou suas atividades, todos os andares da gigantesca estrutura estavam completamente desocupados, exceto dois deles. Em janeiro de 1987, o projeto estava sobrecarregado com dívidas fora do controle, e Roberts anunciou que morreria conforme o Senhor lhe tinha dito, se não levantasse oito milhões de dólares para pagar a dívida até primeiro de março. Aparentemente, não querendo testar a profecia de ameaça de morte, os doadores obedientemente deram a Roberts os fundos necessários dentro do prazo (com a ajuda de 1,3 milhão de dólares doados na última hora por um proprietário de uma pista de corrida para cães na Florida). Mas, mesmo assim, no período de dois anos, Roberts foi forçado a fechar o centro médico e a vender o prédio, a fim de eliminar o endividamento progressivo. Mais de 80% da construção nunca tinha sido ocupada. A cura para o câncer que havia prometido também nunca se concretizou.

Rick Joyner, outro profeta do *Kansas City Prophets* e fundador do *Morningstar Ministries* [Ministério estrela da manhã], previu em 1990 que o sul da Califórnia experimentaria um terremoto de tal magnitude que a maior parte do estado seria engolida pelo oceano Pacífico.

Embora a previsão não tenha acontecido, Joyner continuava a insistir que isso aconteceria no final das contas. Em 2011, após um terremoto de magnitude 9.0 ter atingido o Japão, Joyner afirmou (com base na revelação profética) que as mesmas forças demoníacas que tinham dado poderes à Alemanha nazista estavam usando os eventos globais provocados pelo terremoto no Japão para fazer incursões nos Estados Unidos.[8]

Uma lista de profecias carismáticas igualmente ridículas e fracassadas poderiam encher vários volumes. Alguém poderia pensar que esses falsos profetas vivem com um medo mortal do julgamento divino, mas, surpreendentemente, eles continuam expelindo declarações mais fantásticas do que as outras. Incrivelmente, a influência deles continua aumentando — mesmo entre os evangélicos tradicionais. E a ideia de que Deus, rotineiramente, fala diretamente ao seu povo encontrou uma aceitação mais ampla hoje do que em qualquer outro momento da história da Igreja.

O Movimento Carismático começou há apenas cem anos, e sua influência no evangelicalismo dificilmente pode ser exagerada. Desde sua criação por Charles Fox Parham até seu representante moderno mais onipresente, Benny Hinn, todo o movimento não é nada mais do que uma fraude religiosa dirigida por ministros falsificados. A verdadeira interpretação bíblica, a sã doutrina e a teologia histórica nada devem ao movimento — a menos que um influxo de erros e falsidades possa ser considerado uma contribuição. Como qualquer sistema falso eficaz, a teologia carismática incorpora o suficiente da verdade para ganhar credibilidade. Mas, ao misturar a verdade com mentiras fatais, ela inventou um coquetel de corrupção e veneno doutrinal — uma invenção letal —, com corações e almas em jogo.

No lugar de reforçar o interesse e a devoção das pessoas nas Escrituras, o principal legado do movimento carismático tem sido um interesse sem precedentes pela revelação extrabíblica. Milhares, influenciados pela doutrina carismática, estão convencidos de que Deus fala diretamente com eles o tempo todo. Na verdade, muitos parecem acreditar que a revelação direta é o *principal* meio através do qual Deus se comunica com o seu povo. "O Senhor me disse..." tornou-se o clichê favorito dos evangélicos impulsionados pela experiência.

Nem todos os que acreditam que Deus fala com eles fazem pronunciamentos proféticos tão estranhos como aqueles transmitidos

Fogo estranho 133

por televangelistas carismáticos ou pelos profetas do *Kansas City Pro-phets* [Movimento de profetas do Kansas]. Mas eles ainda acreditam que Deus lhes dá mensagens extrabíblicas — através de uma voz audível, uma visão, uma voz em suas cabeças, ou simplesmente uma impressão interna. Na maioria dos casos, suas "profecias" são relativamente triviais. Mas a diferença entre elas e as previsões de Benny Hinn é apenas de escala, não de substância.

A noção de que Deus está constantemente enviando mensagens extrabíblicas e novas revelações aos cristãos de hoje é praticamente a condição *sine qua non* da crença carismática. De acordo com a tradicional maneira carismática de pensar, se Deus não está falando particular, direta e regularmente com cada cristão individualmente, ele não é imanente de verdade. Carismáticos, portanto, defendem ferozmente todos os tipos de profecias particulares, mesmo que seja inegável que essas supostas revelações do alto sejam muitas vezes — pode-se dizer *normalmente* — errôneas, ilusórias, e até mesmo perigosas.

Wayne Grudem, por exemplo, escreveu sua tese de doutorado na Universidade de Cambridge em defesa da ideia de que Deus envia regularmente aos cristãos mensagens proféticas, trazendo pensamentos espontâneos à mente. Impressões fortes devem ser relatadas como profecias, diz ele, embora admita que essas palavras proféticas "podem frequentemente conter erros".[9] Grudem continua: "Há testemunhos quase uniformes de todos os setores do movimento carismático de que *a profecia é imperfeita e impura*, e conterá elementos que não devem ser obedecidos ou confiáveis."[10] Diante dessa admissão, devemos nos perguntar: como os cristãos podem diferenciar uma palavra reveladora de origem divina de uma inventada em sua própria imaginação? Grudem se esforça para encontrar uma resposta adequada a essa pergunta:

A revelação "parece" ser algo do Espírito Santo; parece ser semelhante a outras experiências do Espírito Santo que [a pessoa] tenha conhecido anteriormente em adoração. [...] Além disso, é difícil especificar muito mais, exceto para dizer que, com o tempo, uma congregação provavelmente se tornaria mais hábil para avaliar profecias, [...] e se tornaria mais apta a reconhecer uma verdadeira revelação do Espírito Santo e a distingui-la dos próprios pensamentos.[11]

Em outros lugares, Grudem comparou a avaliação da profecia moderna a um jogo de beisebol: "Você nomeia algo de acordo com o que vê. Eu tenho que usar uma analogia americana. Assemelha-se a um árbitro classificando bolas e batidas, enquanto o arremessador lança a bola do outro lado da placa."[12] Em outras palavras, dentro dos círculos carismáticos, não há *critérios objetivos* para diferenciar palavras proféticas das imaginárias.

Apesar das imprecisões reconhecidas e do subjetivismo óbvio, a noção de que Deus está falando fora da Bíblia continua a encontrar aceitação crescente no mundo evangélico, mesmo entre os não carismáticos. Os batistas do Sul, por exemplo, têm avidamente devorado o livro *Conhecendo Deus e fazendo a sua vontade*, de Henry Blackaby e Claude King, que sugere que a principal forma de o Espírito Santo conduzir os cristãos é falando-lhes diretamente. De acordo com Blackaby, quando Deus envia a um indivíduo uma mensagem que diz respeito à Igreja, ela deve ser compartilhada com todo o Corpo.[13] Como resultado, "as palavras do Senhor" extrabíblicas são agora comuns até mesmo em alguns círculos dos batistas do Sul.

Por que tantos cristãos modernos buscam a revelação de Deus através de meios que não sejam as Escrituras? Certamente não é porque seja uma maneira confiável para descobrir a verdade. Como vimos, todos os lados admitem que as profecias modernas são, muitas vezes, completamente erradas. A taxa de erro é surpreendentemente alta. Em *Caos carismático*, citei uma conversa entre os dois principais líderes do movimento de profetas do Kansas. Eles ficaram muito satisfeitos porque acreditavam que dois terços das profecias do grupo foram precisas. Um deles disse: "Bem, isso é o melhor que tivemos até agora, você sabe. Esse é o nível mais alto que já tivemos."[14]

Simplificando, a profecia moderna é tão confiável em discernir a verdade quanto o brinquedo *Magic Eight Ball*, as cartas de tarô, ou um tabuleiro Ouija. Além disso, deve-se dizer, é igualmente supersticiosa. Não há autorização em qualquer lugar na Bíblia para os cristãos ouvirem novas revelações de Deus, além do que ele já nos deu em sua Palavra escrita. Voltando a Deuteronômio 18, as Escrituras condenam implacavelmente todos aqueles que pronunciam até mesmo apenas uma palavra falsa ou presunçosamente em nome do Senhor. Mas tais avisos são simplesmente desconsiderados nos dias de hoje por aqueles que afirmam, mais uma vez, ouvir a voz de Deus.

Fogo estranho   135

Não é de admirar que, onde quer que haja um movimento preocupado com profecias "novas", há invariavelmente um correspondente abandono das Escrituras. Afinal, por que se preocupar com o trabalho de interpretar com precisão um livro antigo, se o Deus vivo se comunica diretamente conosco no vernáculo atual diariamente? Estas novas palavras de "revelação" naturalmente parecem mais relevantes e mais urgentes do que as conhecidas palavras da Bíblia. Sarah Young é autora de *O chamado de Jesus,* um best-seller que é constituído inteiramente por devocionais que ela diz ter recebido de Cristo. Todo o livro é escrito *na voz de Cristo,* como se ele estivesse falando através da autora humana diretamente ao leitor. Na verdade, é precisamente essa autoridade que Sarah Young reivindica para o seu livro. Ela diz que Jesus deu-lhe as palavras, e ela foi apenas uma "ouvinte". Ela reconhece que sua busca pela revelação extrabíblica começou com uma sensação incômoda de que as Escrituras não eram suficientes. "Eu sabia que Deus se comunicava comigo através da Bíblia", escreveu ela, "mas eu ansiava por mais. Cada vez mais eu queria ouvir o que Deus tinha a dizer a mim pessoalmente em um determinado dia."[15] É de admirar que tal atitude afaste as pessoas das Escrituras?

É precisamente por isso que a paixão do evangelicalismo moderno pela revelação extrabíblica é tão perigosa. É um retorno à superstição medieval e um desvio de nossa convicção fundamental de que a Bíblia é a nossa única, suprema e *suficiente* autoridade para toda a vida. Isso representa um abandono total do princípio *sola Scriptura* da Reforma.

A suficiência absoluta das Escrituras é bem sintetizada nesta seção da Confissão de Fé de Westminster:

> Todo o conselho de Deus concernente a todas as coisas necessárias para a sua glória e para a salvação, fé e vida do homem, ou é expressamente declarado nas Escrituras ou pode ser lógica e claramente delas deduzido. Às Escrituras nada se acrescentará em tempo algum, nem por novas revelações do Espírito, nem por tradições dos homens.[16]

O protestantismo histórico se baseia na convicção de que o cânon está fechado. Nenhuma nova revelação é necessária, porque as Escrituras são completas e inquestionavelmente suficientes.

As próprias Escrituras são claras dizendo que a época em que Deus falava diretamente com as pessoas na era da Igreja, através de várias palavras proféticas e visões, ficou no passado. A verdade que Deus revelou no cânon do Antigo e do Novo Testamento está completa (cf. Hebreu 1:1-2; Judas 3; Apocalipse 22:18-19). A Escritura — a Palavra escrita de Deus — é perfeitamente suficiente, contendo toda a revelação de que precisamos. Observe o que Paulo diz a Timóteo:

> Desde criança você conhece as Sagradas Letras, que são capazes de torná-lo sábio para a salvação mediante a fé em Cristo Jesus. Toda a Escritura é inspirada por Deus e útil para o ensino, para a repreensão, para a correção e para a instrução na justiça, para que o homem de Deus seja apto e plenamente preparado para toda boa obra.
>
> 2Timóteo 3:15-17

Essa passagem faz duas afirmações muito importantes que dizem respeito ao tema em questão. Em primeiro lugar, "toda a Escritura é inspirada por Deus". As Escrituras falam com a autoridade de Deus. São infalíveis; confiáveis; *verdadeiras*. O próprio Jesus orou em João 17:17: "A tua palavra é a verdade." Diz Salmos 119:160: "A verdade é a essência da tua palavra." Essas declarações põem as Escrituras acima de qualquer opinião humana, especulação e sensação emocional. Somente as Escrituras destacam-se como verdade definitiva. Elas falam com uma autoridade que transcende todas as outras vozes.

Em segundo lugar, a passagem ensina que as Escrituras são completamente suficientes, "capazes de torná-lo sábio para a salvação", e capazes de torná-lo "apto e plenamente preparado para toda boa obra". Que afirmação mais clara da suficiência absoluta das Escrituras alguém poderia pedir? As mensagens extrabíblicas de Deus seriam necessárias para nos capacitar a glorificá-lo? Obviamente não. Aqueles que buscam novas mensagens de Deus têm, na verdade, abandonado a certeza absoluta e a total suficiência da Palavra de Deus escrita. E têm colocado em seu lugar sua própria imaginação decaída e falível. Se a igreja não retornar ao princípio *sola Scriptura*, o único reavivamento que veremos será um restabelecimento de superstições sem controle e de obscuridade espiritual.

Será que isso significa que Deus parou de falar? Certamente não, mas ele fala hoje através da sua Palavra totalmente suficiente. Será que o Espírito de Deus move os nossos corações e nos impressiona com deveres ou chamados específicos? Certamente, mas ele trabalha através da Palavra de Deus para isso. Tais experiências não envolvem *nova revelação*, mas *iluminação*, quando o Espírito Santo aplica a Palavra aos nossos corações e nos abre os olhos espirituais para a sua verdade. Temos que nos precaver cuidadosamente para não permitir que a nossa experiência, os nossos próprios pensamentos subjetivos e nossa imaginação obscureçam a autoridade e a certeza da mais segura Palavra.

O renomado expositor bíblico britânico do século XX, David Martyn Lloyd-Jones, resumiu habilmente uma perspectiva adequada que os cristãos contemporâneos deveriam ter em relação à profecia. Comentando sobre Efésios 4:11, Lloyd-Jones escreveu:

> Uma vez que estes documentos do Novo Testamento foram escritos, o ofício de profeta não era mais necessário. [...] Na história da Igreja problemas surgiram porque as pessoas pensavam ser profetas no sentido do Novo Testamento, e que tinham recebido revelações especiais da verdade. A resposta para isso é que, na perspectiva das Escrituras do Novo Testamento, não há necessidade de novas verdades. Essa é uma proposição absoluta. Temos toda a verdade no Novo Testamento, e não temos necessidade de quaisquer outras revelações. Tudo nos foi dado, tudo o que é necessário para nós está disponível. Portanto, se um homem afirma ter recebido uma revelação de alguma nova verdade, devemos suspeitar dele imediatamente...
>
> A resposta para tudo isso é que a necessidade de profetas termina uma vez que temos o cânon do Novo Testamento. Não precisamos mais de revelações diretas da verdade, ela está na Bíblia. Nunca devemos separar o Espírito e a Palavra. O Espírito nos fala através da Palavra; por isso, devemos sempre duvidar e pesquisar qualquer suposta revelação que não seja inteiramente coerente com a Palavra de Deus. Na verdade, a essência da sabedoria é rejeitar completamente o termo "revelação" no que nos diz respeito, e falar apenas de "iluminação". A revelação foi dada uma vez só, e o que precisamos e o que podemos ter pela graça de Deus, e temos: a iluminação do Espírito para entender a Palavra.[17]

Dois tipos de profetas?

Na tentativa de contornar os parâmetros claros das Escrituras (e manter alguma forma de profecia moderna), os carismáticos são obrigados a propor que na verdade existem dois tipos de profetas descritos na Bíblia — um que era infalível e confiável, e um segundo tipo que não era. A primeira categoria inclui profetas do Antigo Testamento, apóstolos do Novo Testamento, e demais autores das Escrituras. Suas profecias consistiram na transmissão perfeita das palavras de Deus ao seu povo. Como resultado, suas proclamações proféticas eram livres de erros e imediatamente se agregavam à vida das outras pessoas.

Os carismáticos afirmam, também, que havia um segundo nível de profetas na Igreja do Novo Testamento: profetas congregacionais que relataram um tipo de profecia que era *falível* e *não confiável*, e que surgiram na época do Novo Testamento. Os profetas congregacionais na Igreja primitiva — diz o argumento — às vezes cometeram erros em suas descrições da revelação divina, assim, eles não eram obrigados a cumprir o mesmo padrão perfeito dos profetas do Antigo Testamento e dos autores bíblicos. Seguindo essa linha de lógica, os carismáticos insistem que as profecias modernas não têm de seguir um padrão de 100% de precisão.

A noção de profetas falíveis do Novo Testamento — porta-vozes de Deus que relataram a revelação divina de forma errônea e corrupta — se ajusta ao cenário carismático contemporâneo. Mas existe um erro letal: isso não é bíblico. Na verdade, a Bíblia denuncia somente e sempre os falsos profetas como perigosos e enganadores. Os profetas *falíveis* são *falsos* profetas — ou, na melhor das hipóteses, os "não profetas" equivocados deveriam parar imediatamente e desistir de fingir falar presumivelmente por Deus. Como fazem com tudo mais, os carismáticos têm forçado suas experiências modernas nas Escrituras (rotulando suas declarações carregadas de erros como "profecia"), em vez de submeter suas experiências ao padrão direto do texto bíblico. Quando comparado aos critérios claros estabelecidos na Palavra de Deus, nenhuma profecia moderna cumpre as exigências.

Carismáticos podem alegar que os profetas do Novo Testamento não correspondiam ao mesmo padrão que os seus homólogos do Antigo Testamento, mas tal afirmação é totalmente destituída de autoridade. Biblicamente falando, nenhuma distinção é feita nas Escrituras entre os profetas dos dois Testamentos. Na verdade, o Novo Testamento usa a terminologia idêntica para descrever tanto os profetas do Novo quanto do Antigo Testamento. Os profetas do Antigo Testamento são mencionados em Atos 2:16; 3:24-25; 10:43;

13:27,40; 15:15; 24:14; 26:22,27; 28:23. As referências aos profetas do Novo Testamento são intercaladas usando o mesmo vocabulário, sem qualquer distinção, comentário ou ressalva (cf. Atos 2:17–18; 7:37; 11:27–28; 13:1; 15:32; 21:9–11).

Certamente, se o ofício profético do Novo Testamento era categoricamente diferente, como os carismáticos afirmam, teria sido feita alguma distinção. Como Sam Waldron bem observa:

> Se a profecia do Novo Testamento, em comparação com a do Antigo Testamento, não era infalível em seus pronunciamentos, isso teria constituído um contraste absolutamente fundamental entre a instituição do Antigo Testamento e a instituição do Novo Testamento. Supor que uma diferença tão importante quanto essa teria passado sem comentários explícitos é impensável.[18]

É claro que uma compreensão adequada dos profetas do Novo Testamento baseia-se em mais do que apenas o argumento do silêncio. Quando Pedro falou do tipo de profecia que iria caracterizar a Igreja durante a era apostólica (em Atos 2:18), ele citou Joel 2:28 — uma clara referência *ao tipo* de profecia *do Antigo Testamento*. E quando os autores bíblicos descreveram os profetas do Novo Testamento (como João Batista, o profeta Ágabo, e o apóstolo João no livro de Apocalipse), fizeram-no de uma forma que deliberadamente lembrasse os profetas do Antigo Testamento.[19] Os autores do Novo Testamento ainda enfatizaram que as expectativas e as funções foram as mesmas para ambos.[20] É evidente que a Igreja primitiva considerava os profetas como equivalentes absoluto de seus antecessores no Antigo Testamento. Depois de ampla pesquisa sobre os primeiros séculos da história da Igreja, o professor de Novo Testamento David Farnell conclui:

> Em resumo, as primeiras igrejas pós-apostólicas julgaram a autenticidade dos profetas do Novo Testamento pelos padrões proféticos do Antigo Testamento. Profetas na época do Novo Testamento que estavam em êxtase, que faziam aplicações erradas das Escrituras ou profetizavam erroneamente, eram considerados falsos profetas porque tais ações violavam estipulações do Antigo Testamento sobre o que caracteriza um verdadeiro profeta de Deus (Deuteronômio 13.1–5; 18:20–22). [...] A Igreja primitiva afirmou a ideia de uma

continuidade direta entre os profetas e os padrões proféticos do Antigo Testamento e do Novo Testamento.[21]

Da mesma forma que os profetas do Antigo Testamento eram obrigados a falar a verdade quando proclamaram a revelação de Deus, os profetas do Novo Testamento também seguiram esse mesmo padrão. Quando declaravam: "Assim diz o Senhor", o que vinha em seguida tinha que ser exatamente o que Deus disse (cf. Atos 21:11). Como as palavras autênticas de Deus sempre irão refletir o seu caráter perfeito, sem falhas, tais profecias serão sempre infalíveis e não sujeitas a erros. Testar era necessário, porque os falsos profetas representavam uma ameaça constante (1João 4:1;. cf 2Pedro 2:1-3; 2João 10-11; 3João 9-10; Judas 8-23). Assim como as profecias deviam ser examinadas com base na revelação anterior do Antigo Testamento (Deuteronômio 13:1-5), eles também deviam ser testados no Novo (1Tessalonicenses 5:20-22; cf Atos 17:11).

Sem dúvida, alguém vai se opor e apontar para Romanos 12:6, onde Paulo escreveu: "Temos diferentes dons, de acordo com a graça que nos foi dada. Se alguém tem o dom de profetizar, use-o na proporção da sua fé." Carismáticos usam esse versículo para argumentar que a exatidão da profecia depende da medida da fé de uma pessoa. No entanto, isso não é nem de perto o verdadeiro significado desse versículo de Paulo. A palavra traduzida como "sua" na NVI, é, na verdade, o artigo definido em grego. É mais precisamente traduzido simplesmente como "a". Assim, Paulo está instruindo seus leitores dizendo que as pessoas com o dom de profecia devem profetizar de acordo com *a* fé — o conjunto previamente revelado de verdades bíblicas (cf. Judas 3-4).

Além disso, a palavra *profecia* neste contexto não se refere necessariamente a previsões futuras ou a novas revelações. A palavra significa simplesmente "falar o que irá acontecer", e isso se aplica a qualquer proclamação autorizada da Palavra de Deus, em que a pessoa capacitada para declarar a verdade de Deus "o faz para edificação, encorajamento e consolação dos homens" (1Coríntios 14:3). Assim, uma paráfrase adequada de Romanos 12:6 seria: "Se o seu dom é proclamar a Palavra de Deus, faça-o de acordo com a fé." Mais uma vez, a ideia é que tudo o que é proclamado deve estar em perfeita conformidade com a verdadeira fé, sendo coerente com as revelações bíblicas anteriores.

Fogo estranho   141

Provavelmente, o argumento mais comum para a profecia falível feita por carismáticos diz respeito ao profeta Ágabo, do Novo Testamento. Em Atos 21:10-11, Ágabo previu que quando Paulo chegasse a Jerusalém seria amarrado pelos judeus e entregue aos romanos. Carismáticos recorrem muito ao fato de Lucas não repetir esses detalhes precisos posteriormente, no mesmo capítulo, quando ele registra os detalhes da prisão de Paulo. A implicação, na mente de continuacionistas como Wayne Grudem, é a de que "a previsão de Ágabo não estava distante da verdade, mas tinha imprecisões em detalhes, que teriam posto em dúvida a validade de qualquer profeta do Antigo Testamento".[22] Em outra parte, Grudem vai ainda mais longe, afirmando que isso constitui "uma profecia cujos dois elementos — 'ser amarrado' e 'entregue' pelos judeus — são explicitamente falsificados pela narrativa posterior".[23] Assim, de acordo com Grudem, Ágabo fornece uma ilustração da profecia falível no Novo Testamento e um paradigma no qual baseia-se o modelo carismático.

Mas os detalhes da profecia de Ágabo são *explicitamente falsificados* pela narrativa posterior? Um exame atento do texto, na verdade, demonstra exatamente o contrário. Que os judeus "amarraram" Paulo, como Ágabo previu em Atos 21:11, está implícito no fato de que "agarraram-lhe" (v. 30), "arrastaram-no" (v. 30), e deram uma "surra" nele (v. 32). Em Atos 26:21, quando testemunhou perante Agripa, Paulo reiterou o fato de que os judeus "o prenderam" e "tentaram matá-lo". Ao capturar Paulo e arrastá-lo para fora do templo, os violentos antagonistas tiveram que conter a sua vítima involuntária com o que estava disponível de imediato para eles — usando o próprio cinto de Paulo para amarrá-lo, de modo que ele não pudesse escapar. Visto que Ágabo já tinha fornecido esse detalhe no versículo 10, Lucas não considerou necessário repeti-lo no versículo 30. Quando os soldados romanos entraram em cena (v. 33), prenderam oficialmente Paulo — removendo-o de sua contenção temporária e prendendo-o com correntes. Tudo confere perfeitamente com o que Ágabo disse que aconteceria.

Que os judeus "entregaram" Paulo aos soldados romanos também está implícito em Atos 21. No versículo 32, Paulo estava sendo agredido pela multidão enfurecida quando o grupo de soldados chegou. Ao ver as autoridades romanas, os judeus pararam de bater em Paulo e permitiram que os soldados o prendessem sem mais incidentes (v. 33). Mais uma vez, a narrativa de Lucas implica que a multidão enfurecida se afastou e se dispersou, voluntariamente entregando Paulo nas mãos das autoridades romanas naquele momento.

Esta compreensão do texto é confirmada pelo próprio testemunho de Paulo. Em Atos 28:17, explicou o que tinha acontecido com ele a um grupo de judeus em Roma: "Meus irmãos, embora eu não tenha feito nada contra o nosso povo nem contra os costumes de nossos antepassados, *fui preso em Jerusalém e entregue aos romanos*." Paulo não tinha feito nada que violasse a lei judaica, mas ele foi falsamente acusado por líderes judeus que pensavam que ele o fizera. Eles, então, *entregaram-no como a um prisioneiro* (ou seja, alguém que está preso) nas mãos das autoridades romanas. Significativamente, a palavra que Paulo usou para "entregue" (Atos 28:17) foi a mesma palavra grega que Ágabo usou em sua profecia (Atos 21:11). Assim, no próprio testemunho de Paulo verificou-se que os detalhes da profecia de Ágabo estavam absolutamente corretos.

Talvez o mais importante de tudo seja o fato de que, quando Ágabo profetizou, ele citou o Espírito Santo. Da mesma forma que um profeta do Antigo Testamento teria declarado: "Assim diz o Senhor", Ágabo começou sua previsão com as palavras: "Assim diz o Espírito Santo". As palavras que se seguiram foram uma citação direta do próprio Espírito Santo, e Lucas as registra dessa forma. O mais importante é que *o próprio Espírito Santo* inspirou Lucas a escrevê-las dessa forma — sem qualquer correção ou qualificação. Portanto, qualquer alegação de que Ágabo cometeu um erro nos detalhes de sua profecia é uma acusação tácita de que o Espírito Santo errou no conteúdo de sua revelação profética.

Claramente, Ágabo *não* é o exemplo de profecia falível que carismáticos tentam fazer dele.[24] Esta conclusão representa um grande golpe à profecia extrabíblica. Como Robert Saucy explica ao falar de Ágabo: "A profecia é, portanto, facilmente interpretada como sem erros, não deixando nenhum exemplo de uma profecia errada para apoiar o conceito de profecia falível proposta pela posição [carismática]."[25]

O QUE DIZER DE 1TESSALONICENSES 5:20-22?

Em 1Tessalonicenses 5:20-22, o apóstolo Paulo escreveu: "Não tratem com desprezo as profecias, mas ponham à prova todas as coisas e fiquem com o que é bom. Afastem-se de toda forma de mal".

Como devemos interpretar a instrução de Paulo nesses versículos a respeito do dom de profecia no Novo Testamento?

Uma compreensão adequada desse texto começa com a percepção de que as declarações proféticas verdadeiras consistiam da revelação divina. Assim, elas não devem ser desprezadas porque fazê-lo seria desprezar as palavras de Deus. Como expliquei anteriormente:

> O respeito pela supremacia da revelação de Deus era o que o apóstolo Paulo tinha em mente quando advertiu aos tessalonicenses a não desprezar as declarações proféticas. Desprezar (*exouthenéō*) tem o forte significado de: "Considerar como se não fosse absolutamente nada", "tratar com desprezo", ou "olhar por baixo". No Novo Testamento, as declarações proféticas (*prophéteia*) podem se referir tanto às palavras faladas quanto às escritas. A forma verbal (*prophéteuō*) significa "falar ou proclamar publicamente", assim o dom da profecia foi a habilidade concedida pelo Espírito de proclamar publicamente a verdade revelada de Deus. Os profetas do Novo Testamento, por vezes, entregam uma revelação totalmente nova diretamente de Deus (Lucas 2:29-32; cf. v. 38; Atos 15:23-29). Em outras ocasiões, eles simplesmente reiteram uma proclamação divina já escrita (cf. Lucas 3:5-6; Atos 2:17-21, 25-28, 34-35; 4:25-26; 7:2-53).[26]

Em ambos os casos, uma vez que consistia na proclamação da revelação divina, a profecia genuína, invariavelmente, refletia o caráter do próprio Deus. É por isso que ela pode ser testada de acordo com a medida *da* fé (Romanos 12:6), o que significa que tinha que concordar com a verdade revelada anteriormente (cf. Atos 6:7; Judas 3,20). A palavra profética que veio de Deus sempre foi *verdadeira* e *consistente* com as Escrituras. Por outro lado, uma palavra de suposta profecia que estivesse errada ou fosse contrária à Palavra escrita de Deus revelava-se falsa. Assim, Paulo instruiu os tessalonicenses a exercitarem o discernimento espiritual ao ouvirem qualquer mensagem que alegasse ter origens divinas, testando-a com cuidado, comparando-a com a revelação previamente escrita. Paulo descreve essas profecias reprovadas no teste como "mal" (v. 22) — algo que os cristãos devem evitar.

Apesar disso, os carismáticos frequentemente apontam para 1Tessalonicenses 5:20-22 a fim de defender profecias errôneas, pensando que estes versículos apoiam a sua afirmação de que a profecia do

Novo Testamento era falível e cheia de erros. Depois eles questionam: por que Paulo pediria à Igreja para testar as declarações proféticas se a profecia do Novo Testamento era igual às profecias infalíveis e autorizadas do Antigo Testamento?

Ao fazer essa pergunta, os carismáticos deixam de reconhecer que a profecia do Antigo Testamento foi, de fato, sujeita ao mesmo tipo de teste que a profecia do Novo Testamento. Paulo não estava instruindo os tessalonicenses a fazer outra coisa que não fosse o que Deus tinha sempre exigido que seu povo fizesse. O Senhor instruiu os israelitas a testar todas as profecias com base na *ortodoxia* (Deuteronômio 13.1–5; Isaías 8:20) e na *precisão* (Deuteronômio 18:20-22). As profecias que não atendessem as qualificações eram consideradas falsas. Pelo fato de os falsos profetas serem muitos em Israel no Antigo Testamento (Deuteronômio 13:3; Isaías 30:10; Jeremias 5:31; 14:14-16; 23:21-22; Ezequiel 13:2-9; 22:28; Miqueias 3:11), o povo de Deus precisava ser capaz de identificá-los e enfrentá-los. Essa mesma realidade também se aplica aos cristãos do Novo Testamento, e é por isso que Paulo instruiu os tessalonicenses a testarem as declarações proféticas com cuidado.

Mesmo como apóstolo, Paulo encorajou as pessoas a testarem o seu ensinamento por esses mesmos critérios. Em Gálatas, ele reiterou o princípio de Deuteronômio 13:1-5, quando disse: "Ainda que nós ou um anjo dos céus pregue um evangelho diferente daquele que pregamos a vocês, que seja amaldiçoado" (Gálatas 1:8). Vários anos depois, logo após Paulo ter deixado Tessalônica, mas antes de ter escrito sua primeira carta, ele viajou para Bereia. Os bereanos não aceitaram automaticamente o seu ensino, mas testaram suas palavras confrontando-as com as revelações do Antigo Testamento. O livro de Atos diz o seguinte sobre eles: "Os bereanos eram mais nobres que os tessalonicenses, pois receberam a mensagem com grande interesse, *examinando todos os dias as Escrituras, para ver se tudo era assim mesmo*" (Atos 17:11). Esse incidente pode ter influenciado Paulo quando ele escreveu aos tessalonicenses, pouco depois, o apelo para que tivessem discernimento cuidadoso e atento.

A presença de falsos profetas na Igreja do primeiro século é um fato que está claramente comprovado no Novo Testamento (Mateus 7:15; 24:11; 2Timóteo 4:3-4; 2Pedro 2:1-3; 1João 4:1; Judas 4). Os pedidos para testar a profecia devem ser entendidos nesse contexto.

Os cristãos foram ordenados a discernir entre aqueles que eram verdadeiros porta-vozes de Deus e aqueles que eram falsificações perigosas. Os tessalonicenses, em particular, precisavam ter cuidado com os falsos profetas. As cartas de Paulo indicam-lhes que alguns dentro da congregação já tinham sido enganados — tanto no tocante ao caráter pessoal de Paulo (1Tessalonicenses 2:1-12), quanto ao futuro escatológico da Igreja (1Tessalonicenses 4:13—5:11). Grande parte da instrução de Paulo foi em resposta à falsa doutrina que estava causando estragos dentro da igreja de Tessalônica. Talvez seja por isso que alguns dos tessalonicenses foram tentados a desprezar todas as declarações proféticas, incluindo aquelas que eram verdadeiras.

Também é importante lembrar que Paulo escreveu estas palavras no momento em que o dom revelador de profecias ainda estava ativo — durante a época da fundação da Igreja (cf. Efésios 2:20). Seu mandamento "Não tratem com desprezo as profecias" aplica-se, especificamente, a um tempo em que esse dom de revelação estava em pleno funcionamento. Quando cessacionistas desacreditam as falsas predições dos "profetas" modernos, eles não estão violando a determinação de Paulo. Em vez disso, eles estão levando a sério a revelação divina, aplicando os padrões bíblicos de precisão e ortodoxia às mensagens que pretendam vir de Deus. Na realidade, são os carismáticos que desprezam o que é verdadeiramente profético quando, indiscriminadamente, endossam uma forma falsificada de dom.

Embora o dom revelador da profecia tenha cessado, a proclamação da Palavra profética continua ainda hoje — quando pregadores expõem as Escrituras e exortam as pessoas a obedecê-la (2Timóteo 2:4). Como resultado, as implicações de 1Tessalonicenses 5:19-22 ainda se aplicam à igreja moderna. Cada sermão, cada mensagem, cada aplicação dada por pastores contemporâneos e professores devem ser examinadas com cuidado através das lentes das Escrituras. Se alguém afirma falar em nome de Deus mas a sua mensagem não está de acordo com a verdade bíblica, demonstra ser uma fraude. Nesse momento o discernimento bíblico é necessário.

Juntando tudo isso, vemos que 1Tessalonicenses 5:20-22 não sustenta a justificativa carismática da profecia falível. Pelo contrário, leva à conclusão oposta, pois convoca os cristãos a testarem qualquer mensagem ou mensageiro que afirme vir de Deus. Quando aplicamos os testes das Escrituras às supostas revelações de carismáticos modernos, rapidamente vemos seu "profetizar" como realmente é: uma imitação perigosa.

Quando todas as passagens sobre profecia do Novo Testamento são consideradas, a posição carismática é imediatamente exposta como sem fundamento e antibíblica. O claro ensinamento do Novo Testamento é que os profetas da Igreja do primeiro século deviam preservar o mesmo padrão de precisão que os profetas do Antigo Testamento. Embora possam existir na mente de quem quer justificar suas práticas errantes, as provas necessárias para dar suporte a qualquer noção de profetas falíveis é completamente ausente no relato bíblico.

UM JOGO PERIGOSO

Então, o que é a profecia carismática moderna, já que não é uma prática bíblica? O ex-profeta Fred L. Volz dá uma resposta esclarecedora, refletindo sobre suas próprias experiências no movimento carismático:

> Notei que a grande maioria das "profecias" feitas por esses "profetas" eram muito semelhantes entre si, na medida em que sempre previam vagamente grandes bênçãos e futuras oportunidades de fortuna e sucesso. Então, é claro, quando uma outra "profecia" positiva se cumpria, era vista como uma confirmação de uma anterior que algum dia se cumpriria.
>
> Às vezes, uma profecia vinha acompanhada de algumas informações do passado ou do presente sobre a pessoa, tais como: "Há alguém em sua família lutando contra o álcool ou drogas" ou "você gosta de música" (Uau! Quais são as chances de isso ser verdade?). Um estudo cuidadoso das Escrituras, confrontando a profecia com a Palavra de Deus, combinado com perguntas ao pastor, revela tudo o que aquela profecia realmente é: uma falsificação.[27]

A maioria dos profetas carismáticos não é diferente de um espetáculo de médiuns e quiromantes. Mas, em alguns casos, pode ter uma origem mais obscura. Volz continua comparando as profecias carismáticas com as previsões feitas pelos profetas satânicos da Nova Era. Suas palavras sensatas devem causar medo nos corações de qualquer um que reproduza esta forma de fogo estranho:

Eu não acredito que Satanás conheça com exatidão o futuro. Se ele soubesse, os falsos profetas seriam muito mais precisos. Por exemplo, houve pessoas que eram obviamente falsos profetas da variedade da "Nova Era", que "profetizaram" o ataque de 11 de setembro de 2001 ao World Trade Center vários meses antes de ele acontecer. [...] De acordo com especialistas militares, esse ataque foi preparado durante anos. Satanás sabia todos os detalhes do plano desde a sua criação. É por isso que os falsos profetas parecem misteriosos em sua precisão. Ele estudou o comportamento humano por [milhares de] anos e tem uma legião de anjos e demônios para atuar como seus olhos e ouvidos ao longo de todas as nossas atividades. Mas, mesmo assim, com todo o seu conhecimento, ele não pode ver com exatidão o futuro. Ele meramente acerta, às vezes.[28]

Por outro lado, a *verdadeira* profecia não vem à mente através da intuição psíquica ou do misticismo da Nova Era, e não é discernida por adivinhação. "Antes de mais nada, saibam que nenhuma profecia da Escritura provém de interpretação pessoal, pois jamais a profecia teve origem na vontade humana, mas homens falaram da parte de Deus, impelidos pelo Espírito Santo" (2Pedro 1:20-21). Aqueles que igualam suas próprias impressões pessoais, imaginações e intuições com a revelação divina erram muito. O problema é ampliado pela prática carismática comum de conscientemente permitir que alguém que tenha profetizado falsamente continue a afirmar que ele ou ela fala por Deus. Para falar da forma mais simples e clara possível, esta abordagem de "profecia" é o tipo mais grosseiro de *heresia*, porque atribui a Deus o que não veio dele.

Ao legitimar profecias falíveis como legítimas, os carismáticos abrem a porta ao ataque satânico e à fraude — colocando seu movimento na mesma categoria de seitas como os adventistas do Sétimo Dia, os mórmons e as testemunhas de Jeová. As profecias errôneas são uma das características mais evidentes de um culto não cristão ou de uma falsa religião. William Miller e Ellen G. White, os fundadores do adventismo do sétimo dia, profetizaram falsamente que Jesus voltaria em 1843. Quando a previsão falhou, eles mudaram a data para 1844. Quando seus cálculos novamente se mostraram imprecisos, eles insistiram que sua data não estava errada. Em vez disso, segundo eles, o evento que associaram com a data deve ter sido errado. Então eles inventaram uma nova doutrina, afirmando que Cristo entrou no seu santuário celeste em 1844 para começar uma segunda obra de expiação (em clara contradição com Hebreus 9:12 e uma série de outras passagens do Novo Testamento).

O patriarca mórmon Joseph Smith semelhantemente profetizou que Jesus retornaria antes do ano 1891. Outras falsas previsões incluíam uma profecia de Smith de que todas as nações seriam envolvidas na guerra civil americana; que um templo seria construído em Independence, Missouri (tal templo nunca foi construído); e que o "apóstolo" mórmon David W. Patten iria em uma missão na primavera de 1839 (Patten foi baleado e morto em 25 de outubro de 1838, anulando, assim, a sua capacidade de fazer qualquer coisa em 1839).

Ao longo de seus cem anos de história, a Sociedade Torre de Vigia profetizou incorretamente o retorno de Cristo, muitas vezes, começando em 1914 e incluindo as previsões subsequentes para 1915, 1925, 1935, 1951, 1975, 1986 e 2000. Atualmente, as testemunhas de Jeová esperam que o fim do mundo seja em 2033, uma vez que será o ano 120 depois da previsão inicial de 1914. Da mesma maneira que Noé construiu a arca por 120 anos, os seguidores da Sociedade Torre de Vigia estão convencidos de que o julgamento de Deus cairá sobre a terra depois que se passarem 12 décadas desde o início da Primeira Guerra Mundial.

Podemos rir da loucura de tais previsões, e certamente devemos usar essas flagrantes imprecisões como uma apologética contra os falsos ensinos desses grupos. Mas, e se nos perguntarmos: em que essas falsas predições são diferente dos erros ridículos que permeiam as profecias carismáticas? Da perspectiva de quem olha de fora, não há distinção definitiva. Se as falsas previsões podem ser usadas para mostrar a falência das seitas, o mesmo deve ser verdade para a profecia carismática moderna. Expor as imprecisões não é ser *sem amor*, é ser *bíblico* — levando-nos de volta ao padrão estabelecido por Deuteronômio 18.

A verdadeira função profética exigia precisão de 100%. Na medida em que declaravam novas revelações de Deus à Igreja, os profetas do Novo Testamento eram conduzidos por esse padrão. Certamente, *a proclamação e exposição* da palavra profética (2Pedro 1:19) continuam hoje por meio da fiel pregação e do ensino. Da mesma forma que profetas bíblicos exortaram e admoestaram as pessoas a ouvirem a

Fogo estranho   149

revelação divina, pregadores talentosos em toda a história da Igreja até os dias de hoje têm incentivado, com entusiasmo, suas congregações a ouvir a Palavra do Senhor. A principal diferença é que, enquanto os profetas bíblicos receberam *novas revelações* diretamente do Espírito de Deus, os pregadores contemporâneos são chamados a proclamar somente o que o Espírito de Deus revela em sua inspirada Palavra (cf. 2Timóteo 4:2). Assim, a única maneira legítima para qualquer pessoa poder dizer: "Assim diz o Senhor…" é se as palavras ditas em seguida vierem diretamente do texto bíblico. Qualquer coisa que difira disso é uma presunção desrespeitosa, e certamente *não* é profecia.

Em sua essência, é o enfoque carismático ao receber novas revelações que faz com que sua visão da profecia seja tão perigosa. Mas a Bíblia é clara: a entrega de *novas revelações* através dos profetas que viviam na época do Novo Testamento foi destinada apenas para a época da fundação da Igreja. Como Paulo declarou definitivamente em Efésios 2:20, a Igreja foi edificada "sobre o *fundamento* dos apóstolos e *dos profetas*." Os profetas descritos por Paulo nesse versículo são os profetas do Novo Testamento e isso fica evidente no restante da carta, onde os profetas do Novo Testamento são delineados em Efésios 3:5 e 4:11.

Carismáticos deixam de considerar seriamente a cínica desonra deles para com Deus e sua Palavra quando afirmam receber revelações dele quando ele realmente não falou — declarando palavras de profecia que são cheias de erros e corrupção. Quando Deus fala, é sempre perfeito, verdadeiro e infalível. Afinal, Deus não mente (Tito 1:2)! E aqueles que falam palavras mentirosas em seu nome se colocam sob seu julgamento.

A verdade é a essência do cristianismo. Assim, a falsa profecia (e a falsa doutrina que a acompanha) representa a maior ameaça à pureza da Igreja. O movimento carismático oferece aos falsos profetas e falsos mestres um desprotegido ponto de entrada ao interior da Igreja. Mais do que isso, o movimento coloca um tapete de boas-vindas àqueles que propagam o erro de sua própria imaginação, convidando-os para dentro do grupo com os braços abertos e confirmando o pecado com um amém caloroso. Mas os profetas do movimento carismático não são verdadeiros profetas. Então, o que são?

A resposta para essa pergunta faz com que este capítulo volte ao ponto inicial. De acordo com a segunda carta de Pedro e a carta de

Judas, eles são poços secos, árvores infrutíferas, ondas furiosas, estrelas errantes, animais irracionais, manchas horríveis, cães que comem o próprio vômito, porcos amantes da lama, e lobos vorazes.

O famoso pregador Charles Spurgeon disse àqueles que vieram a ele com supostas palavras de revelação do Espírito Santo:

> Tomem cuidado para nunca imputar as vãs imaginações de sua fantasia a ele [o Espírito Santo]. Eu vi o Espírito de Deus desonrado vergonhosamente por pessoas — espero que sejam loucas — que afirmavam dizer que isso e aquilo outro lhes fora revelado. Passaram-se anos de minha vida e não houve uma única semana em que eu não tenha sido importunado com as revelações de hipócritas ou maníacos. Os que são meio loucos gostam muito de vir com mensagens do Senhor para mim, e posso poupá-los de algum problema se lhes digo, de uma vez por todas, que não tolerarei nenhuma de suas mensagens estúpidas. […] Nunca imagine que os acontecimentos serão revelados a você pelos céus, ou você poderá vir a ser como aqueles idiotas que ousam imputar suas flagrantes loucuras ao Espírito Santo. Se você sente sua língua coçar para falar bobagens, relacione-as ao Diabo, e não ao Espírito de Deus. Tudo o que é para ser revelado pelo Espírito a qualquer um de nós já está na Palavra de Deus — ele não acrescenta nada à Bíblia, e nunca o fará. Deixe as pessoas que têm revelações disso, daquilo, e daquilo outro irem para a cama e despertarem em seu bom senso. Eu só gostaria que eles pudessem seguir o conselho e não insultassem o Espírito Santo com seus disparates à sua porta.[29]

As palavras de Spurgeon podem parecer duras, mas elas refletem a severidade com que as próprias Escrituras condenam toda essa presunção. O livro do profeta Jeremias contém advertências semelhantes sobre falsas profecias. Cristãos que fazem parte de igrejas carismáticas fariam bem em prestar atenção:

> Assim diz o Senhor dos Exércitos: "Não ouçam o que profetas estão profetizando para vocês; eles os enchem de falsas esperanças. Falam de visões inventadas por eles mesmos e que não vêm da boca do Senhor. […] Não enviei esses profetas, mas eles foram correndo levar sua mensagem; não falei com eles, mas eles profetizaram. Mas, se eles tivessem comparecido ao meu conselho, anunciariam as minhas

Fogo estranho   151

palavras ao meu povo e teriam feito com que se convertessem do seu mau procedimento e das suas obras más. [...] Ouvi o que dizem os profetas, que profetizam mentiras em meu nome, dizendo: 'Tive um sonho! Tive um sonho!' Até quando os profetas continuarão a profetizar mentiras e as ilusões de suas próprias mentes?" [...] "Sim", declara o SENHOR, "estou contra profetas que com suas próprias línguas declaram oráculos. Sim, estou contra os que profetizam sonhos falsos", declara o SENHOR. "Eles o relatam e com as suas mentiras irresponsáveis desviam o meu povo. Eu não os enviei nem os autorizei; e eles não trazem benefício algum a este povo", declara o SENHOR.

JEREMIAS 23:16-32

CAPÍTULO 7

LÍNGUAS DEFORMADAS

A televangelista e autoaclamada profetisa pentecostal Juanita Bynum tornou-se manchete em 2011, quando postou sequências de caracteres incoerentes em sua página do Facebook, incluindo "CHCNCFURRIR UNGIGNGNGNVGGGNCG", "RFSCNGUGHURGVHKTGHDKU-NHSTNSVHGN" e "NDHDIUBGUGTRUCGNRTUGTIGRTIGRGB-NRDRGNGGJNRIC". Na maioria dos casos, um pouco de tagarelice sem sentido em sites de redes sociais provavelmente passaria desper-cebido — justificado como um pensamento confuso ou talvez culpa de um teclado emperrado. Mas, para os carismáticos, a confusão de letras de Bynum representava algo muito mais nobre. Um artigo do *Christian Post* captou o significado de suas estranhas atualizações de status com o título de "Televangelist Juanita Bynum Raises Brows with 'Tongues' Prayer on Facebook" [A televangelista Juanita Bynum surpreende ao orar em "línguas" no Facebook].[1]

Embora o falar em línguas dos pentecostais seja, por definição, ver-bal, ele apareceu neste incidente em um formulário impresso. A taga-relice sem sentido de Bynum no Facebook serve como ilustração vívida das chamadas línguas que caracterizam o movimento carismático con-temporâneo. Embora haja menos interesse nesse comportamento eso-térico do que no evangelho da prosperidade em si (por razões óbvias), ele ainda é um marco decisivo no movimento. Algumas vezes referi-das como "discurso celestial", "língua dos anjos", ou uma "linguagem de oração privada", as "línguas" modernas consistem inteiramente de murmúrios sem sentido, algo que até os carismáticos admitem.

Refletindo sobre a primeira vez que falou em línguas, J. Lee Grady, editor da revista *Charisma,* escreveu:

No dia seguinte, quando estava no meu quarto orando, notei que uma língua celestial estava borbulhando dentro de mim. Abri a boca e as palavras jorraram. *Ilia skiridan tola do skantama.* Ou algo assim. Eu não tinha ideia do que estava dizendo. Parecia ininteligível. No entanto, quando orava em línguas, eu me sentia perto de Deus.[2]

Dennis Bennett, cujas experiências carismáticas pessoais ajudaram a desencadear o Movimento da Renovação Carismática na década de 1960, explica assim: "Você nunca sabe como é que uma língua vai soar. Eu tinha um conhecido que quando falava em línguas soava como 'rub-a-dubdub', mas ele obtinha uma grande benção ao fazê-lo."[3] Joyce Meyer, após defender o fenômeno moderno simplesmente porque "existem milhões de pessoas na terra hoje" fazendo isso, conclui: "Eu duvido que muitas pessoas estejam inventando línguas e gastando seu tempo falando uma língua confusa apenas por pensar que estão falando em línguas."[4] Ironicamente, a defesa tola de Meyer inconscientemente reconhece a glossolalia moderna (falar línguas desconhecidas) pelo que ela realmente é: *inventar línguas e... falar de forma confusa.*

Os linguistas que estudaram a glossolalia moderna concordam com essa descrição. Após anos pesquisando pessoalmente, visitando grupos carismáticos em vários países, o professor de linguística da Universidade de Toronto, William Samarin, escreveu o seguinte:

Não há mistério sobre a glossolalia. Amostras gravadas são fáceis de se obter e analisar. Elas sempre acabam por ser a mesma coisa: *sequências de sílabas, compostas de sons retirados de todos aqueles que o orador conhece, reunidos mais ou menos ao acaso, mas que, no entanto, surgem como unidades semelhantes a palavras e frases por causa do realismo, do ritmo e da melodia semelhante à linguagem.* Glossolalia é, de fato, como a linguagem, em alguns aspectos, mas isso é só porque o orador (inconscientemente) quer que seja como linguagem. No entanto, apesar das semelhanças superficiais, a glossolalia não é fundamentalmente uma linguagem. Todos os tipos de glossolalia que já foram estudados não produziram recursos que cheguem a sugerir que eles refletem algum tipo de sistema de comunicação. [...] Glossolalia não é um fenômeno sobrenatural. [...] Na verdade, qualquer um pode produzir glossolalia se for desinibido e descobrir qual é o "truque".[5]

Em outro momento, Samarin diz: "Quando o completo aparato da ciência linguística faz pressão sobre a glossolalia, ela acaba revelando ter apenas aparência de linguagem."[6]

A *Encyclopedia of Psychology and Religion* [Enciclopédia de psicologia e religião] expõe isso de forma mais sucinta: "Glossolalia não é uma linguagem humana e não pode ser interpretada ou estudada como uma linguagem humana."[7] O *Cambridge Companion to Science and Religion* [Assistente Oxford para ciência e religião] concorda, lembrando que a glossolalia, inquestionavelmente, "não é uma linguagem".[8]

Em resposta à realidade óbvia, os autores carismáticos deixaram de fazer qualquer tentativa de correlacionar o dom moderno com alguma língua estrangeira conhecida. Em vez disso, os leitores são informados que "600 milhões de cristãos receberam o dom do Espírito Santo *de falar em sua própria língua espiritual*".[9] O falar em línguas de cada pessoa é exclusivo a ela. E, muitas vezes, começa com nada mais do que uma sílaba impensadamente repetida. Como um pastor instrui:

Quando você pede para o Espírito Santo, você pode ter uma sílaba borbulhando, ou rolando na sua cabeça. Se você falar com fé, será como se você abrisse uma barragem, e a língua surgirá. Eu gosto de imaginar isso como um carretel de linha em seu intestino e a ponta, ou o início do segmento, é visto em sua língua, mas quando você começa a puxar (falar), sai o restante da linha.[10]

Outro autor carismático acrescenta o seguinte: "Você não entende o que está dizendo. [...] Mas é uma oração feita com o espírito e não com a mente."[11] Ninguém menos que o *Skeptic's Dictionary* [Dicionário do cético] aponta uma ironia evidente e preocupante: "Quando falada por esquizofrênicos, a glossolalia é reconhecida como uma linguagem confusa. Nas comunidades cristãs carismáticas, a glossolalia é sagrada e conhecida como 'falar em línguas' ou ter 'o dom de línguas.'"[12]

Porque ela é, supostamente, uma expressão de êxtase da fé, o falar em línguas moderno não está vinculado a nenhuma das regras que regem a linguagem legítima. Mas carismáticos o transformaram em algo positivo. Nas palavras de um escritor: "No falar em línguas — um sinal de posse pelo Espírito Santo — a língua perde todas as restrições gramaticais e semânticas, a fim de fazer o que é impossível para qualquer linguagem: comunicar o inefável."[13] Esse resultado positivo, no entanto, representa uma grande mudança a partir da primeira geração de pentecostais, na virada do século XX. Como já vimos (no capítulo 2), Charles Fox Parham, Agnes Ozman, e os primeiros pentecostais achavam que haviam recebido a habilidade sobrenatural de falar em autênticas línguas estrangeiras.

Como Kenneth L. Nolan explica:

> Os primeiros pentecostais acreditavam que a glossolalia foi dada à Igreja com o propósito de evangelizar o mundo. Muitos deles foram para campos missionários estrangeiros esperando plenamente que o Espírito Santo lhes desse a língua dos povos nativos, de forma sobrenatural. A expectativa inicial e a experiência resultante foram uma amarga decepção para aspirantes a missionários que não quiseram investir em anos de estudo de outro idioma.[14]

Quando se tornou evidente que as "línguas" não correspondiam a nenhum idioma conhecido, os pentecostais foram forçados a fazer uma escolha. Eles poderiam continuar insistindo tolamente que as línguas eram idiomas reais, apesar da esmagadora evidência em contrário, ou reconstruir sua definição de línguas para atender às suas experiências fracassadas. Hoje, o não linguístico e irracional falar de forma confusa continua a ser *de fato* a explicação para o murmúrio carismático.

Será que a versão moderna de línguas corresponde ao dom bíblico?

Os carismáticos afirmam que sua experiência com línguas os faz *sentirem-se* mais perto de Deus. O testemunho de um carismático devoto proclama:

> Para mim, é quase como se eu fosse capaz de tocar o coração de Deus, e é isso que ele deseja. Eu realmente não sei o que estou dizendo, mas sei que é a vontade Deus que eu diga e fale. É mais que uma iluminação — você pode senti-lo à sua volta, e pode senti-lo falando através das palavras que você está dizendo.[15]

Outro devoto carismático explicou seu envolvimento desta forma: "Eu sei que algumas pessoas têm uma sensação confusa e calorosa. No meu caso fico, na verdade, todo arrepiado."[16] Tais sentimentos — até, e incluindo os estados de transe de consciência alterada — são vistos como prova de que algo significativo e presumivelmente positivo está acontecendo no reino espiritual. Para quem lê e entende as Escrituras, deve ser óbvio que o argumento subjacente — *se você se sente bem, então deve fazê-lo* — é inútil como defesa e perigoso como prática.

Na realidade, as expressões modernas de glossolalia são enganosas e perigosas, oferecendo apenas uma pretensão de espiritualidade genuína. Carismáticos podem dizer que é Deus falando através deles, mas não há absolutamente nenhuma evidência que confirme a noção de que a glossolalia moderna vem do Espírito Santo ou o auxilia em seu trabalho de produzir santidade. Por outro lado, há muitas boas razões para evitar tal prática. Ela é, de fato, comum em várias seitas e falsas religiões e entre seus seguidores — desde os curandeiros do vodu africano e monges místicos do budismo até os fundadores do mormonismo.[17]

Historicamente, o discurso irracional e extático tem sido associado apenas a grupos marginais hereges, dos montanistas aos jansenistas e irvingitas. No entanto, a mesma experiência espiritualmente vazia é essencialmente idêntica à prática carismática moderna. Os evangélicos hoje, em grande parte, desconhecem a história da prática, e parecem pensar na glossolalia como algo mais ou menos convencional, que remonta a uma linha ininterrupta de sucessão à época apostólica da igreja. Não é assim. O que W.A. Criswell disse sobre as línguas anos atrás ainda é verdade:

> Na longa história da Igreja, depois dos dias dos apóstolos, onde quer que o fenômeno da glossolalia surgisse, era encarado como uma heresia. A glossolalia foi, sobretudo, confinada aos séculos XIX e XX. Mas, independentemente de onde e como surgiu, ela nunca foi aceita pelas igrejas históricas da cristandade. Foi universalmente repudiada por essas igrejas como aberração doutrinária e emocional.[18]

Em suma, a *glossolalia* praticada pelos carismáticos de hoje é uma falsificação que, sob qualquer aspecto, fica aquém do dom de línguas descrito no Novo Testamento. Os atuais falantes de línguas afirmam ter recebido o dom bíblico, mas no final eles têm que reconhecer que o falar confuso deles não tem nenhuma das características de uma língua real. Enquanto as "línguas" modernas são um comportamento aprendido que consiste em gagueira e sílabas incompreensíveis, o dom no Novo Testamento envolvia a habilidade sobrenatural de falar precisamente em uma língua estrangeira que o falante nunca tinha aprendido. Embora os carismáticos possam apoderar-se da terminologia bíblica para descrever a sua prática, a verdade é que tal comportamento fabricado não tem relação com o dom bíblico. Como Norman Geisler observa:

> Mesmo aqueles que acreditam em línguas [modernas], reconhecem que as pessoas que não foram salvas têm experiências com línguas. Não há nada de sobrenatural sobre elas. Mas há algo único sobre falar frases e discursos completos e significativos em uma linguagem compreensível com a qual nunca tiveram contato. Isto era o que o verdadeiro dom de línguas do Novo Testamento implicava. Qualquer coisa aquém disso, como são as "línguas particulares", não deve ser considerado como dom bíblico de línguas.[19]

Como sabemos qual é a natureza precisa do dom bíblico de línguas? De modo particular, a expressão "línguas dos homens e dos anjos", em 1Coríntios 13:1, sugere que o dom de línguas pode ser a capacidade de falar alguma língua sobrenatural ou angelical? Isso, como veremos, é a alegação que a maioria dos carismáticos faz. Eles acreditam que ela responde à pergunta do porquê de as "línguas" modernas não terem nenhuma das características das línguas reais.

Porém, a única descrição detalhada do verdadeiro dom de línguas na Bíblia é encontrada em Atos 2, no dia de Pentecostes — um texto que identifica claramente esse dom como a capacidade sobrenatural de falar idiomas verdadeiros, significativos e traduzíveis. Atos 2:4 é explícito em relação aos 120 seguidores de Jesus Cristo que estavam reunidos no Cenáculo: "Todos ficaram cheios do Espírito Santo e começaram a falar noutras línguas, conforme o Espírito os capacitava." Que os discípulos falavam autênticos idiomas é confirmado não só pela palavra grega *línguas* (*glossa*, um termo que se refere à linguagem humana[20]), mas também pelo uso posterior de Lucas da palavra *dialeto* (v. 6-7) e sua inclusão de uma lista de línguas estrangeiras que foram faladas (v. 9-11). Devido à celebração do Pentecostes, os judeus de todo o mundo viajaram a Jerusalém para a festa (v. 5) — incluindo muitos peregrinos que haviam crescido falando diferentes línguas, além do aramaico. Um grupo de galileus sem instrução, de repente falar fluentemente vários idiomas, era um milagre inegável, por isso, os peregrinos que os ouviam ficaram totalmente atônitos (v. 7-8).

Havia também judeus nativos no meio da multidão que não falavam esses idiomas e, por isso, não conseguiam entender o que os discípulos estavam dizendo. Em sua perplexidade em busca de uma explicação, eles responderam com ceticismo e zombaria, acusando os discípulos de embriaguez (v. 13). Mas a embriaguez não foi a causa do que aconteceu no dia de Pentecostes, Pedro explicou a questão (v. 14-15). Como um dos Pais da igreja afirmou: "O espanto foi grande: um idioma falado por aqueles que não o tinham aprendido."[21]

Em Gênesis 11, na narrativa da torre de Babel, o Senhor confundiu as línguas do mundo como um julgamento à humanidade. Em contraste, no dia de Pentecostes, a maldição de Babel foi milagrosamente desfeita, o que demonstra que as maravilhosas palavras de Deus, incluindo o evangelho de Jesus Cristo, deviam ser levadas mundo afora, às pessoas de todas as nações. Foi exatamente assim que os primeiros cristãos, e nos séculos após os apóstolos, entenderam o milagre das línguas. Assim, o famoso pregador da antiguidade, João Crisóstomo, explicou:

E, como na época da construção da torre [de Babel], a língua foi dividida em muitas; então [no Pentecostes], muitas línguas se reuniam em um único homem com frequência, e a mesma pessoa discursava tanto em persa, quanto em latim, em indiano, e em muitas outras línguas, o Espírito soava dentro dele: e o dom era chamado de dom de línguas porque ele poderia falar tudo de uma vez em diversas línguas.[22]

Agostinho acrescenta de forma semelhante:

Nos primeiros dias, o Espírito Santo desceu sobre os cristãos, e eles falaram em línguas que não haviam aprendido, conforme o Espírito lhes concedia que falassem. Estes sinais foram apropriados para a época. Por isso era necessário que o Espírito Santo fosse anunciado, portanto, em todas as línguas, porque o evangelho de Deus teria seu curso por meio de todas as línguas em todo o mundo. Esse foi o sinal dado, e ele expirou.[23]

Fogo estranho   159

Vale a pena repetir que isso é tão óbvio e até mesmo aberrante para os primeiros pentecostais, no alvorecer do século XX, que eles compreenderam o fenômeno de Atos 2 como sendo de idiomas reais. Eles sabiam, simplesmente por lerem a Bíblia, que o Espírito Santo tinha dado a capacidade milagrosa e instantânea de falar em línguas estrangeiras; e estavam convencidos de que eles, também, haviam recebido a mesma capacidade de agilizar a obra missionária. Seu movimento, afinal, foi nomeado de "pentecostal". Só mais tarde, quando se tornou claro que as modernas "línguas" não eram verdadeiros idiomas, os carismáticos começam a inventar novas interpretações das Escrituras, a fim de apoiar a sua invenção pouco ortodoxa.

No relato de Lucas sobre a Igreja apostólica, o falar em línguas é novamente mencionado em Atos 10:46 e 19:6. Os carismáticos — em um esforço para encontrar um paralelo bíblico para sua prática moderna — às vezes sugerem que o dom de línguas descrito posteriormente em Atos era diferente do de Pentecostes. Mas tal conclusão não é permitida pelo texto. Em Atos 2:4, Lucas registra que aqueles no Cenáculo "falaram" (do verbo grego *laleo*) em "línguas" (*glossa*). Lucas usa os mesmos termos em Atos 10:46 e 19:6 para descrever as experiências de Cornélio e dos discípulos de João Batista. Além disso, qualquer noção de que o fenômeno de Atos 10, por exemplo, é diferente do de Atos 2, é diretamente contestada pelo testemunho de Pedro em Atos 11:15-17. Lá, o apóstolo afirma explicitamente que o Espírito Santo veio sobre os gentios *da mesma forma* que veio sobre os discípulos no dia de Pentecostes.

Ao defender o discurso sem sentido, a maioria dos carismáticos se refugia em Coríntios — alegando que o dom descrito em 1Coríntios 12—14 difere categoricamente do de Atos. Porém, mais uma vez, essa afirmação não é autorizada pelo texto. Um estudo simples da palavra esclarece esse ponto de maneira efetiva, uma vez que ambas as passagens usam a mesma terminologia para descrever o dom miraculoso. Em Atos, Lucas usa *laleo* ("falar") em combinação com *glossa* ("línguas") quatro vezes (Atos 2:4,11; 10:46; 19:6). Em 1Coríntios 12—14, Paulo usa formas dessa mesma combinação 13 vezes (1Coríntios 12:30; 13:1; 14:2,4-5 [duas vezes],6,13,18-19,21,27,39). Esses paralelos linguísticos ganham um significado adicional quando consideramos que Lucas era companheiro de viagem de

Paulo e tinha com ele uma ligação íntima, e escrevia sob a autoridade apostólica de Paulo. Por ter escrito o livro de Atos, por volta do ano 60, cerca de cinco anos *depois* que Paulo escreveu 1Coríntios, Lucas devia conhecer bem a confusão deles acerca do dom de línguas. Lucas certamente não gostaria de aumentar essa confusão. Assim, ele não teria usado a mesma terminologia em Atos que a utilizada por Paulo em 1Coríntios, a menos que o que tivesse acontecido no dia de Pentecostes fosse análogo ao autêntico dom que Paulo descreveu em sua epístola.

O fato de Paulo ter observado uma "variedade de línguas" em 1Coríntios 12:10, não implica que alguns idiomas sejam reais e outros apenas uma linguagem confusa. Em vez disso, a palavra grega para *variedade* é *genos*, da qual deriva a palavra gênero. *Genos* refere-se a uma família, grupo, raça ou nação. Os linguistas geralmente se referem a "famílias" ou "grupos" de idiomas, e esse é precisamente o ponto que Paulo apresenta: existem várias famílias de línguas no mundo, e esse dom permitiu que alguns cristãos falassem em uma variedade delas. Em Atos 2, Lucas enfatizou a mesma ideia nos versículos 9-11, onde explicou que as línguas que foram faladas vieram de pelo menos 16 regiões diferentes.

Outros paralelos entre Atos e 1Coríntios 12—14 podem ser estabelecidos. Em ambos, a fonte do dom é a mesma — o Espírito Santo (Atos 2:4,18; 10:44-46; 19:6, 1Coríntios 12:1,7,11, e outros). Em ambos os lugares, a recepção do dom não se limita aos apóstolos, mas também envolveu leigos da congregação (cf. Atos 1:15; 10:46; 19:6, 1Coríntios 12:30; 14:18). Em ambos os lugares, o dom é descrito como sendo de fala (Atos 2:4,9-11; 1Coríntios 12:30; 14:2,5). Em ambos os lugares, a mensagem resultante pode ser traduzida, e assim compreendida, quer pelos que já conhecem o idioma (como no dia de Pentecostes, Atos 2:9-11) quer por alguém dotado com a capacidade de traduzir (1Coríntios 12:10; 14:5,13).

Em ambos os casos, o dom serviu como um sinal prodigioso para judeus incrédulos (Atos 2:5,12,14,19; 1Coríntios 14:21-22; cf. Isaías 28:11-12). Em ambos, o dom de línguas estava intimamente associado ao dom de profecia (Atos 2:16-18; 19:6; 1Coríntios 14). E em ambos, os incrédulos que não entendiam o que estava sendo falado responderam com zombaria e escárnio (Atos 2:13; 1Coríntios 14:23). Diante de tantos paralelos, é exegeticamente impossível e irresponsável afirmar que o fenômeno descrito em 1Coríntios foi diferente do de Atos 2. Uma vez que o dom de línguas consistiu em línguas estrangeiras autênticas no dia de Pentecostes, em seguida, o mesmo ocorreu com os cristãos em Corinto.

Duas considerações adicionais tornam esse entendimento absolutamente inquestionável. Em primeiro lugar, ao insistir que qualquer idioma falado em línguas na igreja deve ser traduzido por alguém com o dom de interpretação (1Coríntios 12:10; 14:27), Paulo indicou que o dom consistia em línguas racionais. A palavra para *interpretação* é *hermēneuō* (da qual obtemos *hermenêutica*), que se refere a uma "tradução" ou a um "desdobramento preciso do significado". Obviamente, seria impossível traduzir uma linguagem confusa e sem sentido, uma vez que a tradução requer significados concretos em um idioma, que devem ser apresentados corretamente em outro.

A insistência de Paulo em repetir sobre a interpretação não teria sentido, a menos que o dom em 1Coríntios 12—14 fosse constituído de idiomas autênticos. Como Norman Geisler explica:

> O fato de que as línguas citadas por Paulo em 1Coríntios pudessem ser "interpretadas" demonstra que era um idioma com sentido. Caso contrário, não seria uma "interpretação", mas uma criação de significado. Assim, o dom da "interpretação" (1Coríntios 12:30; 14:5,13) oferece suporte para o fato de que as línguas eram verdadeiros idiomas que poderiam ser traduzidos para o benefício de todos por meio deste dom especial de interpretação.[24]

Em segundo lugar, Paulo fez alusão, explicitamente, aos idiomas humanos em 1Coríntios 14:10-11, onde escreveu: "Sem dúvida, há diversos idiomas no mundo; todavia, nenhum deles é sem sentido. Portanto, se eu não entender o significado do que alguém está falando, serei estrangeiro para quem fala e ele será estrangeiro para mim." No dia de Pentecostes, não havia necessidade de intérprete, porque as pessoas no meio da multidão já entendiam as várias línguas que foram faladas (Atos 2:5-11). Mas, na igreja de Corinto, onde essas línguas não eram conhecidas, um tradutor era necessário, caso contrário, a congregação não entenderia a mensagem e, portanto, não seria edificada. A referência posterior do apóstolo a Isaías 28:11-12 (uma passagem em que as "outras línguas e lábios de estrangeiros" referem-se à língua assíria), confirma que Paulo tinha idiomas estrangeiros em mente (1Coríntios 14:21).

Quando se considera a evidência bíblica, não há dúvida de que o verdadeiro dom de línguas descrito em 1Coríntios 12—14 era precisamente o mesmo discurso racional milagroso experimentado pelos discípulos como narrado em Atos 2 — ou seja, a capacidade dada pelo Espírito de se comunicar em uma língua estrangeira desconhecida ao orador. Nenhuma outra explicação é permitida pelo texto das Escrituras. Como Thomas Edgar observa:

> Há versículos em 1Coríntios 14 em que a língua estrangeira faz sentido, mas um discurso incompreensível, não (por exemplo, o v. 22). No entanto, o inverso não pode ser dito. A língua estrangeira não compreendida pelo ouvinte não é diferente do discurso incompreensível à sua vista. Portanto, em qualquer passagem em que pode ser considerado possível tal discurso extático, também é possível substituir por um idioma não familiar aos ouvintes. Nesta passagem, não há razões, e muito menos as muito fortes que seriam necessárias, para afastar-se do significado normal da *glossa* e fugir para um uso completamente incompatível.[25]

Essa conclusão representa um golpe fatal na versão carismática moderna da glossolalia, que não tem nada em comum com o dom real do Novo Testamento, mas sim reflete o discurso frenético das antigas religiões de mistério greco-romanas — práticas pagãs que as Escrituras condenam (cf. Mateus 6:7).[26]

Respondendo a perguntas comuns sobre o dom de línguas

Munido com a definição correta, o estudante das Escrituras é agora capaz de interpretar, com exatidão, o ensinamento bíblico sobre essa habilidade prodigiosa. No restante deste capítulo, consideraremos dez perguntas muito comuns sobre o dom de línguas.

Qual era o propósito do dom de línguas?

Tanto o propósito fundamental no âmbito do plano soberano de Deus para a história da salvação, quanto o secundário dentro do contexto da Igreja do primeiro século foram atendidos por esse dom.

Fogo estranho   163

Primeiramente, demonstrou que uma transição estava ocorrendo da antiga para a nova aliança e, como tal, serviu como um sinal à incrédula nação de Israel. O apóstolo Paulo clarificou esse ponto em 1Coríntios 14:21-22; e Lucas repetiu o mesmo propósito em sua descrição do Pentecostes em Atos 2:5-21. O final do Evangelho de Marcos, de forma semelhante, explica que os discípulos de Cristo falariam em línguas que eram novas para eles (16:17), e isso seria um dos sinais que os certificariam como mensageiros do verdadeiro evangelho (v. 20).[27]

Mas também havia um objetivo secundário para a igreja — especificamente a edificação de cristãos. Em 1Coríntios 12:7-10, Paulo afirmou claramente que todos os dons espirituais foram dados pelo Espírito Santo para a edificação de outros dentro do Corpo de Cristo (cf. 1Pedro 4:10-11). Quando usado fora da igreja, o dom de línguas era um sinal que autenticava o evangelho (como demonstrado no dia de Pentecostes). Mas, quando usado na igreja, era para a edificação de outros cristãos (por instrução de Paulo aos cristãos de Corinto). O dom foi concedido de uma forma diferente, antes que o Novo Testamento estivesse concluído, para Deus revelar a sua verdade à sua Igreja — como profecia, mas com o impacto adicional de um milagre linguístico para autenticá-lo.

Demonstrar amor uns pelos outros sempre foi a prioridade, e todos os dons espirituais foram concebidos como um meio para esse fim (1Coríntios 13:1-7; cf. Romanos 12:3-21). Assim, a prática de qualquer dom por razões egoístas seria tão pouco edificante como o sino que ressoa ou um prato que retine (1Coríntios 13:1). Como Paulo explicou aos coríntios, o amor "não procura seus interesses" (1Coríntios 13:5). E antes disso, na mesma carta: "Ninguém deve buscar o seu próprio bem, mas sim o dos outros" (1Coríntios 10:24).

Em 1Coríntios 14:4, quando Paulo escreveu: "Quem fala em uma língua a si mesmo edifica, mas quem profetiza edifica a igreja", ele não estava validando a autoedificação como um fim em si mesmo. Caso o tivesse feito, teria prejudicado tudo o que acabara de escrever no capítulo anterior! Pelo contrário, ele estava demonstrando que a profecia (falada em uma língua que todos entendem) era essencialmente superior a falar em línguas estrangeiras (que ninguém conseguia entender), pois a última necessitava de interpretação. Porque o único uso apropriado de qualquer dom era para a edificação de toda a congregação (1Coríntios 14:12,26), era essencial que as línguas estrangeiras fossem traduzidas para que todos pudessem entender (1Coríntios. 14:6-11,27).

Os coríntios estavam usando o dom de línguas por motivos impuros e egoístas — para satisfazer um desejo carnal de parecer espiritualmente superior. Nos tempos modernos, os mesmos motivos muitas vezes prevalecem, sem nenhuma possibilidade de edificação para os outros.

Todos os cristãos tinham a expectativa de falar em línguas?

Muitos carismáticos, especialmente aqueles influenciados pelo pentecostalismo clássico, têm insistido que todos os cristãos devem falar em línguas — argumentando que é a evidência inicial e universal do batismo no Espírito Santo. Mas o paradigma pentecostal é destruído pelo ensinamento de Paulo em 1Coríntios 12. No versículo 13, Paulo deixou claro que todos os seus leitores, como cristãos, tinham experimentado o batismo do Espírito no momento da salvação (cf. Tito 3:5). No entanto, nos versículos seguintes, ele também explicou que nem todos tinham recebido o dom de línguas. As implicações são inconfundíveis: se todos os cristãos de Corinto foram batizados no Espírito Santo (v. 13), mas nem todos poderiam falar em línguas (v. 28-30), então esse dom não devia ser o único sinal do batismo do Espírito, como os pentecostais afirmam. Isto é coerente com o que Paulo ensinou anteriormente no capítulo 12, que o Espírito Santo soberanamente distribui dons *diferentes* a pessoas *diferentes*:

A cada um, porém, é dada a manifestação do Espírito, visando ao bem comum. Pelo Espírito, a um é dada a palavra de sabedoria; a outro, pelo mesmo Espírito, a palavra de conhecimento; a outro a fé, pelo mesmo Espírito; a outro, dons de curar, pelo único Espírito; a outro, poder para operar milagres; a outro, a profecia; a outro, discernimento de espíritos; a outro, variedade de línguas; e ainda a outro, interpretação de línguas. Todas essas coisas, porém, são realizadas pelo mesmo e único Espírito, e ele distribui individualmente, a cada um, como quer (vv. 7-11).

Mesmo que a capacidade sobrenatural de falar línguas estrangeiras ainda estivesse disponível hoje, não seria dada a todo cristão. Quando os carismáticos afirmam que cada cristão deve buscar o dom de línguas, eles mostram não ter entendido o argumento principal de Paulo em 1Coríntios 12:14-31 e acabam por produzir falsificações.

Os carismáticos muitas vezes citam 1Coríntios 14:5, onde Paulo declarou: "Gostaria que todos vocês falassem em línguas", como uma prova textual para sua insistência de que todos os cristãos devem praticar a glossolalia. Ao fazê-lo, eles não reconhecem que o apóstolo não estava declarando uma possibilidade real, mas sim usando uma hipérbole hipotética. Neste caso, Paulo estava enfatizando mais uma vez a superioridade da profecia sobre o dom de línguas, como o restante do versículo 5 deixa claro: "Gostaria que todos vocês falassem em línguas, *mas prefiro que profetizem*. Quem profetiza é maior do que aquele que fala em línguas, a não ser que as interprete, para que a igreja seja edificada." Assim, mesmo que fosse possível para Paulo desejar que tal realidade existisse, o seu verdadeiro desejo não era que todos os coríntios falassem em línguas, mas sim que eles profetizassem — porque as palavras de profecia não precisam ser traduzidas para edificar os outros membros da igreja.

Gramaticalmente, a declaração de Paulo é quase idêntica à sua declaração anterior em 1Coríntios 7:7. Referindo-se à sua condição de não ser casado, o apóstolo escreveu: "Gostaria que todos os homens fossem como eu." Obviamente, nesse versículo, Paulo não estava exigindo o celibato de todos os cristãos, porque sabia que nem todos tinham recebido o dom de ser solteiro. O mesmo acontece em 1Coríntios 14:5, no que diz respeito ao dom de línguas.

Será que Paulo mandou os coríntios desejarem o dom de línguas?

O texto de 1Coríntios 12:31 é frequentemente entendido como uma ordem: "Busquem com dedicação os melhores dons." No entanto, essa escolha de compreensão levanta uma questão séria. Se os dons espirituais são dados por prerrogativa independente do Espírito (1Coríntios 12:7,18,28), e se cada dom é necessário para a edificação do corpo de Cristo (v. 14-27), então, por que os cristãos são aconselhados a desejar os dons que não receberam? Isso iria contra todo o argumento de Paulo em 1Coríntios 12, que ensina que cada cristão deve ser grato por seu dom singular, contente por empregá-lo no ministério para a edificação da Igreja.

Na realidade, 1Coríntios 12:31 não é autoritário. Gramaticalmente, a forma do verbo *desejar* também pode ser traduzida como uma constatação de fato (indicativo), e o contexto aqui apoia a tradução. Afinal, não há nada no fluxo do argumento de Paulo para esperar um comando, mas tem muito que recomenda o indicativo.[28] A *Nova Versão Internacional* capta corretamente a intensão do apóstolo em sua alternativa de leitura deste versículo: "Entretanto, busquem com dedicação os melhores dons." O Novo Testamento siríaco, por exemplo, demonstra essa interpretação: "Porque você é zeloso dos melhores dons, mostrarei a você um caminho mais excelente."[29]

Paulo estava repreendendo os coríntios porque eles desejavam energicamente os dons chamativos, enquanto ridicularizavam aqueles que consideraram menos impressionantes. O apóstolo desejava mostrar-lhes um caminho mais excelente — o caminho do amor humilde para com os outros — que lançou sua discussão sobre a superioridade do amor em 1Coríntios 13.

Motivados por orgulho e ambição egoísta, os coríntios procuraram adquirir e exibir os dons espirituais mais ostentosos e os notoriamente milagrosos. Eles cobiçavam os aplausos dos homens, desejando parecer espirituais, quando na verdade estavam operando na carne (é muito provável, dada a natureza da instrução de Paulo a eles, que alguns na congregação de Corinto tinham até começado a imitar as expressões ininteligíveis das religiões de mistério greco-romanas, soando muito parecido com aqueles dentro do movimento carismático contemporâneo). Era errado, então, e ainda o é, buscar egoisticamente qualquer dom espiritual quando nos foi dito que os dons espirituais são soberanamente distribuídos pelo Espírito Santo. É especialmente errado almejar um dom que não temos por motivos egoístas ou por vaidade.

O que são as "línguas dos anjos"?

Carismáticos muitas vezes citam a declaração de Paulo em 1Coríntios 13:1, onde ele menciona línguas angelicais. Invariavelmente, eles querem dizer que a linguagem confusa que ouvimos na glossolalia carismática é uma língua de outro mundo — uma espécie de idioma santo e celestial que transcende a conversa humana e pertence ao discurso dos anjos.

Além de ser um insulto aos anjos, esta interpretação de 1Coríntios 13:1 cai por terra quando se considera o contexto. Observe, em primeiro lugar, que o tema de Paulo em 1Coríntios 13 é o amor, e não os dons espirituais. E ele introduz o assunto desta forma: "Ainda que eu fale as línguas dos homens e dos anjos, se não tiver amor, serei como o sino que ressoa ou como o prato que retine." Paulo está descrevendo um cenário hipotético (seus exemplos posteriores nos vv. 2–3 indicam que estava usando ilustrações extremas e linguagem hiperbólica para enfatizar o valor do amor).[30] Não que ele não amasse; mas ele está pedindo aos coríntios que imaginassem isso. Da mesma forma, ele não está dizendo que tinha a capacidade de falar línguas angelicais, e sim supondo o caso imaginário de alguém que pudesse fazer isso, mas sem amor — sem se preocupar com a edificação dos outros. Sua conclusão? O resultado seria nada mais do que a mera utilização de ruído.

Ironicamente, os carismáticos costumam se concentrar tão intensamente na expressão "línguas dos anjos", que perdem a questão fundamental de Paulo: qualquer uso egoísta deste dom viola seu verdadeiro propósito — ou seja, o de ser exercido como uma expressão da edificação amorosa de outros cristãos. Outras pessoas não são edificadas pelo mero espetáculo de alguém falar em línguas (1Coríntios 14:17), nem ao ouvir uma linguagem confusa e ininteligível. A prática viola tudo o que Paulo está ensinando aos coríntios nesta epístola.

Claro que, mesmo se alguém insistisse em utilizar a expressão "línguas dos anjos" literalmente, é útil observar que todas as vezes que os anjos falaram na Bíblia eles fizeram isso em uma linguagem real que era compreensível àqueles a quem falaram. Nada sobre a expressão "línguas dos anjos" em 1Coríntios 13:1 justifica a prática moderna de um balbuciar irracional.

E quanto a declaração de Paulo de que as línguas cessariam?

Em 1Coríntios 13:8, Paulo explicou que "as línguas cessarão". O verbo grego usado nesse versículo (*pauō*) significa "cessar permanentemente", indicando que o dom de línguas terminaria, e para todos. Para os pentecostais clássicos — que admitem que os dons miraculosos cessaram na história da Igreja, mas argumentam que eles retornaram em 1901 — a permanência inerente ao verbo *pauō* apresenta um problema significativo. E, como já demonstrado, seja o que for que os carismáticos modernos estejam fazendo, *não* é o dom de línguas. A habilidade sobrenatural de pessoas sem instrução falarem fluentemente em línguas estrangeiras, como os discípulos no dia de Pentecostes narrado em Atos 2, já deu provas de não ter qualquer semelhança com a glossolalia moderna. O dom do Novo Testamento cessou após o fim da era apostólica e nunca retornou.

Em 1Coríntios 13:10, Paulo observou que conhecimento e profecia parciais desapareceriam "quando, porém, vier o que é perfeito". Mas o que Paulo queria dizer com o *perfeito*? A palavra grega (*teleion*) pode significar "perfeito", "maduro" ou "completo", e os comentaristas discordam muito quanto ao seu significado exato, oferecendo inúmeras interpretações possíveis. Por exemplo, F.F. Bruce sugere que o *perfeito* é o próprio amor; B.B. Warfield alega que é o cânon completo das Escrituras (cf. Tiago 1:25); Robert Thomas argumenta que é a maturidade da Igreja (cf. Efésios 4:11-13); Richard Gaffin afirma que é o retorno de Cristo; e Thomas Edgar conclui que é a entrada de cada cristão na glória celestial (cf. 2Coríntios 5:8). Consideravelmente, embora esses estudiosos discordem sobre a identificação do "perfeito", todos eles chegaram à mesma conclusão — ou seja, que os dons miraculosos e reveladores cessariam.[31]

No entanto, dentre as possíveis interpretações, a entrada do cristão na presença do Senhor é a que melhor se adapta ao uso que Paulo faz de "perfeito" em 1Coríntios 13:10. Isso dá sentido à posterior declaração de Paulo, no versículo 12, sobre cristãos vendo Cristo "face a face" e possuindo pleno conhecimento — descrições que não podem ser alcançadas deste lado da glória.

É importante observar que o propósito de Paulo nesse capítulo não é identificar por quanto tempo os dons espirituais continuariam nos séculos posteriores da história da Igreja, o que essencialmente não faria sentido para os leitores originais de sua carta. Ao contrário, ele estava fazendo uma observação que se referia especificamente ao seu público do primeiro século: quando os cristãos de Corinto entrassem em gloriosa perfeição na eternidade do céu,[32] os dons espirituais que valorizavam não seriam mais necessários (já que a revelação parcial que eles fornecem será completa). Mas o amor tem valor eterno, por isso deveriam buscá-lo, porque é superior a qualquer dom (v. 13). Thomas Edgar resume a questão com estas palavras:

Se, como parece evidente na passagem, o *teleion* ["perfeito"] refere-se à presença do indivíduo diante do Senhor, essa passagem não se refere a algum momento profético na história. Esses fatores fazem com que essa passagem não ensine que os dons cessarão, ou quanto tempo eles irão durar. Ela serve para lembrar aos coríntios sobre a natureza permanente do amor em contraste com os dons, que, por sua própria natureza são apenas temporais, apenas para esta vida.[33]

Para determinar o ponto na história da Igreja em que os dons milagrosos e reveladores cessariam, devemos procurar em outro lugar que não 1Coríntios 13:10, como, por exemplo, em passagens como Efésios 2:20, onde Paulo indicou que os ofícios apostólicos e proféticos eram apenas para a época da fundação da Igreja.[34] No entanto, o princípio mais amplo de Paulo, que o amor é superior aos dons espirituais, ainda se aplica aos cristãos modernos que, como nós, também estão aguardando pela glorificação celestial.

O que Paulo quis dizer quando declarou: "Quem fala em uma língua não fala aos homens, mas a Deus"?

Os carismáticos às vezes se apegam a essa frase, em 1Coríntios 14:2, como uma justificativa para a glossolalia ininteligível. Porém, mais uma vez o contexto desmente essa interpretação. A totalidade dos versos 1-3 tem o seguinte teor: "Sigam o caminho do amor e busquem com dedicação os dons espirituais, principalmente o dom de profecia. Pois quem fala em uma língua não fala aos homens, mas a Deus. De fato, ninguém o entende; em espírito fala mistérios. Mas quem profetiza o faz para edificação, encorajamento e consolação dos homens."

Nesses versículos, Paulo não estava exaltando o dom de línguas; mas, no lugar disso, estava explicando por que ele era *inferior* ao dom da profecia. Considerando que a profecia era expressa em palavras que todos podiam entender, e o dom de línguas estrangeiras tinha de ser interpretado para que outras pessoas fossem edificadas. Paulo definiu exatamente o que ele quis dizer com a frase "não fala aos homens, mas a Deus" na frase seguinte: "De fato, ninguém o entende." Se o idioma não era traduzido, só Deus saberia o que estava sendo dito.

Evidentemente, Paulo estava longe de elogiar tal prática. Como ele já tinha estabelecido (no capítulo 12), o propósito dos dons era a edificação das outras pessoas dentro do Corpo de Cristo. Línguas estrangeiras não traduzidas não cumpriam esse propósito. É por isso que o apóstolo pôs tanta ênfase na necessidade de interpretação (vv. 13,27).

E quanto a orar em línguas?

Em 1Coríntios 14:13-17, Paulo mencionou que o dom de línguas foi usado na oração pública com o propósito de edificação. Os carismáticos, no entanto, vem tentando redefinir o dom de línguas como um modo especial de expressão sobrenatural para suas devoções pessoais e orações particulares. Mas observe como a descrição de Paulo diverge da dos falantes modernos de línguas. Primeiro, Paulo não estava elogiando qualquer forma de linguagem confusa, uma vez que ele já tinha estabelecido que o verdadeiro dom consistia em falar línguas estrangeiras traduzíveis (v. 10-11).

Em segundo lugar, Paulo nunca exaltou orações que ignoram o intelecto, como muitos carismáticos fazem. Isso era — e ainda é — uma prática pagã. Nas religiões de mistério greco-romanas, expressões de êxtase eram comumente empregadas como uma forma de burlar o intelecto, a fim de comunicar-se com entidades demoníacas. Por isso, é provável que as palavras de Paulo nesses versículos incluam um tom sarcástico, enquanto ele repreendia os cristãos de Corinto por sua tentativa de imitar as práticas irracionais de seus vizinhos pagãos. Por instrução de Paulo, qualquer um que orasse em uma língua estrangeira deveria pedir primeiro a capacidade de traduzir e entender a mensagem que ele estivesse anunciando (v. 13). Caso contrário, a sua compreensão seria "infrutífera" (v. 14), algo que Paulo evidentemente considerava negativo (Colossenses 1:10; Tito 3:14). O uso adequado deste dom sempre envolveu tanto o espírito quanto o entendimento: "Então, que farei? Orarei com o espírito, mas também orarei com o entendimento; cantarei com o espírito, mas também cantarei com o entendimento"(v. 15).

Em terceiro lugar, a oração à qual Paulo se referiu era uma oração *pública*, e não algum tipo de devoção privada. O versículo 16 deixa claro que outras pessoas na igreja estavam ouvindo o que estava sendo dito. Assim, Paulo estava se referindo a uma oração na igreja que precisava ser traduzida para que a congregação pudesse confirmar a mensagem e ser edificada por seu conteúdo. Não há autorização no Novo Testamento para a moderna prática carismática de repetir inutilmente uma linguagem sem sentido, seja em casa para si mesmo, seja — *especialmente* — na igreja, durante uma reunião, com murmúrios indecifráveis em massa.

Será que Paulo praticava uma forma particular de línguas?

Os carismáticos muitas vezes citam 1Coríntios 14:18-19 para argumentar que o próprio Paulo empregava uma "oração em línguas" particular. Ali Paulo declarou: "Dou graças a Deus por falar em línguas mais do que todos vocês. Todavia, na igreja prefiro falar cinco palavras compreensíveis para instruir os outros a falar dez mil palavras em uma língua." Uma vez que Paulo não especificou quando ou onde ele falou em línguas, a alegação carismática de que Paulo cultivou uma "oração em língua" particular é uma invenção construída através de pura especulação. No livro de Atos, vemos os apóstolos falando em outras línguas como parte de seu ministério evangelístico aos incrédulos (Atos 2:5-11). Com base nesse precedente, é melhor concluir que Paulo usou seu dom, da mesma forma missionária — como um sinal que autenticou o seu ministério apostólico (cf. Marcos 16:20; 2Coríntios 12:12).

Em 1Coríntios 14, Paulo certamente não fez uma apologia ao uso privado e egoísta do dom de línguas. Ao contrário, ele confrontava o orgulho da congregação de Corinto. Eles achavam que eram superiores porque alguns deles falavam em dialetos que eles não conheciam; mas Paulo, que tinha milagrosamente falado em línguas estrangeiras mais do que qualquer um deles, queria que entendessem que o amor superava qualquer dom, não importava o quão espetacular ele fosse. Quando Paulo exercia seus dons dentro do Corpo de Cristo, sua prioridade sempre era a edificação de outras pessoas na igreja. Qualquer noção do uso autocentrado de um dom teria prejudicado todo o argumento do apóstolo em 1Coríntios 12–14.

Como as línguas funcionavam na Igreja primitiva?

Ao discutir o dom de línguas em 1Coríntios 14, Paulo deu instruções específicas para o seu funcionamento na igreja. Nos versículos 26-28, o apóstolo explicou:

> Quando vos reunis, um tem salmo, outro, doutrina, este traz revelação, aquele, outra língua, e ainda outro, interpretação. Seja tudo feito para edificação. No caso de alguém falar em outra língua, que não sejam mais do que dois ou quando muito três, e isto sucessivamente, e haja quem interprete. Mas, não havendo intérprete, fique calado na igreja, falando consigo mesmo e com Deus (ARA).

Nesses versículos, Paulo forneceu várias determinações para o uso de línguas: (1) não mais que três pessoas devem falar durante o culto na igreja; (2) eles devem falar um de cada vez; (3) a sua mensagem deve ser traduzida para a edificação da congregação; e (4) se ninguém for capaz de interpretar, eles devem permanecer em silêncio. No versículo 34, Paulo acrescentou uma quinta ressalva: as mulheres não tinham permissão para falar na igreja. Dada a natureza dos típicos cultos das igrejas pentecostais e carismáticas, simplesmente seguindo a estipulação final a maior parte das falsificações modernas acabaria.

Em contraste com as formas pagãs de discurso extasiado, o Espírito Santo não funciona através de pessoas que sejam irracionais ou que estejam fora de controle. "O espíritos dos profetas está sujeito aos profetas. Pois Deus não é Deus de desordem, mas de paz. Como em todas as congregações dos santos" (v. 32-33). Como um dos primeiros teólogos cristãos explicou, refletindo sobre esses versículos: "A pessoa que fala no Espírito Santo fala quando ele escolhe fazê-lo e, em seguida, pode permanecer em silêncio, como os profetas. Mas aqueles que são possuídos por um espírito imundo falam, mesmo quando eles não querem. Eles dizem coisas que não entendem."[35]

Foi permitido apenas que dois ou três oradores proferissem suas revelações em cada reunião da igreja, e eles deviam falar um de cada vez. A ideia de que todos na congregação devem irromper simultaneamente em uma cacofonia de linguagem sem sentido, como ocorre com frequência em igrejas carismáticas contemporâneas, é algo que Paulo nunca teria permitido ou atribuído ao Espírito Santo. Na verdade, uma das acusações mais fortes contra o Movimento Carismático moderno é a forma desordenada, egoísta e caótica com que a falsa glossolalia é praticada.

Como afirmado anteriormente, as línguas estrangeiras que foram faladas na congregação de Corinto tiveram que ser interpretadas. Era imperativo que as línguas fossem traduzidas para que todos pudessem entender o significado. A igreja sabia quem tinha esse dom, e se não houvesse ninguém presente com a capacidade de interpretar, o orador era instruído a permanecer em silêncio. A declaração de Paulo, de que deveria ficar "falando consigo mesmo e com Deus", acompanha o comando anterior, "fique calado na igreja"

Fogo estranho   173

(v. 28). O apóstolo não estava sugerindo uma forma particular de falar em línguas que teria lugar em casa; mas, estava reiterando o seu comando ao orador, dizendo-lhe para ficar quieto na assembleia e orar em silêncio a Deus.

Assim, o dom de línguas era para ser usado de uma forma ordenada na igreja (cf. vv. 39-40). Qualquer uso prejudicial ou desordenado viola a maneira planejada por Deus para que o dom fosse usado. Obviamente, esses requisitos foram dados no momento em que o dom ainda estava em operação. Embora esse dom tenha cessado, os cristãos de hoje ainda devem manter a ordem e a decência na forma como usam os outros dons e realizam seu culto.

Os cristãos devem ser desencorajados a buscar esse falso dom?

O apóstolo Paulo encerrou sua discussão sobre o dom de línguas com estas palavras: "Portanto, meus irmãos, busquem com dedicação o profetizar, e não proíbam o falar em línguas. Mas tudo deve ser feito com decência e ordem" (1Coríntios. 14:39-40). Porque todos os dons ainda estavam ativos quando o mandamento coletivo foi escrito, os cristãos de Corinto não deveriam proibir o exercício legítimo e ordenado do dom de línguas. A natureza coletiva da ordem é importante; não era uma ordem para cada indivíduo dentro da congregação de Corinto buscar o dom de profecia. Em vez disso, a igreja como um todo devia priorizar a profecia sobre as línguas — porque não precisariam de tradução para edificar as outras pessoas.

Os carismáticos às vezes usam o versículo 39 para insistir que qualquer um que proíba a prática da glossolalia carismática hoje está violando a ordem de Paulo. Mas o comando do apóstolo não tem nada a ver com a impostura moderna. No momento em que o dom autêntico de línguas estrangeiras ainda estava em funcionamento, é claro que os cristãos não deviam proibir sua utilização. Mas hoje, cabe às igrejas acabarem com a prática da falsificação espiritual. Porque o falar ininteligível não é o verdadeiro dom, dissuadir alguém de tal prática não é uma violação ao mandamento de Paulo em 1Coríntios 14:39. Muito pelo contrário. A confusão vergonhosa e a falação irracional da glossolalia moderna são realmente uma violação do versículo 40 — e aqueles que estão comprometidos com a decência e a ordem na igreja têm o dever de suprimi-las.

JUNTANDO TUDO ISSO

Quando consideramos as passagens bíblicas que se referem ao dom de línguas — Marcos, Atos e 1Coríntios — vemos que a versão carismática moderna é, em todos os aspectos, uma farsa.[36] O verdadeiro dom concedia à pessoa a capacidade milagrosa de falar em línguas estrangeiras desconhecidas por ela, em prol da proclamação da Palavra de Deus e para autenticar a mensagem do evangelho. Quando utilizada na igreja, tinha de ser traduzida para que outros cristãos pudessem ser edificados com a mensagem.

Em contrapartida, a versão carismática moderna consiste em uma linguagem não milagrosa, absurda e sem sentido, que não pode ser traduzida. É um comportamento aprendido que não corresponde a qualquer forma de autêntica linguagem humana. Ao invés de ser uma ferramenta para edificar a igreja, carismáticos contemporâneos usam a falsificação como uma "linguagem de oração" particular com a finalidade de autogratificação. Apesar de justificar sua prática, porque os faz sentirem-se mais perto de Deus, não há nenhuma garantia bíblica para tal murmúrio ininteligível. É um falso chamado espiritual sem valor santificador. O fato de a glossolalia moderna se comparar a ritos religiosos pagãos deve servir como um terrível aviso sobre os perigos espirituais que podem ser introduzidos por esta prática antibíblica.

CAPÍTULO 8

FALSAS CURAS E FALSAS ESPERANÇAS

Quando o famoso televangelista Oral Roberts foi para a eternidade, em 15 de dezembro de 2009, muitos no mundo religioso se emocionaram com obituários floridos elogiando o "pregador pioneiro do 'evangelho da prosperidade'"[1] por suas contribuições ao cristianismo norte-americano. Embora não fosse popular, minha opinião sobre a vida e o legado de Oral Roberts não poderia ter sido mais oposta. Em um artigo publicado poucos dias depois de sua morte, eu disse da forma mais clara possível: "A influência de Oral Roberts não é algo que os cristãos que creem na Bíblia devam comemorar. Praticamente todas as ideias aberrantes que os movimentos pentecostais e carismáticos geraram após 1950 pode ser atribuída, de uma forma ou de outra, à influência de Oral Roberts."[2]

Isso pode parecer duro. Mas não chega nem perto das admoestações do Novo Testamento, onde aqueles que pervertem a verdade são denunciados com a linguagem mais severa que se possa imaginar. Oral Roberts não só abraçou o falso "evangelho da saúde e da riqueza", mas também o promoveu como pensamento predominante — utilizando a televisão para transmitir seu veneno doutrinal para as massas. Em um sentido bastante concreto, ele foi o primeiro dos curandeiros fraudulentos a valer-se da TV, abrindo o caminho para o desfile de estelionatários espirituais que vieram depois dele.[3]

Em *Oral Roberts: An American Life* [Oral Roberts: uma vida americana], o biógrafo David Edwin Harrell Jr. descreve como Roberts descobriu o evangelho da prosperidade e como este se tornou a peça central de sua mensagem. Um dia, ele abriu a Bíblia ao acaso e viu 3João 2: "Amado, acima de tudo, faço votos por tua prosperidade e saúde, assim como é próspera a tua alma" (ARA). Ele mostrou à sua esposa, Evelyn, e, separando totalmente esse versículo de seu próprio contexto, o casal "falou animadamente sobre as implicações do versículo. Será que isso significava que eles poderiam ter um 'carro novo', uma 'casa nova', um 'ministério totalmente novo'? Anos mais tarde, Evelyn olhou para trás, para aquela manhã como o ponto de partida: 'Eu realmente acredito que aquela manhã foi o início desse ministério mundial que ele recebeu, porque isso abriu seu pensamento.'"[4] Roberts mostrou um Buick novo e brilhante que adquiriu por meios inesperados logo depois dessa experiência, "que se tornou um símbolo para mim do que um homem poderia fazer se ele cresse em Deus".[5]

Depois que idealizou sua doutrina da prosperidade, Oral Roberts, posteriormente, inventou sua criação mais conhecida e de maior alcance: a mensagem da "semente da fé". Roberts ensinou que a "semente da fé" era o meio para a prosperidade. Dinheiro e bens materiais doados para a sua organização eram como grãos plantados que produzem uma colheita de bênçãos materiais do Senhor. Deus, declarou Roberts, iria multiplicar de maneira milagrosa o que fosse dado ao seu ministério — e dar de volta para o doador muitas vezes mais. Era um esquema "quase espiritual" simples, de "fique rico rápido", que apelava principalmente às pessoas pobres, carentes e desesperadas. Ele gerou milhões para o seu império de meios de comunicação.

Quando os resultados se tornaram evidentes, o esquema foi rapidamente adotado por uma série de ministérios pentecostais e carismáticos dos meios de comunicação, orientados de forma semelhante. O princípio da "semente da fé" é a principal fonte de dinheiro que construiu e apoiou vastas redes de pregadores e evangelistas que trocam o dinheiro de seus telespectadores por promessas fervorosas de "milagres" — e os milagres mais procurados são, invariavelmente, aqueles que envolvem saúde e riqueza.

Tragicamente, a mensagem da "semente da fé" usurpou e substituiu totalmente qualquer conteúdo do evangelho que possa ter havido na pregação de Oral Roberts. Em todas as vezes que o vi na televisão, nunca o ouvi pregar o evangelho. Sua mensagem — o tempo todo — era sobre a "semente da fé". A razão para isso é óbvia: a mensagem da cruz — um sacrifício expiatório pelos pecados, por meio dos sofrimentos de Jesus — não combina com a noção de que Deus garante saúde, riqueza e prosperidade para as pessoas que enviam dinheiro para pregadores da televisão. Nossa participação nos sofrimentos de Jesus (Filipenses 3:10) e nosso dever de seguir seus passos (1Pedro 2:20-23) também são contraditórios com os princípios fundamentais da doutrina da prosperidade. Como discutido anteriormente, no capítulo 2, a mensagem da prosperidade é um evangelho diferente (cf. Gálatas 1:8-9).

Uma das principais ênfases do ministério de Roberts era a sua concentração em supostos milagres de cura, um truque que era necessário para levar as pessoas a liberar suas carteiras. Como o historiador pentecostal Vinson Synan afirmou, logo após a morte de Roberts: "Mais do que a qualquer outra pessoa, dele deve ser o mérito de ter introduzido o movimento carismático na primeira linha da religião. Ele trouxe a cura [divina] para a consciência americana."[6] Embora tenha evitado o rótulo, Roberts alcançou sua reputação na televisão na década de 1950 como curandeiro, e ele mesmo afirmou ter levantado várias pessoas dentre os mortos. Eram os "milagres" reais e verificáveis? Claro que não. No entanto ele abriu o caminho para todos os pregadores carismáticos, televangelistas, curandeiros, vigaristas e charlatães que dominam as mídias religiosas atualmente.

Na verdade, Roberts fez mais do que qualquer outro no início do movimento pentecostal para influenciar o evangelicalismo dominante a aceitar essas ideias enganosas. Ele transformou o seu ministério na televisão em um vasto império que deixou uma marca profunda na Igreja em todo o mundo. Atualmente, em muitos lugares, incluindo algumas das regiões mais miseráveis e carentes de alfabetização do mundo, o conceito da "semente da fé" de Oral Roberts é, de fato, mais conhecido do que a doutrina da justificação pela fé. A mensagem de "saúde e riqueza" é agora a mensagem que multidões pensam quando ouvem a palavra *evangelho*. Inúmeras pessoas, em todo o mundo, pensam no evangelho como uma mensagem sobre riquezas materiais e cura física, em vez das bênçãos infinitamente maiores de perdão dos pecados e da eterna união espiritual do cristão com Deus. Tudo isso é motivo para lamentar, em vez de celebrar a fama e a influência de Oral Roberts.

Oral Roberts não foi o primeiro evangelista da cura, ele foi precedido por ministros pentecostais como John G. Lake, Smith Wigglesworth, Aimee Semple McPherson e A.A. Allen. Tampouco foi o único curandeiro dos meados do século XX. Seus amigos Kenneth Hagin e Kathryn

Kuhlman foram contemporâneos de renome. No entanto, Roberts fez mais do que qualquer outra pessoa para tornar a cura uma moderna corrente predominante — um feito que ele conseguiu através da televisão. Ele passou de rudes transmissões em preto e branco, em reuniões em tendas empoeiradas durante a década de 1950, para refinadas e sofisticadas programações coloridas de alta qualidade em estúdios da década de 1970 em diante.

O notável sucesso de Roberts na televisão gerou uma série de derivados e cópias. Um bando de curandeiros e carismáticos angariadores de fundos estabeleceram sua sede na cidade natal de Roberts, Tulsa, no Oklahoma. Kenneth Hagin e T. L. Osborne construíram grandes ministérios lá. A Oral Roberts University [Universidade Oral Roberts], de Tulsa, fundada em 1963, tornou-se um terreno fértil para uma nova geração de televangelistas e curandeiros. Joel Osteen, Creflo Dollar, Ted Haggard, Kenneth Copeland, Carlton Pearson e Billy Joe Daugherty são todos ex-alunos da *Oral Roberts University*.

No fim das contas, talvez a melhor maneira de medir o verdadeiro legado de Oral Roberts seja examinando a influência contínua daqueles que seguiram seu rastro. Nas páginas seguintes, vamos considerar um desses indivíduos — um homem que tomou basicamente o lugar de Roberts como o mais visível e bem-sucedido dos curandeiros modernos.

ENTRA BENNY HINN

De todos os sórdidos sucessores de Oral Roberts, nenhum se tornou mais conhecido do que Toufik Benedictus (Benny) Hinn. Roberts pode ter partido, mas sua influência ainda pode ser vista através dos ministérios de Hinn e dos "aspirantes a Hinn".[7] Benny Hinn se considera um protegido de Roberts. Em um tributo publicado logo após a morte de Oral Roberts, Hinn reconheceu sua dívida para com ele e ressaltou sua admiração pelo falecido televangelista:

> Ele era um gigante, de muitas formas, e tive o privilégio de tê-lo como um querido amigo, por muitos anos. […] Através dos anos, tenho pensado muitas vezes no padrão que ele estabeleceu para tantos ministros e cristãos seguirem. […] Serei sempre grato pelo caminho que ele desbravou.[8]

Roberts e Hinn não eram apenas amigos, mas aliados de ministério. Em diversas ocasiões, os dois apareceram juntos em emissões de televisão. Quando o *NBC Dateline*, revista eletrônica norte-americana exibida semanalmente pela NBC, publicou uma denúncia devastadora sobre o ministério de Hinn, em 2002, Oral Roberts o defendeu publicamente;[9] e Hinn, por sua vez, atuou por anos como membro do conselho da *Oral Roberts University*.[10] Talvez seja apropriado que Benny Hinn tenha ocupado o lugar de Oral Roberts como a face mais conhecida dentre os curandeiros em qualquer lugar.

Na verdade, Benny Hinn pode argumentar, com credibilidade, que sua fama tem superado a de Roberts, com base no número de transmissões de televisão que ele faz e da enorme audiência que recebe. O programa de televisão de Benny Hinn, *This Is Your Day* [Este é o seu dia], é um dos programas de televisão cristãos mais populares do mundo — chegando a mais de 20 milhões de telespectadores só nos Estados Unidos, além de duzentos países ao redor do mundo.[11] A transcrição da capa nos livros de Hinn anuncia-o como "um dos maiores evangelistas de cura do nosso tempo",[12] e sua página na internet se gaba de que suas "cruzadas reuniram um público de até 7,3 milhões de pessoas (em três cultos), na Índia, o maior culto de cura registrado na história".[13] Segundo Hinn, "curas de todos os tipos ocorrem, e Deus se faz poderosamente conhecido"[14] nas suas cruzadas de milagres mensais, o que explica o seu apelo às pessoas desesperadas e enfermas.

Quase todas as noites, nas diversas redes carismáticas (e em muitas estações seculares de propriedade independente), Benny Hinn pode ser visto manobrando enormes multidões em um frenesi, "derrubando" pessoas "espiritualmente", e alegando curas para todos os tipos de doenças invisíveis. Milhões de telespectadores acreditam que o manto de Oral Roberts recaiu sobre Benny Hinn e estão absolutamente convencidos de que ele tem um poder extraordinário para curar e operar milagres, assim como seu falecido mentor possuía — talvez até maior.

Um exame cuidadoso sobre a realidade por trás das glamorosas produções televisivas revela um quadro completamente diferente.

Curandeiros ou hereges?

Quando Rafael Martinez saiu da igreja, no norte de Cleveland, no estado norte-americano de Ohio, em uma fresca noite de outubro, ele não pôde deixar de notar um jovem casal carregando seu bebê doente para fora do santuário. O menino estava com "o corpo inerte conectado a tubos, respiradores, bipes e a um intermitente sistema portátil de suporte à vida piscando, que [estavam] pendurados em seu andador". Os pais do garoto trouxeram-no à igreja para um culto de cura, esperando e orando por um milagre. Nada mais do que as famosas curas do evangelista Benny Hinn os havia levado à reunião naquela noite. A atmosfera estava eletrizante; emoções estavam elevadas e as expectativas eram ainda maiores. Mas, algumas horas depois, tudo tinha acabado, e seu filho não tinha sido curado. Agora era hora de eles irem para casa, levando consigo suas esperanças despedaçadas.

O momento comovente inundou a mente de Martinez com perguntas inquietantes. Refletindo sobre esse momento, ele escreveu:

> Perguntei-me se eles questionaram por que seu filho estava saindo da mesma forma que chegou. Será que seus pais se preocupavam se tinham uma fé deficiente e incompleta? Será que estão se perguntando de que pecado eram culpados? Que maldição de gerações tinha que ser quebrada pela "semente da fé"? Quando Hinn disse-lhes para crer nos milagres de Deus, por que Deus não inundou aquele lugar e tomou esse lindo garotinho nas suas fortes mãos marcadas pelos cravos, e vivificou seu corpo, poupando-lhe do futuro incerto que ele enfrentaria pela frente? Eu não conseguia tirar meus olhos deles e não esqueci a pungência e o embaraço daquele momento.[15]

Os desesperados pais desse menino não foram as únicas vítimas da falsa esperança naquela noite. Martinez observou outras — um homem idoso com muletas que foi afastado do palco, em vez de ser curado; uma mulher doente que viajou de Atlanta para Cleveland, sem ter como voltar para casa, apenas para continuar da mesma forma. Quando olhou ao redor, no final do culto, Martinez viu que "havia dezenas de pessoas ainda espalhadas por todo o santuário, sentadas calmamente em suas cadeiras de rodas ou apoiadas em bengalas, muletas e apoios". Ele articulou a pergunta óbvia: "Como pode alguém que possui um coração pastoral cristão não sofrer com o tipo de confusão espiritual, dor, desorientação e confusão que essas pessoas sofridas acabam de experimentar?"[16]

É claro que histórias similares poderiam ser contadas sobre todos os eventos de cura de Benny Hinn. Como o repórter religioso do *Los Angeles Times*, William Lobdell, relatou depois de cobrir uma das cruzadas de Hinn, em Anaheim, na Califórnia:

> O verdadeiro drama aconteceu depois que o pastor deixou o palco e a música parou. Doentes terminais permaneceram tão doentes quanto antes. Havia pessoas com doença de Parkinson cujos membros ainda estavam retorcidos e tremendo. Havia tetraplégicos que não podiam mover qualquer músculo abaixo do pescoço. Pessoas — e havia centenas, talvez milhares delas em cada cruzada — sentadas em suas cadeiras, confusas e arrasadas porque Deus não as havia curado.[17]

Com base no que observou, Lobdell astutamente deduziu "a simples lógica das operações de Hinn: criar falsas esperanças e extrair dinheiro".[18]

Como curandeiro autoproclamado, Hinn afirma estar seguindo o exemplo de Cristo e dos apóstolos. Por exemplo, ele defende sua abordagem em relação à cura pública observando os momentos em que Jesus apenas falou para curar as pessoas, em vez de impor suas mãos sobre pessoas em particular.[19] E, sobre os apóstolos, ele diz: "Eu sabia que o Senhor tinha me dito para orar pelos enfermos, como parte da pregação do evangelho, *assim como ele disse aos discípulos*, em Marcos 16:18: 'Imporão as mãos sobre os doentes, e estes ficarão curados.'"[20] Insistindo que "cura não é só para o passado, mas também para o presente,"[21] Hinn afirma ser "o canal que é ungido e usado [pelo Espírito Santo] para trazer o poder de cura e a presença de Deus aos que estão sofrendo e aos espiritualmente famintos".[22]

Mas tais afirmações não são nada mais do que conversa fiada, espalhadas pelas chamas da arrogância e da total enganação. Hinn pode exercer os "dons" de direção de espetáculos, arte teatral, manipulação de multidão, talento para ludibriar e, possivelmente, até mesmo o de hipnose em massa. Mas uma coisa que ele certamente não possui é o dom da cura do Novo Testamento. Na melhor das hipóteses, as supostas curas de Hinn são o resultado de um efeito placebo eufórico — em que o corpo responde temporariamente a um truque pregado na mente e nas emoções. Na pior das hipóteses, as curas de Hinn consistem em mentiras deslavadas e falsificações autorizadas por demônios. Em ambos os casos, uma simples comparação entre o dom bíblico e a elaborada produção de palco de Benny Hinn expõe definitivamente o que isso realmente é: uma farsa.

BENNY HINN *VERSUS* A BÍBLIA

Talvez nenhum lugar nas Escrituras acuse mais a busca carismática moderna por sinais e maravilhas do que a repreensão de nosso Senhor aos fariseus em Mateus 16:4: "Uma geração perversa e adúltera pede um sinal milagroso." Embora as multidões se amontoassem ao redor de Jesus e quisessem ver um milagre ou experimentar a cura, o Senhor "não se confiava a eles, pois conhecia a todos" (João 2:24). Jesus sabia o que era um falso tipo de fé — pouco mais que uma curiosidade superficial a respeito do sobrenatural, e não um genuíno amor pelo Salvador.

O moderno movimento carismático é caracterizado por esse mesmo tipo de fé superficial, no entanto é muito pior. Nos dias de Jesus e dos apóstolos, verdadeiros milagres eram realizados. Em nossos dias, apesar dos líderes carismáticos afirmarem ter o mesmo poder sobrenatural, nada verdadeiramente milagroso está sendo feito por meio deles. Os chamados ministérios de cura e televangelistas da fé atuais nada mais são do que uma fachada. Curandeiros como Benny Hinn são, evidentemente, vigaristas que estão ficando ricos à custa de pessoas crédulas e desesperadas.

Então, por que dedicar um capítulo inteiro à Benny Hinn, se ele foi pública e constantemente desacreditado? A resposta é dupla. Em primeiro lugar, a despeito de suas muitas gargalhadas, seus erros e escândalos, Hinn continua a ser um televangelista carismático popular e a face mais conhecida da cura pela fé. Seu "ministério" continua a impactar centenas de milhões de pessoas ao redor do mundo e ao mesmo tempo a arrecadar centenas de milhões de dólares. Em segundo lugar, a insistência de Hinn sobre a continuação da cura milagrosa atualmente ilustra, com clareza, os extremos devastadores para os quais a posição carismática sobre cura logicamente leva. Curandeiros como Hinn afirmam ser capazes de replicar as curas da época apostólica. Na realidade, suas falcatruas não têm nenhuma das características do próprio dom do Novo Testamento. No restante deste capítulo, vamos considerar seis grandes contrastes entre as curas registradas nas Escrituras e a falsificação moderna.

As curas do Novo Testamento não dependiam da fé do beneficiado

Curandeiros carismáticos, como Benny Hinn, colocam prontamente a culpa de seus inúmeros fracassos na falta de fé — e não a própria, é claro, mas a daqueles que não são curados. Como resultado, "muitas pessoas acreditam, como Hinn prega, que Deus não consegue curá-las porque sua fé não é forte o suficiente. Talvez elas não tenham dado dinheiro o suficiente para o ministério de Hinn. Ou talvez elas simplesmente não *acreditaram* o suficiente".[23] Assim, embora Hinn receba todo o crédito por supostos sucessos, não toma nenhuma parte da culpa por seus inúmeros fracassos.

Culpar as pessoas doentes pelas curas fracassadas pode fornecer ao "curandeiro" uma desculpa conveniente, mas isso não se sustenta biblicamente. Um rápido exame dos ministérios de cura de Cristo e dos apóstolos reflete isso. Ao longo do tempo, pessoas foram curadas sem qualquer expressão de fé pessoal. Considere apenas alguns exemplos.

Em Lucas 17:11-19, apenas um dos dez leprosos expressa fé, mas todos foram limpos. Os endemoninhados de Mateus 8:28-29 e Marcos 1:23-26 não manifestam fé, antes de serem libertos. O homem paralítico junto ao tanque de Betesda nem sabia quem era Jesus senão depois de ter sido curado (João 5:13), e o homem cego de João 9 foi igualmente curado sem saber a identidade de Jesus (João 9:36). Em várias ocasiões, Jesus ressuscitou pessoas da morte, como Lázaro e a filha de Jairo, e, obviamente, as pessoas mortas não são capazes de fazer qualquer tipo de "confissão positiva", muito menos de responder com qualquer demonstração de fé. Nosso Senhor também curou uma multidão de pessoas, apesar do fato de que nem todas as acreditavam (cf. Mateus 9:35; 11:2-5; 12:15-21; 14:13-14,34,36; 15:29-31; 19:2).

O ministério de cura dos apóstolos, da mesma forma, não exigia fé do doente para ser eficaz. Pedro curou um homem aleijado sem a necessidade da fé dele (Atos 3:6-8). Mais tarde, ele ressuscitou uma mulher chamada Tabita (Atos 9:36-43). Paulo também livrou uma escrava descrente da possessão demoníaca (Atos 16:18), e depois ressuscitou Êutico após este ter caído de uma janela (Atos 20:7-12). A profissão de fé não foi um pré-requisito para qualquer um desses milagres de cura.

Esse não é o caso de Hinn e sua descendência, que pôs o ônus na fé da pessoa que procura ajuda. De acordo com Hinn: "A fé é vital para o seu milagre. A cura é recebida pela fé e é mantida pela fé."[24] Outra vez, "é preciso fé vigorosa [...] para trazer a salvação da doença".[25] E, novamente: "Você não pode receber a cura a menos que seu coração esteja reto diante de Deus. [...] A cura é facilmente alcançada quando sua caminhada com Deus é correta."[26] Em outra parte, ele escreveu:

> Muitas vezes, em nossas cruzadas, irei dizer às pessoas para tocarem a parte de seu corpo para a qual desejam a cura de Deus. Irei incentivá-las a começar a mover os braços afetados ou dobrar as pernas que doem. Estas ações não fazem nada por si só, mas elas demonstram que a pessoa tem fé no poder de cura de Deus. E, nas Escrituras, você vê repetidas vezes que quando o Senhor Jesus curava os doentes pedia-lhes para fazer algo antes que o milagre acontecesse.[27]

Essa ideia de que as próprias pessoas são culpadas quando não são curadas é um corolário do ensinamento de Benny Hinn, de que a vontade de Deus é *sempre* curar. Em sua opinião, qualquer oração de cura que inclua a frase "se for da tua vontade" é uma expressão de fé insuficiente. Como Hinn afirma: "Nunca, jamais, em tempo algum se dirijam ao Senhor e digam: 'Se for da tua vontade.' Não permitam que essas palavras destruidoras da fé saiam da boca de vocês. Quando vocês oram 'se for a tua vontade, Senhor', a fé é destruída."[28]

A implicação é óbvia e devastadora: se é sempre da vontade de Deus curar, então os doentes e enfermos são os culpados por suas próprias aflições. Eles devem ter uma fé insuficiente. Quando pressionado diretamente sobre essa questão, o próprio Hinn, invariavelmente, tenta afastar (ou negar) as implicações impiedosas de seu próprio ensinamento. Mas como Justin Peters observa, com razão:

> Se a lógica de Benny Hinn for seguida, como é por incontáveis seguidores, caso alguém esteja doente, então a cura dessa pessoa depende de sua própria fé. Se a cura não vem, a pessoa fica com a inevitável conclusão de que a culpa é dela. Sua caminhada com Deus não é pura o suficiente, e sua fé não é forte o bastante. Embora Hinn diga que "não fará declarações duras que coloquem a culpa nas pessoas e as

deixe pensar que têm culpa caso não sejam curadas", isso é exatamente o que ele está fazendo.[29]

Embora Jesus tenha reagido muitas vezes à fé das pessoas durante o seu ministério, o sucesso do seu poder de cura certamente não dependia do nível de crença da pessoa. A frase: "A tua fé te curou" (Mateus 9:22; Marcos 5:34; 10:52; Lucas 7:50; 8:48; 18:42) é melhor traduzida como: "A tua fé te salvou." A preocupação do Senhor quanto à fé estava relacionada com a salvação das almas, e não com a mera reparação de corpos físicos. Mas essa ênfase do verdadeiro evangelho é perdida com curandeiros fraudulentos como Benny Hinn. Como Rafael Martinez relatou sobre sua experiência em primeira mão na reunião de cura de Hinn:

> Embora não houvesse apelo feito à salvação, certamente houve um, de certa maneira, para ofertas. [...] Na exortação, Hinn inexplicavelmente mencionou que tinha acabado de assinar um contrato de 23 milhões de dólares para a compra e a manutenção de um jato particular para que se locomovesse. [...] Ele afirmou que isso fazia parte das grandes coisas que Deus planejou como parte de um momento final de "transferência de riqueza" para ajudar a financiar a "colheita", e que devemos estar prontos para nos colocarmos à prova através de doações, e assim, portanto, Deus pode nos dar a riqueza do mundo para pregar o evangelho.[30]

Hinn pode falar em alcançar o mundo, mas ele claramente não está interessado em pregar o verdadeiro evangelho. O "evangelho" que ele proclama é fundamentado no mantra materialista do evangelho da prosperidade — uma mensagem de "saúde e riqueza" que ele herdou de Oral Roberts, e de outros como ele. Isso não tem base nas Escrituras, mas trouxe a Hinn uma riqueza substancial, o que nos leva ao nosso segundo ponto de contraste.

As curas do Novo Testamento não eram realizadas por dinheiro ou fama

O Senhor Jesus nunca curou ninguém por causa de ganhos materiais, nem os apóstolos. Na verdade, na única vez em que foi oferecido dinheiro a Pedro em troca do poder de cura, o apóstolo repreendeu

Simão, o mago, com uma severa condenação: "Pereça com você o seu dinheiro! Você pensa que pode comprar o dom de Deus com dinheiro?" (Atos 8:20).

Cristo e os apóstolos concentraram seus ministérios de cura nos membros mais pobres e carentes da sociedade — pessoas que não tinham meios de compensação. Cegos pedintes (Mateus 9:27-31; 20:29-34; 21:14; Marcos 8:22-26), leprosos excluídos (Mateus 8:2-3; Lucas 17:11-21) e pobres aleijados (Mateus 9:1-8; 21:14; João 5:1-9; Atos 3:1-10; 14:8-18) estavam entre os membros menos importantes de uma sociedade que associava a doença ao pecado (cf. João 9:2-3). No entanto, eles foram os únicos a quem Jesus e seus discípulos mostraram compaixão. E eles nunca pediram dinheiro em troca. A compulsão do Novo Testamento por milagres de cura evidentemente não era por motivos financeiros. Era exatamente o oposto. Quaisquer supostos ministros motivados pelo amor ao dinheiro eram denunciados como falsos mestres (1Timóteo 6:5,9-10). Jesus disse: "Vocês não podem servir a Deus e ao Dinheiro" (Mateus 6:24).

Nosso Senhor também evitou a publicidade superficial e a busca curiosa resultantes de sua operação de milagres. Ele sempre ordenou àqueles a quem curou que não contassem a ninguém o acontecido (cf. Mateus 8:4; 9:30; Marcos 5:43). Quando as multidões quiseram fazer dele um rei — não porque realmente acreditavam nele, mas por quererem mais milagres — Jesus foi embora para o outro lado do mar da Galileia (João 6:15). Em Lucas 10:20, ele instruiu seus discípulos a se alegrarem com a salvação eterna, e não com a capacidade de realizar milagres. Embora as multidões convergissem para Jesus ao longo de todo o seu ministério, o Senhor nunca se interessou em ser popular. Em última análise, apesar dos milagres que realizou, uma multidão clamou por sua crucificação.

O ministério de cura de Benny Hinn, pelo contrário, trouxe-lhe grande popularidade e prosperidade pessoal. Como ele afirma em sua autobiografia: "Como posso criticar a imprensa quando ela tem atraído centenas de milhares de pessoas para nossas cruzadas para ouvir a Palavra?"[31]

"Para ouvir a Palavra"? Essa afirmação é uma amostra do característico "faz de contas" de Benny Hinn. É certo que as multidões não vêm aos seus eventos para ouvir a Palavra, e ele não prega fielmente a pura Palavra de Deus. Como o próprio Hinn reconhece, "a maioria das pessoas sabe o que aqueles ao seu redor vêm esperando — eles estão esperando por milagres".[32] Em outra parte, ele acrescenta: "As pessoas não vêm apenas para ouvi-lo pregar. Elas querem ver alguma coisa."[33]

Armado com a mesma mensagem da "semente da fé", como Oral Roberts, Hinn é mais do que feliz só de converter os que buscam por milagres em doadores do ministério. Como disse a um público do *Praise-a-Thon* [maratona de louvor], da TBN, em 2000: "Eu acredito que Deus está curando pessoas enquanto elas assumem um compromisso esta noite. Há pessoas sendo curadas ao assumir um compromisso."[34] A mensagem de Benny Hinn em outro *Praise-a-Thon* foi igualmente ousada: "Assuma um compromisso; faça uma doação. Porque essa é a única maneira de você conseguir o seu milagre. [...] Quando você doar, o milagre acontecerá."[35] Tais apelos são fundamentados no absurdo materialista "dar para ganhar" da teologia da "semente da fé", como Hinn explicou a uma de suas plateias na televisão:

> Em seus pedidos de oração seja específico e, em seguida, faça uma doação. Eis o porquê: a Palavra de Deus diz: "Dê." [...] A Palavra diz "semeie", e então você colherá. Você não pode esperar uma colheita até que você plante uma semente [de dinheiro]... Então lance essa semente hoje. Seja qual for a quantidade, e isso realmente depende de sua necessidade. [...] Alguém veio até mim na igreja recentemente e disse: "Bem, pastor, quanto devo dar a Deus?" Eu disse: "Bem, que tipo de colheita você está procurando?"[36]

O esquema de publicidade não é nada sutil. "Se você quer ser curado, envie-nos o seu dinheiro, e se você não ficar curado, foi porque você não enviou o suficiente." Como os líderes religiosos maus condenados em Lucas 20, Benny Hinn devora "as casas das viúvas", quando apregoa falsa esperança em troca de dinheiro, e, como a viúva pobre de Lucas 21, muitos respondem, enviando-lhe suas duas últimas pequeninas moedas de cobre.

Enquanto Benny Hinn nega que seus motivos sejam monetários,[37] seu estilo de vida revela a verdadeira extensão de sua avareza e ganância. Ele estava no meio de um escândalo há alguns anos, quando veio à tona que ele levou um grande quadro de pessoal e guarda-costas com ele para a Europa em um Concorde — tudo à custa dos doadores. As passagens de primeira classe no Concorde custaram 8.850 dólares cada, e durante essa excursão europeia, Hinn e sua comitiva ficaram em hotéis cinco estrelas, com diárias de mais de 2 mil dólares por suíte. A CNN contou essa história, mostrando uma filmagem de Hinn e sua comitiva embarcando no Concorde.[38] Um breve escândalo sobreveio, temporariamente voltando o foco das críticas públicas sobre a flagrante extravagância de Benny Hinn.

Não mudou muito desde então. "Hinn ganha, supostamente, mais de 1 milhão de dólares por ano, vive em uma mansão à beira-mar, dirige os últimos carros de luxo e viaja em jato particular, já que o Concorde não é mais uma opção"[39] — tudo isso enquanto ostenta acessórios vistosos, como um "Rolex com diamantes, anéis de diamante, pulseiras de ouro e ternos feitos sob encomenda para que todos possam ver".[40] Essa vida ostensiva pode se encaixar no paradigma do evangelho da prosperidade, em que as riquezas materiais são arrogantemente ostentadas como um suposto sinal da bênção de Deus. Mas o contraste com o estilo de ministério do Novo Testamento não poderia ser mais gritante. As fraudes de cura de Hinn rendem cerca de 100 milhões de dólares anualmente,[41] enquanto ele esvazia os bolsos de pessoas desesperadas dispostas a dar tudo por um milagre.

As curas do Novo Testamento eram todas bem-sucedidas

Os milagres de cura de Jesus nunca falharam. Nem aqueles feitos pelos apóstolos no livro de Atos. Em Mateus 14:36, todos os que tocaram a borda do manto de Cristo "foram curados." Quando os leprosos foram curados, a recuperação foi total, de modo que eles poderiam passar por uma inspeção completa feita pelo sacerdote (cf. Levítico 14:3-4,10). Aos cegos foi dada visão normal, os coxos podiam correr e saltar, o surdo poderia ouvir um alfinete cair, e aos mortos foi restaurada a saúde plena. Jamais se provou, no final das contas, que algum milagre do Novo Testamento não tivera êxito total.

Algumas pessoas podem discordar disso, apontando para a incapacidade dos discípulos de expulsar um demônio em Mateus 17:20, ou para a decisão do Senhor em curar um cego em duas etapas, em Marcos 8:22-26. Mas essas exceções só confirmam a regra — uma vez que em ambos os casos a cura total acabou sendo realizada. No caso dos discípulos, é importante notar que a falha foi causada por uma falta de fé da parte deles (e não por parte da criança doente). Se os curandeiros modernos querem encontrar um paralelo com esse

Fogo estranho   189

incidente, eles teriam que reconhecer que *a sua própria falta de fé é o problema*.

No caso do cego, Jesus o curou em duas etapas para fazer uma observação espiritual — acentuando a falta de visão dos discípulos (cf. Marcos 8:21). No final, o Senhor restaurou totalmente a visão do homem. Assim, em todos os casos, tanto nos Evangelhos quanto nos Atos dos Apóstolos, Cristo e os apóstolos tiveram uma taxa de sucesso de 100%. Como apropriadamente Thomas Edgar observa: "Não houve falhas. Todas as tentativas de curar foram bem-sucedidas."[42]

Obviamente, nenhum ministério de cura moderna chega perto desse padrão bíblico. O histórico irregular de Benny Hinn é um bom exemplo disso. Como a *ABC Nightline* relatou em 2009, "Hinn admite que não tem verificação médica de nenhuma das curas. Na verdade, algumas de suas supostas curas provaram-se irreais".[43] O relato do programa *Nightline* continua: "Em uma cruzada de Hinn em 2001, William Vandenkolk, um menino de nove anos, com visão danificada, afirmou que sua visão tinha sido restaurada. Vandenkolk tem agora 17 anos de idade — e ainda é oficialmente cego."[44]

Confrontado com os fatos, Hinn é forçado a admitir: "Eu não sei por que algumas pessoas não são tocadas e curadas."[45] Ele conta sobre alguns momentos em que colocou as mãos sobre as pessoas "e nada aconteceu"[46], e reportagens falam de quatro pacientes em estado grave que foram liberados de um hospital queniano para assistirem a uma das cruzadas de milagres de Benny Hinn, na esperança de serem curados. Em vez disso, morreram na cruzada.[47] Tais realidades contradizem as afirmações escritas por Hinn.

Em seu livro *Rise and Be Healed* [Levante-se e seja curado], Hinn disse de Deus: "Ele promete curar a todos — cada um, qualquer um, qualquer coisa que seja, tudo — todas as nossas doenças! Isso significa que nem mesmo uma dor de cabeça, um problema de sinusite, nem mesmo uma dor de dente, nada! Nenhuma doença deve aparecer no seu caminho. Deus cura todas as suas enfermidades."[48] Mas nem mesmo Hinn realmente acredita nisso. Um artigo no *Los Angeles Times* fez a seguinte observação pungente sobre a própria incapacidade de Benny Hinn para lidar com o motivo para as curas serem frequentemente imprecisas:

Embora ele raramente mencione isso no palco, no dia seguinte, no Four Seasons, Hinn disse que se perguntava por que Deus não cura algumas pessoas. É uma pergunta com a qual o pastor tinha que lutar para responder pessoalmente. Ele diz que tem um problema cardíaco que Deus não curou, e seus pais sofreram com sérios problemas médicos. "Isso é uma coisa muito difícil para mim, porque eu disse a meu pai para crer", diz Hinn. "Mas ele morreu. Agora eu não sei por quê."

A admissão de que algumas pessoas não são curadas é relativamente nova para ele. "Houve um tempo em minha vida que eu nunca diria essas coisas", Hinn admite. "Mas você precisa, quer dizer, caramba. Minha mãe tem diabetes, o meu pai morreu de câncer. A vida é assim."[49]

Embora relutantemente reconheça agora que algumas de suas curas falharam, Hinn *ainda* insiste que não é um vigarista à procura de dinheiro: "Se eu fosse falso, inquestionavelmente devolveria o dinheiro a eles."[50] Mesmo? Então a prova de que ele não é um mentiroso e um charlatão é que continua a defraudar as pessoas carentes e crédulas enquanto assumidamente tem um estilo de vida pródigo com o dinheiro que ele tomou deles? Essa é a lógica de Benny Hinn.

Em 2002, ele disse algo semelhante a uma plateia na televisão: "Agora, olhe bem aqui nos meus olhos. Dê um *close* em mim, por favor, e olhe para esses olhos. Eu nunca menti para você. Nunca. Nunca o farei. Eu prefiro morrer a mentir para o povo de Deus. Essa é a verdade."[51] Na realidade isso foi tudo, menos a verdade. Tentativas vigorosas de Hinn para defender seus motivos evaporam após um exame mais atento. Após entrevistar Hinn, William Lobdell, do *Los Angeles Times,* concluiu:

Se não fosse pelo chamado divino, Hinn disse que arrumaria um trabalho em um instante. Eu não conseguia ver a alma de Hinn, mas de onde eu estava sentado, vi um ator talentoso que tem aproveitado suas habilidades teatrais e a terrível condição humana para experimentar a vida material de uma estrela de cinema. Eu não acho que ele tenha acreditado por um momento sequer em uma palavra do que pregou — ou que estivesse incomodado porque as pessoas que não receberam a cura milagrosa tenham morrido. Imaginei-o por trás das portas de sua mansão em Dana Point [na Califórnia], no alto de um rochedo, rindo consigo mesmo de sua boa sorte enquanto olhava das janelas que iam do chão ao teto, com uma vista de 180 graus do oceano Pacífico com surfistas flutuando nas ondas, golfinhos nadando além da linha de surfe e veleiros que pontilham o horizonte. Ele tinha acertado na loteria, seus atos estão protegidos pela legislação da Primeira Emenda.[52]

As curas do Novo Testamento eram incontestáveis

Ao contrário das supostas curas de Benny Hinn, para as quais não há nenhuma verificação de autoridade, as curas milagrosas realizadas por Cristo e os apóstolos não poderiam ser desconsideradas — mesmo por aqueles que abertamente eram contrários ao evangelho. Quando Jesus expulsava os demônios, os fariseus não podiam negar seu poder sobrenatural. Então, em vez disso, tentavam desacreditá-lo, alegando que ele tinha o poder de Satanás (cf. Mateus 12:24). Posteriormente, quando o Senhor ressuscitou Lázaro dos mortos, os líderes religiosos de Israel foram novamente incapazes de negar o que tinha acontecido (João 11:47-48). Mas, ao invés de acreditarem nele, resolveram condená-lo à morte. No livro de Atos dos Apóstolos, esses mesmos líderes não puderam refutar o fato de que Pedro tinha curado um aleijado (Atos 4:16-17). Nem puderam os proprietários pagãos da escrava endemoninhada desprezar a autoridade de Paulo para expulsar o demônio que a atormentava (Atos 16:19).

Além do testemunho de incrédulos, os escritores dos Evangelhos e de Atos tiveram um cuidado especial para registrar suas histórias com precisão (cf. Lucas 1:1-4). O fato de Lucas ser um médico (Colossenses 4:14) adiciona uma camada de credibilidade ao mérito dos relatos de milagres do Novo Testamento. É evidente que todos os escritores dos Evangelhos foram inspirados pelo Espírito Santo (2Timóteo 3:16-17), e isso lhes permitiu lembrar com precisão dos detalhes que incluíram em seus vários relatos (cf. João 14:26). Em consequência, podemos confiar no relato bíblico com certeza absoluta.

As cruzadas de cura de Benny Hinn são um assunto completamente diferente. Embora Hinn insista que "centenas de curas foram verificadas e milhares de conversões tenham ocorrido", é claro que isso é uma mentira. Embora ele se gabe regularmente sobre "pessoas levantando de cadeiras de rodas e deixando muletas, [...] olhos cegos e ouvidos surdos [que] foram abertos e examinados"[53], provas que apoiem essas alegações simplesmente não existem. Mike Thomas investigou as cruzadas de milagres de Benny Hinn. Ele escreveu:

> Apesar de todos os milhares de milagres reivindicados por Hinn, a Igreja parece estar sob forte pressão para encontrar algo que possa convencer um cético sério. Se Deus cura através de Hinn, ele não cura doenças como paralisia permanente, danos cerebrais, retardo, deformidades físicas, falta de olhos ou outras doenças óbvias.[54]

Embora tenha realizado centenas de cruzadas ao longo dos anos, as supostas curas de Hinn ainda carecem de verificação. Quando Hinn forneceu ao *Christian Research Institute* [Instituto cristão de pesquisas] seus três casos mais bem documentados, os resultados foram absolutamente inexpressivos. "Todos os três casos são pouco conhecidos e confusos", escreveu Hank Hanegraaff, do *Christian Research Institute*: "Se essas são as melhores evidências que Hinn pode reunir após anos de 'reuniões de milagres' — com uma equipe de trabalho que em cada reunião documenta os casos de cura — então não há provas confiáveis de que ele já esteve envolvido em uma cura autêntica."[55]

Embora as listas de afirmações fantásticas e histórias de curas incríveis continuem a crescer em um ritmo frenético, qualquer evidência real de verdadeiros milagres é notavelmente ausente. O documentário da HBO, em 2001, intitulado *A Question of Miracles* [A questão dos milagres], acompanhou a vida de sete pessoas durante um ano, depois que supostamente haviam sido curadas em uma cruzada Benny Hinn. No final desse período, Anthony Thomas, diretor do filme, concluiu que ninguém realmente tinha sido curado.[56]

Em uma entrevista ao *New York Times*, Thomas fez esta franca avaliação: "Se eu tivesse visto os milagres [nas cruzadas de Hinn], ficaria feliz em divulgar isso [...] mas, em retrospecto, acho que eles causam mais danos ao cristianismo do que o ateu mais empenhado."[57]

As curas do Novo Testamento foram imediatas e espontâneas

Quando Jesus ou seus discípulos curavam alguém, os doentes eram curados imediatamente. Nenhum período de recuperação era necessário — nenhuma fisioterapia era exigida, nenhum período de recuperação era requerido. Leprosos foram limpos instantaneamente (Marcos 1:42), aos cegos a visão foi imediatamente concedida (Marcos 10:52), e as pessoas que tinham sido paralíticas poderiam pular de alegria em seguida (Atos 3:8). Alguns podem argumentar que curas ocorreram com atraso em Marcos 8:22-26 (onde um homem cego foi curado em duas etapas), em Lucas 17:11-19 (onde dez leprosos foram purificados enquanto estavam a caminho para encontrar o sacerdote), e em João 9:1-7 (onde um homem cego foi curado depois de se lavar no tanque de Siloé). Mas esses incidentes envolveram atrasos de apenas alguns minutos, não de semanas ou dias — e os atrasos eram uma parte intencional da maneira com que Jesus pretendia realizar o milagre de cura. Eles são, de novo, as exceções que confirmam a regra: as curas milagrosas registradas no Novo Testamento aconteceram imediatamente.

Benny Hinn, pelo contrário, exalta "uma senhora que foi às reuniões de Katherine Kuhlman 11 vezes antes de ser curada. Onze vezes!"[58] Tudo isso se encaixa na teologia da "palavra da fé", de Hinn. Como D.R. McConnell explica:

> No Movimento da Fé, o cristão é instruído que a cura é uma consumada "ação de fé", mas que não é instantaneamente manifesta como uma ação física no corpo do cristão. Durante o intervalo entre a confissão de cura e sua manifestação, o cristão pode se confrontar com "sintomas" da doença. Esses sintomas não são a própria doença, [mas] armadilhas espirituais com que Satanás está tentando enganar o cristão para que ele faça uma confissão negativa, perdendo assim a sua cura.[59]

Assim, mesmo que pareça que você ainda está doente, na realidade você foi curado. Você só precisa esperar para que o seu corpo acompanhe essa realidade. É por isso que Hinn pode dizer a seus seguidores: "Depois de ter recebido o seu milagre, afaste-se daqueles que se opõem a milagres. [...] Continue a se ver bem e inteiro, curado em nome de Jesus."[60] Uma declaração tão ridícula nunca seria dita sobre as curas bíblicas. Os resultados imediatos foram sempre evidentes para que todos vissem.

Além disso, as curas registradas no Novo Testamento foram espontâneas. Elas não estavam previamente combinadas, mas foram realizadas durante o curso normal da vida. Em Mateus 8:14-15, o Senhor simplesmente chegou à casa de Pedro, e encontrou a sua sogra doente. Jesus a curou. Mateus 9:20 registra a cura de uma mulher que, secretamente, tocou a borda do manto de Jesus enquanto ele caminhava. Pedro e João estavam simplesmente a caminho do templo quando foram interrompidos por um mendigo aleijado (Atos 3:6-7). Inúmeros exemplos poderiam ser citados para ressaltar a mesma ideia: as curas do Novo Testamento não eram eventos pré-agendados, cuidadosamente orquestrados, que ocorreram em estádios e salas de reuniões. As curas de Jesus nunca foram "encenadas", ou feitas com a esperança de criar um espetáculo para que um apelo pudesse ser feito aos doadores.

Por outro lado, Benny Hinn tem feito reuniões milagrosas pré-organizadas, que são o ganha-pão do seu ministério. Os cultos seguem um cronograma pré-determinado e são cuidadosamente coreografados. Como Richard Fischer explica: "Não é apenas o que o público vê editado na televisão, o que o público vê ao vivo é cuidadosamente montado. Aqueles que estão terrivelmente deformados, as crianças com síndrome de Down, amputados e outros são mantidos longe do palco e fora da vista das câmeras de televisão."[61] Um documentário investigativo de 2004 foi ao ar pelo Canadian Broadcasting Channel [Canal de radiodifusão do Canadá], usando câmeras escondidas para demonstrar que as pessoas com graves problemas de saúde — tais como tetraplégicos, deficientes mentais, e aqueles com doenças físicas óbvias — não são autorizados a entrar no palco, mas são enviados de volta aos seus lugares por uma equipe de pessoas atentas que fazem esse afastamento.[62] Esse tipo de seletividade cuidadosa não seria necessária se Hinn realmente tivesse o dom da cura.

Claro que, se Benny Hinn pudesse realmente fazer o que ele diz, poderia esvaziar hospitais e reduzir as doenças em países do Terceiro Mundo. Como Jesus, ele seria capaz de banir a doença e o sofrimento em qualquer região que visitasse. Mas como não possui o verdadeiro dom, Hinn precisa que as pessoas venham até ele — até o lugar onde ele possa manipular o público e controlar todos os detalhes. Isso, obviamente, está em contradição com o paradigma do Novo Testamento. Como Robert Bowman corretamente salienta: "Programar o Espírito Santo para vir a uma igreja às 19h nas noites de quinta-feira para realizar curas é estranho à Bíblia."[63]

As curas do Novo Testamento autenticavam uma mensagem verdadeira

Uma última característica das curas do Novo Testamento é que elas serviam como um sinal para autenticar a mensagem do evangelho pregado por Cristo e pelos apóstolos. Como Pedro explicou no dia de Pentecostes, o Senhor Jesus "foi aprovado por Deus diante de vocês por meio de milagres, maravilhas e sinais" (Atos 2:22). O próprio Cristo disse aos fariseus céticos: "Se as realizo, mesmo que não creiam em mim, creiam nas obras, para que possam saber e entender que o Pai está em mim, e eu no Pai" (João 10:38). E o apóstolo João explicou o propósito do seu evangelho com estas palavras: "Jesus realizou na presença dos seus discípulos muitos outros sinais milagrosos, que não estão registrados neste livro. Mas estes foram escritos para que vocês creiam que Jesus é o Cristo, o Filho de Deus, e, crendo, tenham vida em seu nome" (João 20:30-31).

Os apóstolos, como embaixadores de Cristo, foram igualmente autenticados pelos sinais miraculosos que realizavam (cf. Romanos 15:18-19; 2Coríntios 12:12). Falando do testemunho apostólico, o autor de Hebreus explicou:

> Como escaparemos, se negligenciarmos tão grande salvação? Essa salvação primeiramente anunciada pelo Senhor, foi-nos confirmada pelos que a ouviram. Deus também deu testemunho dela por meio de sinais, maravilhas, diversos milagres e dons do Espírito Santo distribuídos de acordo com a sua própria vontade.
>
> HEBREUS 2:3-4

Esses sinais validavam o fato de que os apóstolos eram realmente quem diziam ser — representantes autorizados de Deus que pregavam o verdadeiro evangelho.

Aqueles que pregam outro evangelho além do estabelecido por Cristo e proclamado pelos apóstolos mostram-se "falsos apóstolos" e "obreiros enganosos" (2Coríntios 11:13). Paulo amaldiçoou tais pessoas — duas vezes, em rápida sucessão, para tornar o ponto o mais enfático possível:

> Ainda que nós ou um anjo do céu pregue um evangelho diferente daquele que pregamos a vocês, que seja amaldiçoado! Como já dissemos,

agora repito: Se alguém anuncia a vocês um evangelho diferente daquele que já receberam, que seja amaldiçoado!

GÁLATAS 1:8-9

O Deus da verdade só valida o verdadeiro evangelho. Ele não autenticaria a má teologia ou daria poder sobrenatural às pessoas que a ensinam. Assim, os operadores de milagres autoproclamados que ensinam um falso evangelho não podem fazer milagres ou o fazem por um poder que não vem de Deus (cf. 2Tessalonicenses 2:9).

Embora Benny Hinn afirme que ele deseja "de alguma forma chegar a cada casa, em cada país, com o evangelho"[64], o seu "evangelho" não é a mensagem da salvação articulada pelo Novo Testamento. Em vez disso, é o falso evangelho de saúde, riqueza e prosperidade — uma deformação grotesca que é, na realidade, uma mentira condenável. Ter comichões nos ouvidos por causa do ganho financeiro não só resume a carreira de Hinn, mas também é a marca de um falso mestre (2Timóteo 4:3; Tito 1:11). Bizarras invenções doutrinárias, proclamadas por Hinn sob a suposta influência do Espírito Santo, apenas confirmam a sua verdadeira natureza. O que devemos concluir sobre alguém que afirmou que a Trindade é composta por nove pessoas;[65] que Deus, o Pai, "anda em um corpo espiritual" completo, com mãos, boca, cabelo e olhos;[66] que o Senhor Jesus assumiu a natureza satânica na cruz;[67] e que os cristãos devem pensar em si mesmos como pequenos messias?[68] É absurdo pensar que o Santo Deus autentica tais erros flagrantes, dando a um falso mestre como Benny Hinn o poder de fazer milagres. Tais coisas tornariam Deus um participante na fraude de Hinn. Mas esse obviamente não é o caso.

Embora Hinn tenha posteriormente se distanciado de alguns desses pontos de vista, um fato inevitável permanece: a *retratação* apressada feita para evitar o constrangimento público não é o mesmo que o verdadeiro *arrependimento* demonstrado por uma vida transformada. Até o momento, Hinn não deu nenhuma evidência de verdadeiro arrependimento. Ele continua a ser o representante fraudulento de um falso ministério, dirigindo-se para a ruína eterna, e levando multidões de pessoas desesperadas com ele.

Fogo estranho   197

Uma visão exata da cura

O ministério de milagres de cura de Cristo e dos apóstolos eram únicos. Como vimos neste capítulo, as curas que eles realizavam eram sobrenaturalmente poderosas, inteiramente bem-sucedidas, inegáveis, imediatas, espontâneas e intencionais — servindo como sinais que autenticam a mensagem do evangelho. Elas não se baseavam na fé do destinatário, não foram realizadas por causa de dinheiro ou popularidade, e não foram previamente planejadas ou ensaiadas de forma alguma. Eram verdadeiros milagres que resultaram em doenças *reais* sendo curadas instantaneamente: cegos enxergaram, paralíticos andaram, surdos ouviram, e até mesmo mortos foram ressuscitados.

Essa qualidade bíblica dos milagres de cura não está sendo realizada hoje. Benny Hinn pode reivindicar ter um ministério de cura apostólica, mas ele obviamente não o tem. Os milagres de cura dos tipos registrados nos Evangelhos e nos Atos dos Apóstolos foram exclusivos da Igreja do primeiro século. Após o período dos apóstolos, curas como aquelas cessaram e nunca, desde então, fizeram parte da história da Igreja.

Embora o Senhor ainda responda às orações e opere de forma providencial para curar as pessoas de acordo com a sua vontade, não há nenhuma evidência de que curas milagrosas estejam ocorrendo hoje como ocorreram durante o período apostólico.[69] Tetraplégicos, paralíticos, amputados e pessoas com outras deficiências físicas significativas não estão tendo sua saúde totalmente restaurada de imediato hoje como nos tempos do Novo Testamento. É evidente que não houve nenhum paralelo na história para os exclusivos milagres de cura que ocorreram na época de Cristo e dos apóstolos. Hoje não é exceção. O dom apostólico de cura cessou.

Enquanto o Novo Testamento ensina aos fiéis que orem por aqueles que estão doentes e pelos que sofrem, confiando no Grande Médico para fazer o que esteja de acordo com seus propósitos soberanos (cf. Tiago 5:14-15), isso não equivale ao dom sobrenatural de cura descrito nas Escrituras. Quem diz o contrário está enganando a si mesmo. Benny Hinn e outros como ele, que afirmam ser especialmente ungidos com um dom de cura, ilustram apropriadamente esse ponto. Eles simplesmente não podem fazer milagres apostólicos de qualidade, e quando tentam fazer truques de salão, tramoias, exibições individuais, fraudes e golpes, como se fossem sinais e verdadeiros milagres, eles perdem a própria credibilidade com a maioria, minam a autoridade das Escrituras nas mentes de muitos, enganam multidões que são crédulas, e condenam-se como falsos profetas e mentirosos diante do próprio Deus. Em suma, tudo sobre essa prática é espiritualmente destrutivo.

Parte 3

Redescobrindo a verdadeira obra do Espírito

CAPÍTULO 9

O ESPÍRITO SANTO E A SALVAÇÃO

A partir da invenção das moedas gregas, por volta de 600 a.c., até a introdução do papel-moeda no século XIII na China, a falsificação sempre foi considerada um crime grave. Historicamente, era punível com a morte na maioria das vezes. Na América colonial, por exemplo, Benjamin Franklin imprimiu papel-moeda, que incluía o aviso ameaçador: "A falsificação é a morte." Os anais da história inglesa relacionam as execuções de numerosos falsificadores, a maioria dos quais foram enforcados, e alguns queimados na estaca. Esse nível de punição pode soar cruel aos nossos ouvidos modernos, mas o crime de falsificação foi severamente punido por duas razões principais.

Primeiro, a lei a considerava como uma ameaça à estabilidade econômica do Estado e o bem-estar geral de todos os seus cidadãos. E em segundo lugar, em países como a Inglaterra, a emissão de moeda era considerada uma prerrogativa que pertencia apenas ao rei. Assim, a falsificação não era apenas um pequeno furto contra a pessoa enganada que recebeu a moeda falsa, era considerada como algo muito mais sério — um perigo para a sociedade em geral e uma traição subversiva contra a autoridade real.

Mas e quanto àqueles que falsificam a obra de Deus? O crime de falsificação de dinheiro torna-se insignificante em comparação com o ato traiçoeiro de falsificação do ministério do Espírito Santo. Se a impressão de moeda falsa é uma ameaça à sociedade, a promoção de experiências religiosas fraudulentas representa um perigo muito maior. E se a produção de moedas falsas constitui um ato de traição contra um governo humano, a pregação de um falso evangelho é uma ofensa infinitamente pior contra o Rei dos reis. Além disso, a

Palavra de Deus não é omissa quanto às consequências de tais crimes. Enquanto os falsificadores financeiros e fraudadores foram punidos duramente ao longo da história, os perpetuadores da falsificação da religião aguardam um julgamento muito mais severo.

Dada a gravidade de tais crimes, os cristãos devem ser capacitados para identificar e alertar sobre o que é falso. Mas estar pronto para refutar o erro exige saber o que é a verdade. A única maneira de ter certeza sobre todas as falsificações é estar intimamente familiarizado com o que é autêntico. Nos capítulos 3 e 4, avaliamos cinco marcas da verdadeira obra do Espírito Santo, em contraste com avivamentos falsificados e imitações espirituais. Nesta seção, vamos revisitar alguns desses mesmos temas, olhando mais profundamente para o ministério autêntico do Espírito Santo. Ao fazermos isso, a magnificência gloriosa do verdadeiro produto será exaltada, enquanto os falsos pretextos de imitações contemporâneos ruirão através da comparação.

REDESCOBRINDO O ESPÍRITO SANTO

Se os capítulos anteriores demonstraram alguma coisa, foi que a Igreja de hoje necessita desesperadamente redescobrir a verdadeira pessoa e obra do Espírito Santo. A terceira pessoa da Trindade tem sido grosseiramente deturpada, insultada e entristecida por um movimento de falsificação que está sendo propagado em seu nome. Operando sob falsos pretextos e impelido por falsas profecias, a inundação carismática tem saturado rapidamente o vasto cenário cristão, e deixado um rastro de erro doutrinário e ruína espiritual. Está na hora daqueles que amam o Espírito Santo assumirem uma posição corajosa e enfrentarem qualquer erro que desonre o Espírito de Deus descarada e desrespeitosamente.

Já que uma verdadeira visão do Deus trino é essencial para a verdadeira adoração, uma compreensão exata do Espírito Santo é absolutamente vital. Como A.W. Tozer observou em sua obra clássica *The Knowledge of the Holy* [O conhecimento do Sagrado]:

> O que vem em nossas mentes quando pensamos em Deus é a coisa mais importante a nosso respeito. [...] A adoração é perfeita ou indigna na mesma medida que o adorador mantém pensamentos

elevados ou baixos sobre Deus. Por esta razão, a questão mais séria para a Igreja é sempre o próprio Deus, e o fato mais impressionante sobre qualquer homem não é o que ele é capaz de dizer ou fazer em um determinado momento, mas o que ele concebe, no fundo do seu coração, que seja Deus. Temos a tendência, por uma lei secreta da alma, de acreditar na nossa imagem mental de Deus. Isso é válido não só para o cristão individual, mas para o grupo de cristãos que compõe a Igreja. O que sempre é mais revelador sobre a Igreja é sua ideia sobre Deus.[1]

As palavras de Tozer são potentes e precisas. Nossa visão de Deus é a realidade fundamental em nosso pensamento, e isso engloba tudo o que acreditamos sobre o Espírito Santo. Pensar acertadamente sobre ele e sua obra é essencial para a nossa adoração, doutrina e aplicação adequada da teologia na conduta cotidiana.

Já notamos que a principal obra do Espírito Santo é conduzir as pessoas a Jesus Cristo (João 15:26; 16:14) — trazer os pecadores a um verdadeiro conhecimento do Salvador por meio do evangelho, adequando-os através das Escrituras à imagem gloriosa do Filho de Deus (2Coríntios 3:17-18). Assim, o foco de seu ministério é o Senhor Jesus, e os que são conduzidos e cheios do Espírito também devem estar centrados em Cristo. Mas isso não significa que devamos ignorar o que as Escrituras nos ensinam sobre o Espírito ou ficar de braços cruzados enquanto o seu santo nome é manchado por vigaristas espirituais. Deturpá-lo é difamar Deus.

O Espírito Santo é igual ao Pai e ao Filho em essência, majestade e poder. Mas o movimento carismático predominante zomba da sua verdadeira natureza, como se não houvesse consequências para tão flagrante blasfêmia. Infelizmente, muitos dentro do evangelicalismo observam a profanação acontecer silenciosamente. Se o Deus Pai ou o Deus Filho fossem ridicularizados desta forma, os evangélicos, certamente protestariam. Por que devemos ser menos veementes em relação à glória e à honra do Espírito?

Grande parte do problema, ao que parece, é que a Igreja moderna perdeu de vista a majestade divina do Espírito Santo. Enquanto os carismáticos tratam-no como uma força impessoal de energia arrebatadora, os evangélicos, geralmente, reduzem-no à caricatura de uma pomba da paz, muitas vezes retratada em capas de Bíblias e adesivos para carros — como se o Espírito do Todo-poderoso fosse um pássaro branco inofensivo que voa tranquilamente na brisa. Quem pensa dessa maneira precisa se arrepender e reler a Bíblia.

Embora ele tenha descido sobre Jesus em seu batismo na forma de uma pomba que voava baixo e pousava sobre ele, o Espírito Santo *não* é uma pomba. Ele é o Espírito onipotente, eterno, santo e glorioso do Deus vivo. Seu poder é infinito, sua presença inevitável, e sua pureza um fogo consumidor. Aqueles que o testarem enfrentarão um julgamento severo, como o que os contemporâneos de Noé experimentaram no Dilúvio (Gênesis 6:3). E aqueles que mentirem para ele enfrentarão a possibilidade real de morte iminente, como Ananias e Safira aprenderam da maneira mais difícil (Atos 5:3-5).

Em Juízes 15:14-15, foi o Espírito do Senhor que veio sobre Sansão quando ele matou mil filisteus com uma queixada de burro. E em Isaías 63:10, o profeta explica as graves consequências de se entristecer o Espírito Santo. Falando dos israelitas, Isaías escreveu: "Apesar disso, eles se revoltaram e entristeceram o seu Espírito Santo. Por isso ele se tornou inimigo deles, e lutou pessoalmente contra eles." Não poderia ter sido mais claro: tratar o Espírito Santo de forma irreverente é fazer de Deus inimigo! Será que as pessoas realmente pensam que podem depreciar o Espírito Santo e sair impunes?

O Espírito Santo é o poder de Deus em uma pessoa divina, atuando desde a criação até a consumação de tudo, em todas as circunstâncias (cf. Gênesis 1:2; Apocalipse 22:17). Ele é inteiramente Deus, possuindo todos os atributos de Deus, na plenitude que pertence a Deus. Não há nenhum sentido em ele ser um Deus reduzido. Ele participa plenamente de todas as obras de Deus. Ele é tão santo e poderoso quanto o Pai e tão gracioso e amoroso quanto o Filho. Ele é a perfeição divina em sua plenitude. Assim, ele é digno de nossa adoração, tanto quanto o Pai e o Filho. Charles Spurgeon, expressando sua própria paixão pela honra do Espírito, cobrou sua congregação com estas palavras:

Ao que crê: Querido irmão, honre o Espírito de Deus como honraria a Jesus Cristo se ele estivesse presente. Se Jesus Cristo morasse em sua casa, você não o ignoraria, você não faria sua rotina como se ele não estivesse lá. Não ignore a presença do Espírito Santo em sua alma. Rogo-lhe, não viva como se não tivesse ouvido falar da existência do

Espírito Santo. Faça adorações constantes a ele. Reverencie o augusto hóspede que tem tido o prazer de fazer do seu corpo sua morada sagrada. Ame-o, obedeça-o, adore-o.[2]

Se quisermos honrar o nosso hóspede divino, tratando-o com a reverência e o respeito real que lhe é devido, devemos discernir corretamente seu verdadeiro ministério — alinhando nossos corações, nossas mentes e nossas vontades com a sua maravilhosa obra.

O que o Espírito Santo está realmente fazendo no mundo hoje? Ele, que participou ativamente da criação do universo material (Gênesis 1:2) agora está focado na criação espiritual (cf. 2Coríntios 4:6). Ele produz a vida espiritual — regenera pecadores através do evangelho de Jesus Cristo e os transforma em filhos de Deus. Ele os santifica, equipa-os para o culto, produz frutos em suas vidas, e capacita-os para agradarem seu Salvador. Ele lhes garante a glória eterna e prepara-os para a vida no céu. A mesma fonte de energia explosiva que do nada trouxe o mundo à existência está atualmente trabalhando nos corações e nas vidas dos redimidos. E assim como a criação foi um milagre surpreendente, assim é toda a nova criação — conforme o Espírito sobrenaturalmente traz a salvação àqueles que de outra forma teriam sido condenados à ruína eterna. As pessoas que desejam ver milagres hoje devem parar de seguir falsos curandeiros e começar a se envolver com o evangelho bíblico. Ver um pecador morto espiritualmente ser vivificado em Cristo Jesus, pelo poder do Espírito, é testemunhar um milagre *atual* de Deus.

Neste capítulo, vamos considerar essa realidade maravilhosa. Ao fazermos isso, vamos descobrir seis aspectos da obra do Espírito na salvação — a partir de sua obra de convencimento ao chamar os pecadores à salvação até seu trabalho de selagem para garantir aos cristãos a glória eterna.[3]

O Espírito Santo convence os incrédulos do pecado

No Cenáculo, às vésperas de sua crucificação, o Senhor Jesus confortou seus discípulos, prometendo-lhes que, depois de sua ascensão, ele enviaria o Espírito Santo para ministrar neles e através deles. Como ele disse aos seus pesarosos seguidores: "Eu afirmo que é para o bem de vocês que eu vou. Se eu não for, o Conselheiro não virá para

Fogo estranho   207

vocês; mas se eu for, eu o enviarei" (João 16:7). Os discípulos devem ter se perguntado: "Como pode haver algo melhor do que ter o Filho de Deus encarnado fisicamente presente no meio de nós?" No entanto, Jesus insistiu que seria um benefício para eles que ele subisse ao céu e o Espírito Santo viesse.

O Senhor continuou, explicando a obra vital que o Espírito Santo faria — dando poder à proclamação do evangelho pelos apóstolos quando saíssem para pregar a verdade da salvação a um mundo hostil. O Espírito iria à frente deles, impulsionando sua pregação nos corações daqueles que ouviriam e creriam em sua mensagem. O Senhor explicou desta forma: "Quando ele vier, convencerá o mundo do pecado, da justiça e do juízo. Do pecado, porque os homens não creem em mim; da justiça, porque vou para o Pai, e vocês não me verão mais; e do juízo, porque o príncipe deste mundo já está condenado" (João 16:8-11).

Em geral, a chamada externa do evangelho segue adiante, através da pregação da mensagem da salvação, incrédulos no mundo são confrontados com a realidade de seus pecados e as consequências de sua incredulidade. Para aqueles que rejeitam o evangelho, a obra de convencimento do Espírito Santo pode ser comparada a de um promotor. Ele os condena à medida em que eles se tornam culpados diante de Deus e são, portanto, condenados eternamente (João 3:18). A obra de convencimento do Espírito não é a de fazer com que os pecadores que não se arrependeram se sintam mal, mas a de entregar um veredicto legal contra eles. Ela inclui uma acusação completa de seus crimes cruéis, com provas irrefutáveis e uma sentença de morte.

No entanto, àqueles a quem o Espírito atrai para o Salvador, seu trabalho condenatório é uma obra de convencimento, enquanto ele ouve suas consciências e os fere emocionalmente. Assim, para os eleitos, esta obra de condenação é o início da salvação de Deus, um chamado eficaz.

As palavras do nosso Senhor indicam que o ministério de convencimento do Espírito Santo engloba três áreas. Em primeiro lugar, ele convence o não redimido de seus pecados, expondo-o à realidade de sua condição miserável diante de Deus. Em particular, ele convence os pecadores de sua incredulidade para com o evangelho — uma vez que, como Jesus explicou: "Porque os homens não creem em mim" (João 16:9). A resposta natural das mulheres e dos homens caídos é rejeitar a pessoa e a obra do Senhor Jesus Cristo. Mas o Espírito confronta a insensível incredulidade do mundo.

Em segundo lugar, o Espírito Santo convence os incrédulos da justiça — confrontando-os com a verdade do *santo padrão* de Deus e da *perfeita justiça* de Jesus Cristo. Nas palavras de um comentarista: "O mundo se disfarça de justo e suprime qualquer prova em contrário, e tal comportamento requer que o Espírito exponha sua culpa."[4] Ao rasgar a fachada da falsa moral novamente, o Espírito expõe a verdadeira condição daqueles que ficaram aquém dos requisitos perfeitos de Deus. Então, ele direciona os olhos deles para examinar a justiça infalível de Jesus Cristo — o Cordeiro imaculado de Deus.

Em terceiro lugar, o Espírito Santo convence os pecadores de que as consequências do julgamento divino são justas e necessárias — ou seja, que os pecadores um dia serão julgados da mesma forma que "o príncipe deste mundo já está condenado" (v. 11). Assim como Satanás está condenado à ruína eterna, depois de ter sido derrotado na cruz, também estão sob o julgamento de Deus todos os que fazem parte do domínio de Satanás — e seu julgamento não é apenas moralmente justificável, mas é o único recurso de uma divindade justa. Como o autor de Hebreus explica, aquele que "pisou aos pés o Filho de Deus", por desrespeitar a oferta graciosa do evangelho "insultou o Espírito da graça" e acumula para si castigo severo (cf. Hebreus 10:29). Assim, "terrível coisa é cair nas mãos do Deus vivo" (v. 31). Avisar os incrédulos da realidade do julgamento futuro é, ao mesmo tempo, uma temerosa e graciosa obra do Espírito, alertando-os para as terríveis consequências que esperam todos os que não se arrependerem.

Como as palavras de Jesus demonstram, era essencial que os discípulos compreendessem esse ministério do Espírito Santo. Por quê? Sendo os comissionados para alcançar os pecadores com uma mensagem que o mundo iria rejeitar violentamente (João 15:18-25), os apóstolos precisavam saber que o Espírito Santo iria acompanhar a pregação deles com o seu poder. À medida que eles confrontavam a incredulidade dos pecadores, exaltando a justiça de Cristo, e avisavam sobre o julgamento de Deus, o Espírito Santo iria convencer os corações daqueles que ouviam e converteria os eleitos.

Esse ministério foi vividamente ilustrado no dia de Pentecostes, depois que Pedro pregou sua poderosa mensagem do evangelho.

Lucas registra a resposta da multidão: "Quando ouviram isso, ficaram aflitos em seu coração e perguntaram a Pedro e aos outros apóstolos: 'Irmãos, o que faremos?'" (Atos 2:37). Seus corações foram trespassados pela verdade; e para 3 mil pessoas naquela multidão o trabalho de convicção do Espírito fazia parte de sua obra de regeneração em seus corações (v. 31).

Dois milênios depois, a nossa mensagem para o mundo perdido deveria espelhar os mesmos temas — com uma ênfase na morte espiritual, na verdadeira justiça e no juízo divino. É bem verdade que pregar sobre a depravação humana, a santidade de Deus e o castigo eterno não é popular, especialmente em uma sociedade pós-moderna que celebra a tolerância. Mas é o único ministério outorgado pelo Espírito Santo. Ele é o poder por trás da pregação do evangelho (1Pedro 1:12), usando a sua Palavra para atrair os pecadores ao Salvador e regenerá-los.

Arthur W. Pink disse o seguinte: "Ninguém nunca será *atraído para Cristo* exceto pela simples pregação; [...] primeiro deve haver as operações sobrenaturais do Espírito para abrir o coração do pecador *para receber* a mensagem!"[5] À medida que proclamamos a verdade das Escrituras, o Espírito de Deus usa isso para penetrar os corações dos não redimidos, convencendo-os da verdade e convertendo-os de filhos da ira em filhos de Deus (Hebreus 4:12; 1João 5:6).

O Espírito Santo regenera corações pecaminosos

O chamado eficaz dos eleitos começa pelo trabalho de convencimento do Espírito, à medida que ele desperta a consciência para a realidade do pecado, da justiça e do juízo. Mas ele não para por aí. O coração incrédulo deve ser vivificado — transformado, purificado, e renovado (Efésios 2:4). O Espírito Santo é quem regenera os pecadores, de modo que os que anteriormente eram pobres miseráveis renasçam como novas criaturas em Cristo (2Coríntios 5:17).

Como Paulo explicou em sua carta a Tito (3:4-7):

Quando, da parte de Deus, nosso Salvador, se manifestaram a bondade e o amor pelos homens, não por causa de atos de justiça por nós praticados, mas devido à sua misericórdia, ele nos salvou pelo lavar regenerador e renovador do Espírito Santo, que ele derramou sobre nós generosamente, por meio de Jesus Cristo, nosso Salvador. Ele o fez a fim de que, justificados por sua graça, nos tornemos seus herdeiros, tendo a esperança da vida eterna.

Em João 3, o Senhor Jesus explicou esse aspecto do ministério do Espírito, dizendo a Nicodemos que, a fim de ser salvo, o pecador deveria nascer de novo. Perplexo com as implicações dessa verdade, Nicodemos perguntou: "Como alguém pode nascer, sendo velho? É claro que não pode entrar pela segunda vez no ventre de sua mãe e renascer?" (v. 4). Jesus respondeu com as seguintes palavras:

Digo a verdade: Ninguém pode entrar no reino de Deus se não nascer da água e do Espírito. O que nasce da carne é carne, mas o que nasce do Espírito é espírito. Não se surpreenda pelo fato de eu ter dito: É necessário que vocês nasçam de novo. O vento sopra onde quer. Você o escuta, mas não pode dizer de onde vem nem para onde vai. Assim acontece com todos os nascidos do Espírito (vv. 5-8).

Como as palavras do Senhor deixam claro, a obra de regeneração é prerrogativa soberana do Espírito. No plano físico, os bebês não concebem a si mesmos. Da mesma forma no reino espiritual, os pecadores não iniciam ou realizam o seu próprio renascimento — a regeneração é a obra exclusiva do Espírito.

A expressão "nascer de novo" também pode ser traduzida como "nascer do alto", e as duas traduções exprimem a verdade da afirmação de Jesus. A fim de serem salvos, os pecadores devem ter a experiência de um nascimento completamente novo, de origem celestial, no qual são radicalmente transformados pelo Espírito de Deus. Afinal, ele é Deus que "conforme a sua grande misericórdia, ele nos regenerou para uma esperança viva, por meio da ressurreição de Jesus Cristo dentre os mortos" (1Pedro 1:3).

Como Jesus explicou a Nicodemos, o Reino da salvação não pode ser conquistado através do esforço humano ou da autojustificação. Somente os que são nascidos do alto podem ser salvos. Mesmo alguém altamente respeitado e externamente religioso como Nicodemos — um dos estudiosos das Escrituras mais conhecido em Israel — não poderia contribuir em nada para sua salvação. Do ponto de vista de Deus, todos os esforços do pecador são como trapo imundo (Isaías 64:6).

Fogo estranho   211

Tudo o que o pecador pode fazer é clamar a Deus por misericórdia, como o coletor de impostos em Lucas 18:13-14. Ele não pode salvar a si mesmo, por isso deve se apoiar completamente na graça e na compaixão do Salvador. A promessa das Escrituras é que todos os que vêm a Cristo com fé verdadeira — abandonando o pecado e voltando-se para ele — será salvo (Romanos 10:9-10). Como o próprio Senhor prometeu em João 6:37: "Todo aquele que o Pai me der virá a mim, e quem vier eu jamais rejeitarei."

A obra de regeneração do Espírito dá ao pecador um novo coração (Ezequiel 36:26-27), com o qual ele é capaz de ter amor genuíno por Deus e obediência sincera a Cristo (cf. João 14:15). O fruto dessa transformação será evidenciado em uma vida transformada, manifestando-se em frutos de arrependimento (Mateus 3:8) e do Espírito: "Amor, alegria, paz, paciência, amabilidade, bondade, fidelidade, mansidão, domínio próprio" (Gálatas 5:22-23). Para realizar essa obra milagrosa, o Espírito usa a sua Palavra. Assim, Tiago 1:18 diz de Deus: "Por sua decisão ele nos gerou pela palavra da verdade, a fim de sermos como os primeiros frutos de tudo o que ele criou." No momento da salvação, Deus usou a sua Palavra para convencer os nossos corações e nos trazer à vida, de tal forma que somos agora novas criaturas em Cristo.

A regeneração é uma transformação da natureza de uma pessoa, no momento em que é doada ao cristão uma vida nova, limpa, e permanentemente separada do pecado (cf. 2Tessalonicenses 2:13). Aqueles que anteriormente agiam segundo a carne agora operam segundo o Espírito (Romanos 8:5-11). Embora estivessem mortos, eles foram vivificados, tornando-se habitação do próprio Espírito que ressuscitou a Cristo Jesus dentre os mortos (v. 10; cf 6:11). O Espírito da vida veio sobre eles, capacitando-os a resistir a tentação e viver em justiça. Isso é o que significa ser "nascido do Espírito" (João 3:8).

O Espírito Santo leva os pecadores ao arrependimento

Não pode haver arrependimento ou fé até que o coração seja recriado. Mas no momento da regeneração o Espírito Santo concede aos pecadores arrependidos o dom da fé, trazendo-os para a fé salvadora em Cristo e permitindo que eles se afastem do pecado. O resultado é uma surpreendente conversão.

A vívida ilustração disso é encontrada em Atos 11:15-18, onde Pedro relatou a conversão de Cornélio aos outros apóstolos em Jerusalém:

"Quando comecei a falar, o Espírito Santo desceu sobre eles, como sobre nós no princípio. Então me lembrei do que o Senhor tinha dito: 'João batizou com água, mas vocês serão batizados com o Espírito Santo.' Se, pois, Deus lhes deu o mesmo dom que nos tinha dado quando cremos no Senhor Jesus Cristo, quem era eu para pensar em opor-me a Deus?" Ouvindo isso, não apresentaram mais objeções e louvaram a Deus, dizendo: "Então, Deus concedeu arrependimento para a vida até mesmo aos gentios!"

Como Pedro e os outros perceberam, a prova incontestável de que Cornélio e sua família tinham realmente se arrependido foi que eles tinham recebido o Espírito Santo. Eles estavam convictos de seus pecados; seus corações foram regenerados; seus olhos foram abertos para a verdade da pregação de Pedro; e eles receberam o dom do arrependimento e da fé (cf. Efésios 2:8; 2Timóteo 2:25) — tudo isso foi obra do Espírito Santo.

O capítulo 8 de Romanos se destaca como uma das mais ricas revelações bíblicas sobre o ministério do Espírito Santo na vida do cristão. Esse capítulo poderoso começa com palavras profundas de verdadeira salvação: "Portanto, agora, nenhuma condenação há para os que estão em Cristo Jesus, que não andam segundo a carne, mas segundo o espírito. Porque a lei do Espírito de vida, em Cristo Jesus, me livrou da lei do pecado e da morte" (ARC). A maioria dos cristãos memorizaram esses versículos; mas, como muitos têm reconhecido o papel do Espírito Santo na ação divina da salvação? É o Espírito da vida que liberta os redimidos da lei do pecado e da morte, transformando os que eram escravos do pecado em amantes da justiça.

Em Romanos 8:3-4, Paulo deixa claro que o Espírito Santo não só liberta os cristãos do poder do pecado, mas também lhes permite viver de uma forma que agrade a Deus. Como resultado, eles são capazes de apresentar frutos de arrependimento (Mateus 3:8) e o fruto do Espírito (Gálatas 5:21-22). Vamos discutir o papel do Espírito Santo em nossa santificação no próximo capítulo. Mas é importante ressaltar, no contexto da salvação, que o Espírito Santo converte pecadores convencendo seus corações — dando-lhes vida, o que lhes permite que se arrependam e creiam no evangelho.

O Espírito Santo concede a comunhão com Deus

Em João 17:3, o Senhor Jesus define a vida eterna com as seguintes palavras: "Esta é a vida eterna: que te conheçam, o único Deus verdadeiro, e a Jesus Cristo, a quem enviaste." A comunhão com Deus por meio de Cristo é o cerne da salvação, e é o Espírito Santo que permite que os cristãos desfrutem dessa comunhão íntima.

Em Colossenses 1:13-14, Paulo explica que Deus, o Pai "nos tirou da potestade das trevas e nos transportou para o Reino do Filho do seu amor, em quem temos a redenção pelo seu sangue, a saber, a remissão dos pecados" (ARC). Recebemos uma visão mais aprofundada da natureza dessa transferência em Romanos 8:14-17, onde Paulo usa a metáfora de uma família, em vez de um reino. Ele escreveu:

> Todos os que são guiados pelo Espírito de Deus são filhos de Deus. Pois vocês não receberam um espírito que os escravize para novamente temerem, mas receberam o Espírito que os torna filhos por adoção, por meio do qual clamamos: "Aba, Pai." O próprio Espírito testemunha ao nosso espírito que somos filhos de Deus. Se somos filhos, então somos herdeiros; herdeiros de Deus e co-herdeiros com Cristo, se de fato participamos dos seus sofrimentos, para que também participemos da sua glória.

Assim, não são apenas cidadãos de um novo reino (Filipenses 3:20), mas membros de uma nova família! Por meio do Espírito de adoção, temos recebido o imenso privilégio de fazermos parte da família de Deus. Podemos inclusive tratar o Criador onipotente do universo com um termo afetuoso de tratamento familiar, "Aba", ou "Pai". O Espírito nos liberta do medo e do pavor que um pecador teria naturalmente ao se aproximar do santo Deus. Como crianças pequenas, podemos correr ansiosamente para a presença do Todo-poderoso e falar com nosso Pai intimamente.

O Espírito produz uma atitude de profundo amor por Deus nos corações dos que nasceram de novo. Eles se sentem atraídos a Deus, não com medo dele. Anseiam por ter comunhão com ele — para meditar em sua Palavra e estar com ele em oração. Eles lançam suas preocupações livremente sobre ele, e confessam abertamente os seus pecados, sem medo, sabendo que tudo foi coberto por sua graça através do sacrifício de Cristo. Assim, o Espírito torna possível aos cristãos desfrutarem da comunhão com Deus, não mais com medo de seu julgamento ou de sua ira (1João 4:18). Consequentemente, os cristãos podem cantar hinos sobre a santidade e a glória de Deus, sem se encolher de medo — sabendo que foram seguramente adotados na família de seu Pai celestial.

O Espírito Santo também capacita os cristãos a desfrutarem de comunhão com todos os outros cristãos. Todo filho de Deus é imediatamente batizado pelo Espírito no Corpo de Cristo no momento da salvação (1Coríntios 12:13). E é nesse corpo da Igreja que o Espírito soberanamente concede a cada cristão toda a habilitação necessária para ministrar aos outros (v. 7). Enquanto os dons extraordinários (como profecia, línguas, e cura) limitaram-se à época apostólica da história da Igreja, o Espírito ainda concede ao seu povo o ensinamento, e dons para a edificação da Igreja (cf. Romanos 12:3-8; 1Coríntios 12—14). A rica comunhão interpessoal que os cristãos desfrutam na igreja só é possível por causa da profunda comunhão que partilham no Senhor Jesus Cristo. O Espírito Santo permite as duas coisas — permite que os que desfrutam da comunhão com Deus também desfrutem "a unidade do Espírito" uns com os outros (Efésios 4:3).

O Espírito Santo habita no cristão

Pela salvação, o Espírito Santo não só regenera o pecador e transmite a fé salvadora, mas também reside permanentemente na vida do novo cristão. O apóstolo Paulo explicou isso desta forma, em Romanos 8:9: "Vocês não estão sob o domínio da carne, mas do Espírito, *se de fato o Espírito de Deus habita em vocês. E, se alguém não tem o Espírito de Cristo, não pertence a Cristo.*" De uma maneira maravilhosa e incompreensível, o Espírito de Deus habita na vida de cada pessoa que confia em Jesus Cristo.

A vida em Jesus Cristo é diferente, porque o Espírito de Deus está agora dentro de nós, para nos capacitar, equipar para o ministério, e ministrar através dos dons que ele nos deu. O Espírito Santo é nosso Consolador e Auxiliador. Ele nos protege, fortalece e encoraja. Na verdade, a prova fundamental da verdadeira salvação é a presença interior do Espírito de Deus — o fruto dessa moradia é visto no fato de que os cristãos não andam segundo a carne, mas segundo o Espírito (cf. Gálatas 5:19-22).

Em 1Coríntios 3:16, Paulo perguntou aos cristãos de Corinto: "Vocês não sabem que são santuário de Deus e que o Espírito de Deus habita em vocês?" Alguns capítulos depois, enquanto os advertia para evitar a imoralidade sexual, lembrou-lhes de novo: "Acaso não sabem que o corpo de vocês é santuário do Espírito Santo que habita em vocês, que lhes foi dado por Deus, e que vocês não são de vocês mesmos? Vocês foram comprados por alto preço. Portanto, glorifiquem a Deus com seu próprio corpo" (1Coríntios 6:19-20). A realidade da presença interior do Espírito implicou numa mudança de vida em relação ao modo em que viviam (cf. 1Coríntios 12:13).

É importante ressaltar que não tem como um verdadeiro cristão não possuir o Espírito Santo. É um erro terrível — um erro tragicamente promovido por muitos dentro do pentecostalismo — a afirmação de que uma pessoa poderia de alguma forma ser salva e ainda não ter recebido o Espírito Santo. Separado da obra do Espírito, ninguém poderia ser outra coisa senão um pecador miserável. Repetindo a declaração de Paulo em Romanos 8:9: "Se alguém não tem o Espírito de Cristo, não pertence a Cristo." Simplificando, os que não possuem o Espírito Santo não pertencem a Cristo. Os verdadeiros cristãos — pessoas em quem o Espírito Santo passou a residir — pensam, falam e agem de forma diferente. Eles não são mais caracterizados por um amor pelo mundo. Em vez disso, eles amam as coisas de Deus. Essa transformação é uma prova do poder do Espírito em ação na vida daqueles em quem ele habita.

O Espírito Santo sela a salvação para sempre

A Bíblia deixa claro que os pecadores que são resgatados nunca perdem a sua salvação. A corrente inquebrável de Romanos 8:30 indica que todos aqueles a quem Deus justifica ele glorificará. Como o próprio Senhor Jesus disse: "As minhas ovelhas ouvem a minha voz; eu as conheço, e elas me seguem. Eu lhes dou a vida eterna, e elas jamais perecerão; ninguém as poderá arrancar da minha mão. Meu Pai, que as deu para mim, é maior do que todos; ninguém as pode arrancar da mão de meu Pai" (João 10:27-29).

O apóstolo Paulo repetiu essa grande realidade no final de Romanos 8, onde escreveu: "Estou convencido de que nem morte nem vida, nem anjos nem demônios, nem o presente nem o futuro, nem quaisquer poderes, nem altura nem profundidade, nem qualquer outra coisa na criação será capaz de nos separar do amor de Deus que está em Cristo Jesus, nosso Senhor" (vv. 38-39). Nenhuma pessoa ou força, nunca, poderá romper o vínculo de comunhão entre Deus e os que pertencem a ele.

O próprio Espírito Santo garante esse fato pessoalmente. Como Paulo disse aos efésios: "Quando vocês ouviram e creram na palavra da verdade, o evangelho que os salvou, vocês foram selados em Cristo com o Espírito Santo da promessa, que é a garantia da nossa herança até a redenção daqueles que pertencem a Deus, para o louvor da sua glória" (Efésios 1:13-14). Os cristãos estão selados pelo Espírito Santo até o dia da redenção. Ele assegura-lhes a glória eterna.

A selagem a que Paulo se refere envolvia uma marca oficial de identificação colocada em uma carta, contrato ou outro documento oficial. Geralmente o selo era feito colocando cera quente sobre o documento e, em seguida, pressionando-a com um anel de carimbo. Como resultado, o selo representava oficialmente a autoridade da pessoa a quem ele pertencia.

Um selo romano transmitia autenticidade, segurança, posse e autoridade. E o Espírito de Deus representa essas mesmas realidades na vida de seus filhos. Aqueles que receberam o Espírito Santo podem ter certeza de que são verdadeiramente salvos (autenticidade) e que a sua salvação nunca pode ser perdida ou roubada (segurança). Além disso, a presença do Espírito em suas vidas demonstra que Deus é o seu Senhor e Mestre (posse). À medida que são guiados pelo Espírito, eles manifestarão uma vida de obediência submissa a Cristo (autoridade). Tudo isso faz parte do trabalho de selagem do Espírito.

Não só o Espírito testemunha que os cristãos são filhos de Deus (Romanos 8:16), mas ele também garante que nunca serão retirados da família. Além disso, ele garante a sua futura ressurreição para a vida. Como Romanos 8:11 explica: "Se o Espírito daquele que ressuscitou Jesus dos mortos habita em vocês, aquele que ressuscitou a Cristo dentre os mortos também dará vida a seus corpos mortais, por meio do seu Espírito, que habita em vocês."

Infelizmente, muitos grupos carismáticos distanciaram-se completamente desse verdadeiro ministério do Espírito Santo. No lugar de descansarem na segurança do Espírito, ensinam que os cristãos podem perder sua salvação. Como consequência, essas pessoas vivem com o medo constante de um futuro incerto e negam a honra ao Espírito Santo, que mantém os cristãos seguros.

Que liberdade e alegria há em descobrir que o verdadeiro ministério do Espírito sela os que pertencem a ele! Afinal, a realidade da vida em um mundo caído é que todos vamos morrer um dia. Mas o dia de nossa morte será melhor do que o dia do nosso nascimento, porque na primeira vez nascemos em pecado. Mas quando morrermos, despertaremos para a presença gloriosa de Cristo (cf. 2Coríntios 5:8). E no dia da ressurreição, o Espírito Santo irá levantar os cristãos dentre os mortos, dando-lhes novos corpos glorificados que habitarão para sempre na Nova Terra (2Pedro 3:13; Apocalipse 21:1,22-27).

Alegrem-se na obra salvadora do Espírito

O Espírito Santo está envolvido em cada aspecto da salvação — da justificação (1Coríntios 6:11) e santificação (Gálatas 5:18-23), até a glorificação (Romanos 8:11). No entanto, de maneiras específicas e únicas, a Bíblia destaca sua obra de convencimento, regeneração, conversão, adoção, habitação e segurança.[6]

Como aqueles que foram redimidos, a nossa resposta para o milagre da salvação deve ser uma adoração reverente — exaltando cada pessoa da Trindade por sua parte no desenrolar da gloriosa redenção. É correto adorar o Pai por nos eleger amorosamente, predestinando--nos para a salvação desde antes da fundação do mundo. É correto adorar o Filho por seu sacrifício perfeito, fornecendo os meios através dos quais os homens e as mulheres caídos podem ser reconciliados com Deus. E é igualmente exigido que nós adoremos o Espírito Santo por seu papel ativo na salvação dos pecadores, dando vida aos corações mortos e visão para os olhos espiritualmente cegos.

Como o puritano Thomas Goodwin tão eloquentemente afirmou:

A comunhão e conversa de um homem é [...] por vezes com o Pai, em seguida, com o Filho e com o Espírito Santo; às vezes o seu coração é levado a considerar o amor do Pai ao nos escolher, e, em seguida, o amor de Cristo em nos redimir, e, do mesmo modo, o amor do Espírito Santo, que sonda as profundezas de Deus, e as revela a nós, e leva todas as dores conosco; e assim o homem vai de um testemunho a outro distintamente. [Garantia] não é um conhecimento por meio de argumentos ou deduções, pelo qual podemos inferir que, se um deles me ama, em seguida o outro vai me amar, mas isso ocorre de forma intuitiva, se posso expressá-lo assim, e nunca devemos estar satisfeitos até que todas as três pessoas estejam no mesmo nível em nós, e todos fizerem sua morada em nós, e sentarmo-nos como se estivéssemos no meio deles, enquanto todos eles manifestam o seu amor por nós.[7]

Embora tenha vivido no século XVII, a perspectiva de Goodwin ainda é fundamental para a igreja atual. Os cristãos precisam entender a obra de cada pessoa da Trindade, a fim de adorar a Deus mais plenamente. Tomando emprestado as palavras de Goodwin, "nós nunca devemos estar satisfeitos até que todas as três pessoas estejam no mesmo nível em nós". Que bela maneira de expressar essa verdade sublime — que devemos "sentarmo-nos como se estivéssemos no meio deles" e meditar com admiração sobre o insondável amor que nos foi mostrado pelo Pai, pelo Filho e pelo Espírito Santo. Tais reflexões gloriosas são a substância da verdadeira adoração.

Não é necessário dizer que tais reflexões superam qualquer tipo de êxtase irracional ou experiência carismática sem sentido. Ambos podem invocar uma resposta emocional, mas apenas uma está fundamentada na verdade. Uma adoração verdadeira exige que seja em espírito e em verdade (João 4:23). Qualquer coisa menos do que isso é uma falsificação desrespeitosa.

CAPÍTULO 10

O ESPÍRITO E A SANTIFICAÇÃO

O que significa ser cheio do Espírito? E quais são as realidades manifestas que marcam a vida cristã cheia do Espírito? Neste capítulo vamos procurar responder a essas perguntas com a Palavra de Deus. Mas, primeiro, vamos examinar a abordagem carismática. Como aqueles que afirmam ter o principal, se não exclusivo, direito ao título de "cristãos cheios do Espírito", carismáticos invariavelmente definem o preenchimento pelo Espírito em termos de experiências de êxtase. Uma explicação comum, especialmente dos pentecostais clássicos, estaria centrada no moderno falar em línguas. Nas palavras de um autor pentecostal: "Quando estamos cheios do Espírito, a manifestação exterior deste dom é o falar em línguas."[1] No entanto, como vimos no capítulo 7, o "dom" contemporâneo de línguas é uma falsificação sem sentido, que não tem nada a ver com o verdadeiro dom de línguas descrito no Novo Testamento. Carismáticos erram quando associam o ser cheio do Espírito com o falar confuso.

É claro que o falar em línguas não é o único suposto sinal de estar cheio do Espírito sob o paradigma carismático, nem é o mais impressionante. Ainda mais impressionante é "descansar no Espírito" ou "cair sob o poder do Espírito", um fenômeno também conhecido como "ser arrebatado no Espírito". Aqueles que estão *arrebatados* apresentam um comportamento de transe, geralmente caindo de costas no chão como uma pessoa morta. Em outras ocasiões, os "dominados pelo Espírito" respondem com riso incontrolável, gritando como animais, com espasmos irregulares e sintomas bizarros de intoxicação.[2] Nenhum comportamento é considerado muito extravagante de modo a impedir que seja creditado como "caindo" no poder do Espírito Santo.

Convencidos de que seja o resultado de estar cheio do Espírito Santo, carismáticos entusiasticamente endossam a prática de "cair no Espírito". A literatura carismática está repleta de exemplos do fenômeno, todos apresentados sob uma ótica positiva. Aqui está um exemplo típico:

Pedimos que o Espírito Santo viesse e o enchesse de novo. De repente, aconteceu. James caiu no chão, rolando e chorando e apertando as mãos sobre o rosto. O Espírito Santo veio em uma poderosa enxurrada de poder, correndo para os lugares feridos, e enchendo-o de sua glória. James riu. Chorou. [...] Seu rosto ficou vermelho de glória e seu corpo tremia sob o poder de Deus. E quando finalmente levantou do chão, como no dia de Pentecostes, ele estava embriagado com o Espírito Santo.[3]

Outras descrições são igualmente coloridas. Um leigo pentecostal relata entusiasticamente que — sob a suposta influência do Espírito — acabou deitado no chão, proferindo um discurso em êxtase e deslizando sob os bancos da igreja, até que finalmente chegou ao saguão.[4] Um curandeiro católico carismático afirma que, em uma de suas reuniões, uma mulher cega "caiu" no Espírito junto com seu cão-guia, um pastor-alemão![5] Uma profetisa carismática lembra de estar deitada no chão em uma reunião da igreja, constrangida pelo fato de estar rindo incontrolavelmente, depois que foi "devastada" por uma onda de poder do Espírito Santo.[6] E um pastor da Terceira Onda relata um culto de adoração em que mais de uma centena de pessoas foram inesperadamente derrubadas. Ele escreveu: "Quando as pessoas chegaram para o segundo culto, elas não podiam acreditar no que viam. Corpos, dominados por Deus, estavam espalhados pelo chão. Algumas pessoas estavam rindo; algumas estavam tremendo."[7]

Benny Hinn, que incorpora o "cair" em suas reuniões de cura, oferece relatos semelhantes. Refletindo sobre uma cruzada de milagres de três dias na América do Sul, Hinn escreveu:

No meio da minha mensagem eu senti o poder do movimento do Espírito Santo durante o culto. Senti sua presença, parei de pregar, e disse ao povo: "Ele está aqui!" Os ministros sobre o palco e as pessoas na plateia sentiram a mesma coisa — era como uma rajada de vento que entrou e agitou aquele lugar. As pessoas ficaram de pé em uma explosão espontânea de louvor. Mas elas não ficaram assim por muito tempo. As pessoas começaram a desmoronar por todos os lados e caíram no chão, sob o poder do Espírito Santo.[8]

A respeito de outra reunião, Hinn relatou: "Centenas de pessoas se apertavam no local naquela noite. Depois de uma breve mensagem, o Espírito me levou a chamar as pessoas à frente. Os primeiros a responder foram seis grandes e robustos holandeses; eles eram mais altos que eu. Orei, e *bum*, eles caíram — todos eles!"[9]

Cair no chão rindo descontroladamente, balbuciando coisas sem sentido, e agindo como um bêbado, isso é o que parece ser um cristão cheio do Espírito Santo? E quanto aos relatos de pessoas que ficaram congeladas como estátuas por dias, ou aqueles que supostamente levitaram na igreja, sob o suposto poder do Espírito?[10] Embora carismáticos associem esse tipo de comportamento hipnótico com o Espírito Santo, a verdade é que isso não tem nada a ver com ele. As Escrituras estão repletas de avisos sobre sinais e maravilhas fraudulentos.

Jesus disse: "Aparecerão falsos cristos e falsos profetas que realizarão grandes sinais e maravilhas para, se possível, enganar até os eleitos. Vejam que eu os avisei antecipadamente" (Mateus 24:24, cf 7:22; Marcos 13:22; 2Tessalonicenses 2:7-9; Apocalipse 13:13-14). Jesus obviamente esperava que levássemos esses avisos a sério e nos precavêssemos contra o tipo de prática que Benny Hinn e outros carismáticos "fazedores" de milagres deliberadamente adotaram.

Como vimos, as versões carismáticas modernas de profecia, línguas e cura são todas formas falsificadas dos verdadeiros dons bíblicos. Mas o "cair no Espírito" é uma invenção carismática moderna. A prática não é mencionada em nenhum lugar da Escritura, não tem fundamentação bíblica. O fenômeno moderno tornou-se um espetáculo tão comum e popular que o típico carismático atual toma isso como permitido, supondo que isso deve ter algum tipo de origem bíblica ou histórica. Mas esse fenômeno não está apenas completamente ausente do relato bíblico da Igreja primitiva; ele não tem nada a ver com o Espírito Santo.

Os carismáticos às vezes tentam defender a prática, apontando para lugares nas Escrituras onde as pessoas prostraram-se diante do

Senhor (como as pessoas que vieram para prender Jesus [João 18], ou Paulo na estrada de Damasco [Atos 9:4], ou João, quando viu Cristo Cristo ressuscitado em glória [Apocalipse 1:17]). Mas esses exemplos não têm nada a ver com o fenômeno moderno de "cair no espírito".[11] Até o pró-carismático *Dictionary of Pentecostal and Charismatic Movements* [Dicionário dos Movimentos Pentecostal e Carismático] reconhece esse fato: "Todo um batalhão de provas textuais das Escritura são utilizadas para apoiar a legitimidade do fenômeno, embora as Escrituras claramente não ofereçam suporte para o fenômeno como algo a ser esperado na vida cristã normal."[12]

Um exame das supostas provas textuais — passagens em que uma pessoa ou grupo de pessoas caiu na presença da glória de Deus — evidencia pelo menos três diferenças significativas entre os incidentes bíblicos e o fenômeno moderno. Primeiro, quando as pessoas na Bíblia caíram na presença da glória de Deus, não havia intermediários envolvidos, como há nos cultos carismáticos contemporâneos. Foi Deus (Gênesis 17:3; 1Reis 8:10-11), o Senhor Jesus Cristo (Mateus 17:6, Atos 26:14) ou, ocasionalmente, um anjo (Daniel 8:17; 10:8-11) que interagiu diretamente com os homens, enchendo-os com a glória celestial de tal forma que eles caíram no chão.[13]

Em segundo lugar, tais encontros ocorreram muito raramente. No Novo Testamento, além de alguns dos apóstolos (que caíram sobre os seus rostos em reverente adoração — cf. Mateus 17:6; Apocalipse 1:17), apenas os incrédulos foram derrubados depois de terem sido confrontados com a glória de Cristo (João 18:1-11; cf. Atos 9:4). Tais nocautes nunca são apresentados nas Escrituras como a experiência normal de cristãos. Nem esses relatos fornecem um paralelo com o estar "caído", como a exibição carismática moderna.

Em terceiro lugar, e talvez o mais importante, o Novo Testamento apresenta o comportamento dos que possuem o Espírito como uma demonstração de autocontrole (Gálatas 5:22-23; 1Coríntios 14:32), a manutenção de uma vigilância que examina tudo atentamente (1Pedro 1:13; 5:8), e a promoção da ordem na igreja (1Coríntios 14:40). Obviamente, ter corpos estendidos pelo chão, em diferentes estágios de catalepsia, não produz qualquer uma dessas qualidades que honram a Deus, muito pelo contrário.

O fenômeno moderno é abraçado por um movimento que define a espiritualidade em termos de comportamentos que ignoram ou

Fogo estranho 223

transcendem a racionalidade — de tal forma que convulsões, hipnose e histeria são todos promovidos como uma verdadeira obra do Espírito. Mas isso não é obra de Deus. Não existe nenhum precedente bíblico para a noção moderna de "cair no Espírito" — a não ser, é claro, que seja permitida uma exceção para Ananias e Safira, que foram literalmente mortos por ele por fraude premeditada (Atos 5:5,10).

Na realidade, o torpor que caracteriza o fenômeno carismático moderno espelha práticas mais pagãs do que cristãs.[14] Paralelos com essa prática podem ser facilmente encontrados em falsas religiões e seitas. Como Hank Hanegraaff explica:

> O fenômeno "cair no espírito" tem mais em comum com o ocultismo do que com uma cosmovisão bíblica. Como o popular praticante do "cair no espírito" Francis MacNutt confessa abertamente em seu livro *Overcome by the Spirit* [Dominado pelo Espírito], o fenômeno é externamente semelhante às "manifestações de vodu e outros ritos mágicos" e é "encontrado hoje entre as diferentes seitas do Oriente, bem como entre tribos primitivas da África e da América Latina".[15]

Falando de possessão demoníaca na África tribal, o missiólogo Richard J. Gehman relata:

> Quando alguém está possuído, exibe poderes incomuns, a personalidade muda, e a pessoa fica sob o controle total do espírito ou de espíritos. Esses métodos também nos lembram os mesmos fenômenos que ocorrem entre os cristãos carismáticos que "caem no Espírito". Através de poderes hipnóticos, eles entram em transe e experimentam sensações inefáveis de alegria.[16]

Também existem paralelos em seitas como o mormonismo. Ninguém menos que o fundador mórmon Joseph Smith experimentou pessoalmente o fenômeno. Como os autores Rob e Kathy Datsko explicam:

> Estar "caído no Espírito" foi a experiência que Joseph Smith teve e descreveu na JS-H [História de Joseph Smith] 1:20: "Quando voltei a mim outra vez, encontrei-me deitado de costas, olhando para o céu. Quando a luz se retirou, eu estava sem forças; Mas logo que

me recuperei um pouco, fui para casa."[17] Os autores explicaram: "No Livro dos Mórmons, uma multidão de pessoas caíram no Espírito. [...] A experiência de cair no Espírito não é, portanto, exclusiva [a carismáticos cristãos], mas também é registrada tanto nas escrituras quanto na história da Igreja de Jesus Cristo dos Santos dos Últimos Dias."[18] Paralelos não cristãos como esses revelam o sério perigo espiritual inerente em versões carismáticas dessa experiência.

Tudo isso suscita a pertinente questão: Se o Espírito Santo não é a força por trás do moderno "cair", então o que é? Em muitos casos, o fenômeno é provavelmente resultado de manipulação psicológica — produzido por expectativas emocionais, pressão do grupo, dinâmicas de grupo e técnicas de manipulação utilizadas pelos curandeiros e líderes carismáticos. Mas também pode haver uma explicação mais tenebrosa para o fenômeno. Como o apologista cristão Ron Rhodes adverte com razão: "Os poderes das trevas também podem estar envolvidos nesta experiência (2Tessalonicenses 2:9). Algumas pessoas ligadas a religiões orientais afirmam ser capazes de fazer com que as pessoas fiquem inconscientes apenas tocando-as."[19]

Até mesmo entre algumas correntes carismáticas, a prática de "cair no Espírito" tem recebido críticas. Ao falar de seu uso por curandeiros, Michael Brown suscita sérias preocupações:

Algo está errado. *A maioria das pessoas está doente quando cai [...] e doente quando se levanta.* Embora as pessoas que sofrem caiam e se agitem, não parecem ter sido tocadas por Deus. A unção — ou pelo menos o que nós chamamos de unção — era forte o suficiente para derrubá-las, mas não forte o suficiente para fazê-las se recuperar. Elas se emocionaram, mas não ficaram bem. É *esse* o poder de Deus?[20]

A resposta à sua pergunta retórica é óbvia.

A crítica feita pelo editor da revista *Charisma*, J. Lee Grady, é ainda mais devastadora. Em um longo artigo, ele escreveu:

Esse fenômeno pode ser, e muitas vezes é, falsificado. E devemos lamentar a falsificação. [...] Nunca devemos usar a unção para manipular uma multidão. Nunca devemos falsificar o poder de Deus a fim de fazer os outros sentirem que estão ungidos. Se fizermos isso, tomaremos algo sagrado e o tornaremos comum e trivial. E, como resultado, o fogo santo torna-se outra coisa — um "fogo estranho" que não tem o poder de santificar.

Esse tipo de fogo estranho está se espalhando muito hoje. Em algumas igrejas carismáticas, as pessoas sobem ao palco e atiram bolas de fogo "de unção" imaginárias um para o outro, e depois caem, fingindo estarem mortos pelas gotas de poder divino. Um jovem pregador itinerante incentiva as pessoas a introduzirem nelas mesmas agulhas imaginárias quando se aproximam do altar, para que possam "ficar doidão por Jesus". Na verdade, ele compara estar cheio do Espírito Santo com cheirar cocaína; ele também coloca uma estatueta de plástico de uma manjedoura em sua boca e incentiva as pessoas a "fumarem o menino Jesus" para que possam experimentar "Jeová-juana", uma alusão à marijuana (maconha). Isso é mais grave do que a banalização das coisas de Deus. Isto é tomar o nome do Senhor em vão.

Estive em outras reuniões em que as mulheres estavam deitadas no chão com as pernas afastadas. Elas gemiam alto, alegando que estavam orando e "dando à luz no Espírito", como se Deus fosse levá-las a fazer algo tão obsceno em local público.

Que Deus nos ajude! Nós transformamos o fogo santo de Deus em um espetáculo de circo — e os cristãos ingênuos estão comprando isso sem perceber que tais enganos são realmente uma blasfêmia.[21]

Uma vez que esses tipos de paródias bizarras fazem uma caricatura do verdadeiro poder e preenchimento do Espírito Santo, o que *realmente* significa estar cheio do Espírito Santo? Nas páginas a seguir, consideraremos a resposta a essa pergunta, quando examinarmos a obra do Espírito ao abençoar seus santos, configurando-os à imagem do Salvador.

Estar cheio do Espírito

A passagem definitiva do Novo Testamento sobre ser cheio do Espírito é Efésios 5:18, onde Paulo escreveu: "Não se embriaguem com vinho, que leva à libertinagem, mas deixem-se encher pelo Espírito." Em contraste com a embriaguez, que se manifesta em um comportamento irracional e fora de controle, os que estão conscientemente cheios do Espírito submetem-se à sua santa influência.

Significativamente, o comando para "ser cheio" sugere que esta deve ser uma experiência permanente na vida de cada cristão. Como já vimos, todos os cristãos são batizados (1Coríntios 12:13; Gálatas 3:27), habitados (Romanos 8:9), e selados (Efésios 1:13) pelo Espírito Santo no momento da salvação.[22] Essas realidades ocorrem apenas uma vez. Mas, se os cristãos estão crescendo na semelhança de Cristo, eles devem ser continuamente cheios do Espírito — o que permite que o seu poder permeie suas vidas para que tudo o que pensam e fazem, por exemplo, reflita sua presença divina.

O livro de Atos dos Apóstolos fornece várias ilustrações do fato de que ser cheio pelo espírito é uma experiência que se renova.[23] Apesar de ter sido inicialmente preenchido no dia de Pentecostes, Pedro ficou novamente cheio do Espírito Santo em Atos 4:8, quando pregou corajosamente diante do sinédrio. Muitas das pessoas que ficaram cheias do Espírito em Atos 2, foram preenchidas novamente em Atos 4:31, no momento em que "anunciavam corajosamente a palavra de Deus". Em Atos 6:5, Estevão é descrito como um homem "cheio de fé e do Espírito Santo". Atos 7:55 reitera o fato de que ele era "cheio do Espírito Santo", quando proferiu sua veemente defesa diante dos irritados líderes religiosos.

O apóstolo Paulo ficou cheio do Espírito Santo, em Atos 9:17, pouco depois de sua conversão, e novamente em Atos 13:9, quando ele corajosamente enfrentou o falso profeta Elimas. À medida que foram cheios com o Espírito Santo, os apóstolos e seus colegas foram habilitados a edificar outros cristãos na igreja (cf. Atos 11:22-24) e a proclamar sem temor o evangelho, mesmo diante da perseguição incessante do mundo (cf. Atos 13:52).

Quando consideramos as cartas do Novo Testamento, nas quais são dadas aos cristãos instruções para a vida da Igreja, descobrimos que ser cheio do Espírito não é demonstrado através de experiências de êxtase, mas através da manifestação dos frutos espirituais. Em outras palavras, os cristãos cheios do Espírito Santo apresentam o fruto do Espírito, que Paulo identifica como "amor, alegria, paz, paciência, amabilidade, bondade, fidelidade, mansidão, domínio próprio" (Gálatas 5:22-23). Eles são "guiados pelo Espírito" (Romanos 8:14), ou seja, o seu comportamento não é dirigido por seus desejos carnais, mas pelo poder santificador do Espírito Santo. Como Paulo explicou em Romanos 8:5-9:

Quem vive segundo a carne tem a mente voltada para o que a carne deseja; mas quem vive de acordo com o Espírito tem a mente voltada para o que o espírito deseja. A mentalidade da carne é morte, mas a mentalidade do Espírito é vida e paz; a mentalidade da carne é inimiga de Deus porque não se submete à Lei de Deus, nem pode fazê-lo. Quem é dominado pela carne não pode agradar a Deus.

O argumento do apóstolo é que os que são cheios do Espírito procuram agradar a Deus, ao perseverar na prática da santidade (cf. 2Coríntios 3:18; 2Pedro 3:18).

A trágica ironia é que esse movimento que se autointitulou como "cheio do Espírito" tem como características mais notáveis a imoralidade sexual, a inadequação financeira e o mundanismo ostensivo na vida de seus líderes mais visíveis. Como vimos no capítulo 4, o movimento carismático é regularmente manchado pelo escândalo. Não importa quantas vezes as pessoas "caiam no Espírito" ou "falem em línguas", é o fruto de suas vidas que revela a verdadeira natureza de seus corações. Aqueles cujo comportamento é caracterizado pelas obras da carne (Gálatas 5:19-21), não são cheios do Espírito — não importa quantos episódios de êxtase eles afirmem ter experimentado.

Depois de mandar os cristãos serem cheios do Espírito, em Efésios 5:18, Paulo continua nos versículos seguintes dando exemplos concretos de com que isso se parece. Aqueles que estão cheios do Espírito são caracterizados por: cantar alegres em adoração (5:19), ter o coração cheio de gratidão (5:20), e desprendimento para com os outros (5:21). Se são casados, seu casamento honra a Deus (5:22-33); se têm filhos, a educação dada a eles esclarece pacientemente o evangelho (6:1-4); se trabalham para um senhor terreno, trabalham duro como se fosse para honra do Senhor (6:5-8); e se têm pessoas que trabalham para eles, tratam seus subordinados com benevolência e justiça (6:9). *Isso* é o que é ser um cristão cheio do Espírito Santo. Sua influência em nossas vidas faz com que nos relacionemos corretamente com Deus e com os outros.

Em Colossenses 3:16—4:1, uma passagem paralela a Efésios 5:18—6:9, Paulo explica aos cristãos que se habitar "ricamente em vocês a palavra de Cristo", eles reagirão similarmente cantando salmos, hinos e cânticos espirituais. Eles farão tudo em nome do Senhor Jesus, "dando por meio dele graças a Deus Pai". As esposas serão submissas aos seus maridos, e os maridos, por sua vez, amarão suas esposas. As crianças obedecerão a seus pais, e os pais não irritarão os seus filhos. Os servos trabalharão com afinco para seus senhores, e os senhores responderão, tratando os seus trabalhadores com justiça.

Uma comparação de Colossenses 3:16 com Efésios 5:18 demonstra a relação inseparável entre as duas passagens — uma vez que o fruto produzido em cada caso é o mesmo. Assim, podemos ver que obedecer à ordem de ser cheio do Espírito Santo não envolve campanhas publicitárias emocionais ou encontros místicos. Ela vem da leitura, meditação e submissão à Palavra de Cristo, permitindo que as Escrituras permeiem nossos corações e mentes. Dito de outra forma, nós estamos cheios do Espírito Santo quando estamos cheios da Palavra, que ele inspirou e autorizou. À medida que alinharmos o nosso pensamento com o ensinamento bíblico, aplicando a sua verdade à nossa vida diária, estaremos cada vez mais sob o controle do Espírito.

Ser cheio do Espírito Santo, então, é submeter os nossos corações à autoridade de Cristo, permitindo que a sua Palavra domine nossas atitudes e ações. Seus pensamentos tornam-se o objeto de nossa mediação, seus padrões viram a nossa maior busca, e sua vontade se torna o nosso maior desejo. À medida que nos submetemos à verdade de Deus, o Espírito nos leva a viver de uma maneira que honre ao Senhor.

Além disso, quando o Espírito Santo santifica os santos individualmente, através do poder da Palavra, ele os estimula a demonstrar o amor uns aos outros no interior do Corpo de Cristo (1Pedro 1:22-23). Na verdade, é no contexto de edificação de outros cristãos dentro da Igreja que as cartas do Novo Testamento discutem os dons do Espírito (cf. 1Pedro 4:10-11). Significativamente, os dons espirituais não são o sinal de ser cheio do Espírito Santo. A santificação é. Quando os cristãos são santificados — ficam sob o controle do Espírito — eles são equipados para usar seus dons espirituais de forma eficaz com a finalidade de servir aos outros.

Sempre que as cartas do Novo Testamento discutem os dons espirituais, a ênfase está em mostrar o amor uns aos outros — nunca na autossatisfação ou na autopromoção (Romanos 12; 1Coríntios 13). Como Paulo disse claramente aos coríntios: "A cada um, porém, é dada a manifestação do Espírito, *visando ao bem comum*" (1Coríntios. 12:7).

Fogo estranho   229

Embora os espetaculares sinais dos dons não continuem após o período de fundação da Igreja (um ponto que estabelecemos nos capítulos 5 a 8), os cristãos de hoje ainda são dotados pelo Espírito Santo com o propósito de edificação do Corpo de Cristo — através dos dons de ensino, liderança, administração, e assim por diante. À medida que eles ministram aos outros, usando seus dons para edificar a Igreja pelo poder do Espírito, os cristãos se tornam uma influência santificadora na vida de seus irmãos em Cristo (Efésios 4:11-13; Hebreus 10:24-25).

ANDAR NO ESPÍRITO

O Novo Testamento descreve a vida cheia do Espírito usando a analogia *andar no Espírito*. Paulo declarou isso em Gálatas 5:25: "Se vivemos pelo Espírito, andemos também pelo Espírito." Assim como caminhar exige dar um passo de cada vez, ser cheio do Espírito envolve viver sob o controle do Espírito, pensamento a pensamento, decisão a decisão. Aqueles que são verdadeiramente cheios do Espírito Santo frutificam a cada passo em sua presença.

Uma pesquisa do Novo Testamento revela que, como cristãos, somos ordenados a andar em uma nova vida, com pureza, contentamento, fé, boas obras, um comportamento digno do evangelho, amor, luz, sabedoria e verdade, à semelhança de Cristo.[24] Mas, para essas qualidades caracterizarem a maneira como andamos, temos primeiro que andar pelo Espírito. Ele é quem produz o fruto da justiça em, e através de, nós.

Como Paulo explicou: "Digo, porém: Andai em Espírito e não cumprireis a concupiscência da carne. Porque a carne cobiça contra o Espírito, e o Espírito, contra a carne; e estes se opõem um ao outro; para que não façais o que quereis" (Gálatas 5:16-17, ARC). O conceito de *andar* refere-se à forma de vida de uma pessoa. Aqueles cujas vidas são caracterizadas por *andar na carne* demonstram que ainda não são salvos. Por outro lado, aqueles que *andam no Espírito* dão evidência de que pertencem a Cristo.

Em Romanos 8:2-4, o apóstolo Paulo discorreu sobre esse mesmo tema:

Por meio de Cristo Jesus a lei do Espírito de vida me libertou da lei do pecado e da morte. Porque, aquilo que a Lei fora incapaz de fazer por estar enfraquecida pela carne, Deus o fez enviando o seu próprio Filho, à semelhança do homem pecador, como oferta pelo pecado. E assim condenou o pecado na carne, a fim de que as justas exigências da Lei fossem plenamente satisfeitas em nós, que não vivemos segundo a carne, mas segundo o Espírito.

Como, para os cristãos, o poder do pecado foi destruído, eles têm a capacidade de cumprir a lei de Deus através do poder do Espírito Santo. Caminhando segundo o Espírito, eles são capazes de agradar a Deus. Os não redimidos, pelo contrário, são hostis para com Deus e dominados por atividades carnais (cf. vv. 5-9).

O Senhor se deleita na excelência moral e espiritual dos que pertencem a ele (cf. Tito 2:14). Como Paulo disse aos efésios: "Somos criação de Deus realizada em Cristo Jesus para fazermos boas obras, as quais Deus preparou antes para nós as praticarmos" (Efésios 2:10). Pedro reiterou essa verdade com estas palavras: "Assim como é santo aquele que os chamou, sejam santos vocês também em tudo o que fizerem, pois está escrito: 'Sejam santos, porque eu sou santo'" (1Pedro 1:15-16; cf. Hebreus 12:14). Tendo sido regenerados pela graça, independentemente das obras, os cristãos ansiosamente desejam seguir a Cristo (1Tessalonicenses 1:6), e o Espírito Santo lhes permite fazer exatamente isso. Assim, é sua profunda alegria, por meio do poder do Espírito, "renunciar à impiedade e às paixões mundanas e a viver de maneira sensata, justa e piedosa nesta era presente" (Tito 2:12).

Isso não significa, evidentemente, que os cristãos deixaram de lutar contra o pecado e a tentação. Embora tenhamos sido feitos novas criaturas em Cristo (2Coríntios 5:17), todos os cristãos ainda lutam contra a carne pecaminosa — a parte ainda não redimida de nossa humanidade decaída nos incita ao pecado. A carne é o inimigo interno, o remanescente do velho homem que guerreia contra os desejos piedosos e uma vida justa (Romanos 7:23). Cair na armadilha da carne é entristecer o Espírito Santo (Efésios 4:28-31).

Por outro lado, se os cristãos estão obtendo a vitória sobre os desejos da carne, e crescem em santidade, temos de funcionar no poder do Espírito. É imperativo que vistamos "toda a armadura de Deus" (Efésios 6:11), incluindo "a espada do Espírito, que é a palavra de Deus" (v. 17), a fim de afastar os ardentes ataques do maligno e as tentações da carne. Como Paulo explicou em Romanos 8:13-14: "Se pelo Espírito fizerem morrer os atos do corpo, viverão, porque todos os que são guiados pelo Espírito de Deus, esses são filhos de Deus."

A única defesa do cristão contra o ataque constante do pecado é a proteção oferecida pelo Espírito Santo, que arma seus santos com a verdade das Escrituras. Por outro lado, o poder único do cristão para o crescimento espiritual é a obra santificadora do Espírito — à medida que ele desenvolve e fortalece seu povo através do leite puro da Palavra (1Pedro 2:1-3; cf. Efésios 3:16). Embora a vida cristã requeira disciplina espiritual pessoal (1Timóteo 4:7), é importante lembrar que não podemos santificar-nos mediante esforços próprios (Gálatas 3:3; Filipenses 2:12-13). Foi o Espírito Santo que nos separou do pecado no momento da salvação (2Tessalonicenses 2:13). E, à medida que nos submetermos diariamente à sua influência, ele capacitará nossa vitória sobre a carne.

Assim, andar pelo Espírito por meio da influência da Palavra em nosso interior é cumprir o objetivo de nossa vida nesta terra como filhos de Deus.

SENDO MOLDADOS À IMAGEM DE CRISTO

Se quisermos saber como é uma vida cheia do Espírito, não precisamos procurar muito longe, temos o exemplo do Senhor Jesus Cristo. Ele se destaca como o principal exemplo de alguém que agiu total e perfeitamente sob o controle do Espírito.[25] Ao longo de todo o ministério terreno de Jesus, o Espírito foi seu companheiro inseparável. Em sua Encarnação, o Filho de Deus esvaziou-se voluntariamente, deixando de lado o uso independente de seus atributos divinos (Filipenses 2:7-8). Ele assumiu a forma humana e submeteu-se completamente à vontade de seu Pai e ao poder do Espírito Santo (cf. João 4:34). Como ele disse aos líderes religiosos em Mateus 12:28: "É pelo Espírito de Deus que eu expulso os demônios." Mas eles negaram a verdadeira fonte de seu poder, insistindo que na verdade era Satanás que estava trabalhando por meio dele. Em resposta, o Senhor avisou que tal blasfêmia traria consequências eternas: "Por esse motivo eu digo a vocês: Todo pecado e blasfêmia serão perdoados aos homens, mas a blasfêmia contra o Espírito não será perdoada" (v. 31). O Espírito Santo outorgou, de forma tão clara, poder a todos os aspectos do ministério de Jesus, que negá-lo como a fonte do poder de Cristo seria cometer um pecado imperdoável de uma insensível e impenitente incredulidade.

O Espírito Santo atuou na concepção virginal de Cristo, como o anjo Gabriel explicou a Maria: "O Espírito Santo virá sobre você, e o poder do Altíssimo a cobrirá com a sua sombra. Assim, aquele que há de nascer será chamado Santo, Filho de Deus" (Lucas 1:35). O Espírito estava ativo na tentação de Jesus, levando-o para o deserto (Marcos 1:12) e equipando-o para usar a espada do Espírito para se defender dos ataques do Diabo (Mateus 4:4,7,10). O Espírito estava ativo na instauração do ministério público de Jesus (Lucas 4:14), capacitando-o a expulsar demônios e a realizar milagres de cura (Atos 10:38). No final do ministério de Jesus, o Espírito Santo ainda estava em ação, capacitando o Cordeiro perfeito de Deus a suportar a cruz (Hebreus 9:14). Mesmo após a morte de Cristo, o Espírito estava intimamente envolvido na ressurreição de nosso Senhor (Romanos 8:11).

Em todos os momentos, a vida de nosso Senhor estava sob o poder do Espírito Santo. Jesus Cristo estava completamente cheio do Espírito Santo, sempre operando sob total controle do Espírito. Sua vida de obediência absoluta e perfeita em conformidade com a vontade do Pai é um testemunho do fato de que nunca houve um tempo em que ele não estava andando no Espírito. Assim, o nosso Senhor Jesus é o protótipo perfeito do que é ter uma vida cheia do Espírito Santo — em plena obediência e total conformidade com a vontade de Deus.[26]

É de se surpreender, então, que o Espírito Santo trabalhe ativamente no coração dos seus santos para transformá-los à imagem de Jesus Cristo? É uma grande alegria para o Espírito testemunhar do Filho de Deus (João 15:26). Ele glorifica Cristo, conduzindo as pessoas a ele (João 16:14), e compelindo-as a se apresentar com alegria ao seu senhorio (1Coríntios 12:3). Isso é o que interessa ao Espírito Santo — e não derrubar pessoas, jogá-las ao chão, fazê-las balbuciar coisas sem sentido, provocando-lhes uma absurda agitação. O desordenado circo carismático não conforma ninguém à imagem de Cristo — que reflete perfeitamente à imagem de seu Pai (Colossenses 1:15). Assim, ele é um paradigma totalmente falso à santificação.

Paulo ampliou esse aspecto cristocêntrico do ministério do Espírito Santo em 2Coríntios 3:18: "E todos nós, que com a face descoberta contemplamos a glória do Senhor, segundo a sua imagem estamos sendo transformados com glória cada vez maior, a qual vem do nosso Senhor, que é o Espírito." Quando os cristãos são expostos à glória de Cristo como revelada em sua Palavra — refletindo sobre sua perfeita vida de obediência e descansando em seu perfeito sacrifício pelo peca-do — o Espírito os transforma cada vez mais à imagem de seu Salvador.

A santificação, então, é a obra do Espírito pela qual ele nos mostra Cristo, em sua Palavra, e, em seguida, nos molda progressivamente a essa mesma imagem. Assim, através do poder do Espírito, à medida que contemplamos a glória do Salvador, tornamo-nos cada vez mais como ele. O Espírito Santo não só apresenta os cristãos ao Senhor Jesus Cristo no momento de sua salvação, estimulando a sua fé no evangelho, mas também continua revelando-lhes a glória de Cristo, iluminando sua Palavra em seus corações. Dessa forma, ele os faz crescer progressivamente à semelhança de Cristo ao longo de suas vidas.

Em Romanos 8:28-29, em meio a um profundo discurso de Paulo sobre o ministério do Espírito, o apóstolo escreveu:

Sabemos que Deus age em todas as coisas para o bem daqueles que o amam, dos que foram chamados de acordo com o seu propósito. Pois aqueles que de antemão conheceu, também os predestinou para serem conformes à imagem de seu Filho, a fim de que ele seja o pri-mogênito [ou preeminente] entre muitos irmãos.

Esses versículos bem conhecidos ressaltam o grande propósito de nossa salvação — que é o de nos conformar à imagem de Jesus Cristo, para que ele possa ser eternamente glorificado como preeminente entre muitos que tem se tornado semelhantes a ele.

Os versículos anteriores em Romanos 8 sublinham o fato de que o Espírito Santo liberta os cristãos do poder da lei (vv. 2-3), habita neles (v. 9), santifica-os (vv. 12-13), adota-os na família de Deus (vv. 14-16), ajuda-os com as suas fraquezas (v. 26), e intercede em seu nome (v. 27). O objetivo de tudo isso é nos conformar à imagem de Jesus Cristo. Essa conformidade só poderá ser plenamente reali-zada na vida por vir (Filipenses 3:21; 1João 3:2). Mas, mesmo deste lado do céu, o Espírito nos capacita a crescer à semelhança de Cristo, tornando-nos cada vez mais parecidos com o Senhor a quem amamos (cf. Gálatas 4:19). Assim, para os que desejam saber se eles estão realmente cheios do Espírito Santo, a pergunta correta não é: "Será que eu tive uma experiência extática?" Mas sim: "Estou cada vez mais parecido com Jesus?"

Em todo esse processo, o propósito de Deus é tornar os cristãos semelhantes a seu Filho, a fim de criar, dentre a humanidade, uma grande multidão redimida e glorificada, sobre a qual o Senhor Jesus Cristo reinará eternamente. Para sempre os remidos glorificarão o Salvador, em cuja semelhança eles foram feitos. Para sempre, eles se unirão aos anjos no céu, exclamando:

> Digno é o Cordeiro que foi morto de receber poder, riqueza, sabedoria, força, honra, glória e louvor! Depois ouvi todas as criaturas existentes no céu, na terra, debaixo da terra e no mar, e tudo o que neles há, que diziam: "Àquele que está assentado no trono e ao Cordeiro sejam louvor, a honra, a glória e o poder, para todo o sempre!"

A OBRA SANTIFICADORA DO ESPÍRITO

Como o Novo Testamento deixa claro, ser um cristão "cheio do Espírito" não tem nada a ver com proferir coisas sem sentido, cair no tapete em um transe hipnótico, ou ter qualquer outro encontro místico de suposto poder extático. Pelo contrário, tem tudo a ver com submeter nossos corações e nossas mentes à Palavra de Cristo, andar no Espírito e não na carne e, diariamente, crescer em amor e afeição pelo Senhor Jesus e no serviço de todo o seu Corpo, a Igreja.

Na verdade, a vida cristã em toda a sua plenitude é uma vida que deseja estar sob o poder do Espírito Santo. Ele deve ser a influência dominante em nossos corações e em nossas vidas. Somente ele nos capacita a viver vitoriosamente sobre o pecado, a produzir os frutos do Espírito, e a agradar ao nosso Pai celestial. É o Espírito Santo que nos dá maior intimidade com Deus. Ele ilumina as Escrituras, glorifica Cristo em nós e para nós, nos guia à vontade de Deus, nos fortalece, e também nos ajuda por intermédio de outros cristãos. O Espírito intercede por nós constante e incessantemente diante do Pai, sempre de acordo com a perfeita vontade de Deus. E ele faz tudo isso para nos conformar à imagem de nosso Senhor e Salvador, garantindo que um dia seremos totalmente aperfeiçoados quando virmos Cristo face a face.

Ao invés de serem irremediavelmente desviados por falsificações carismáticas, os cristãos precisam redescobrir o verdadeiro ministério do Espírito Santo, que é ativar o seu poder em nós através da sua Palavra, para que possamos verdadeiramente vencer o pecado para a glória de Cristo, para a consagração de sua Igreja, e em favor dos perdidos.

CAPÍTULO 11

O ESPÍRITO E AS ESCRITURAS

A Reforma Protestante é corretamente vista como o maior avivamento dos últimos mil anos da história da Igreja — um movimento tão grande que alterou radicalmente o curso da civilização ocidental. Nomes como Martinho Lutero, João Calvino e João Knox ainda são reconhecidos atualmente, cinco séculos depois que eles viveram. Através de seus escritos e sermões, esses corajosos reformadores — e outros como eles — deixaram um legado duradouro para as gerações de cristãos que os sucederam.

Mas o verdadeiro poder por trás da Reforma não surgiu a partir de um só homem ou de um grupo de homens. De fato, os reformadores assumiram posições ousadas e se ofereceram como sacrifício por causa do evangelho; mas, mesmo assim, o triunfo arrebatador do reavivamento do século XVI não pode, em última análise, ser creditado a seus incríveis atos de bravura ou a seus brilhantes trabalhos de erudição. Não, a Reforma só pode ser explicada por algo muito mais profundo: uma força infinitamente mais potente do que qualquer coisa que meros mortais poderiam produzir por conta própria.

Como qualquer verdadeiro avivamento, a Reforma foi a consequência inevitável e explosiva da Palavra de Deus caindo como uma gigantesca onda contra as frágeis barricadas da tradição humana e da religião hipócrita. À medida que as pessoas comuns da Europa tiveram acesso às Escrituras em sua própria língua, o Espírito de Deus usou essa verdade eterna para convencer seus corações e converter suas almas. O resultado foi absolutamente transformador, não só para a vida dos pecadores individualmente, mas para todo o continente em que residiam.

O princípio *sola Scriptura* (somente as Escrituras) foi a maneira dos reformadores de reconhecer que o poder imbatível por trás do avanço explosivo da reforma religiosa era a Palavra de Deus autorizada pelo Espírito. Falando da Reforma, um historiador observa:

> A história de tal mudança é contada através das vidas daqueles que [participaram] dela, e no centro estava a Bíblia. Uma placa na Catedral de São Pedro, em Genebra, descreve o reformador João Calvino simplesmente como um "servo da Palavra de Deus". [Martinho] Lutero disse: "Tudo o que eu tenho feito é apresentar, pregar e escrever a Palavra de Deus e, além disso, eu não fiz nada. [...] É a Palavra que tem feito grandes coisas. [...] Eu não fiz nada, a Palavra fez e conseguiu tudo.[1]

Para os reformadores, *sola Scriptura* significava que a Bíblia era a única palavra divinamente revelada e, portanto, a verdadeira autoridade do cristão para a sã doutrina e para uma vida justa. Eles entenderam que a Palavra de Deus era poderosa, modificava a vida, e era totalmente suficiente "para o ensino, para a repreensão, para a correção e para a instrução na justiça, para que o homem de Deus seja apto e plenamente preparado para toda boa obra" (2Timóteo 3:16-17). Como os Pais da Igreja que vieram antes deles, eles corretamente viram a Palavra de Deus como a base de autoridade para a sua fé cristã.[2] Eles abraçaram a inerrância, a infalibilidade e a precisão histórica da Bíblia sem questionar, se submetendo de bom grado à sua verdade divina.

Apesar de serem parte de um grande levante social, os reformadores entenderam que a verdadeira batalha não era mais a política, o dinheiro ou as terras. Era uma luta pela verdade bíblica. E quando a verdade do evangelho brilhou, pelo poder do Espírito Santo, ela acendeu as chamas do avivamento.

DA REFORMA À RUINA

Como uma tocha acesa à meia-noite, a luz da Reforma reluziu vivamente a verdade contra as trevas da corrupção católica romana. Mas, com o passar dos séculos, as chamas da reforma religiosa lentamente começaram a diminuir na Europa, tanto que o berço do maior avivamento da história acabou dando origem ao falso evangelho do liberalismo teológico. Duzentos e vinte e dois anos depois que Martinho

Lutero morreu, nasceu outro teólogo alemão influente chamado Frie-drich Schleiermacher. Mas ao contrário de Lutero, Schleiermacher permitiu que a dúvida esmagasse a sua alma, e como resultado ele rejeitou a verdade do evangelho que lhe tinha sido ensinado por seus pais luteranos. A crise de fé de Schleiermacher o afundou nas profundezas sinistras da descrença, e enquanto afundava, arrastava outros para o fundo com ele — criando uma correnteza de incredulidade que em breve desafiaria os fundamentos do cristianismo bíblico. Na verdade, acabaria por engolir todo o mundo da educação teológica e afogaria denominações em mentiras sobre a Bíblia.

Enquanto estudante na Universidade de Halle, Schleiermacher foi exposto aos ataques antibíblicos de pensadores iluministas — céticos descrentes que negavam a precisão histórica da Bíblia e filósofos seculares que exaltavam a razão humana acima da revelação divina. O ataque deles foi demasiadamente pesado para o impressionável jovem Schleiermacher. Sua dúvida logo deu lugar à negação total. Seu biógrafo relata a trágica história:

> Em uma carta a seu pai, Schleiermacher insinuou que seus professores não conseguiam lidar com essas dúvidas generalizadas que atormentam tantos jovens da atualidade. Seu pai não entendeu a insinuação. Ele mesmo tinha lido alguma literatura cética, disse ele, e podia garantir a Schleiermacher que não valia a pena desperdiçar tempo com isso. Durante seis meses inteiros, não teve mais notícias do filho. Então, veio a bomba. Em uma carta comovente de 21 de janeiro de 1787, Schleiermacher admite que as dúvidas a que fez alusão eram dele. Seu pai disse que a fé era a "regalia da divindade", isto é, o direito real de Deus.
>
> Schleiermacher confessou: "A fé é a regalia da divindade, você diz. Ai de mim! Querido pai, se você acreditar que sem essa fé ninguém pode alcançar a salvação no outro mundo, nem a tranquilidade neste — e eu sei que essa é a sua crença —, oh! então ore a Deus para que a conceda a mim, porque isso agora para mim está confuso. Eu não consigo acreditar que aquele que se chamou o Filho do Homem era o verdadeiro e eterno Deus; eu não consigo acreditar que sua morte foi uma expiação vicária."[3].

As palavras de Schleiermacher ressoam com tristeza. Mas demonstraram ser apenas a dor da rejeição, não a do arrependimento. Como um Judas Iscariotes do século XVIII, Schleiermacher traiu a fé de sua herança, abandonou as alegações da verdade das Escrituras e rejeitou o evangelho — negando tanto a divindade de Cristo quanto sua obra substitutiva na cruz.

Surpreendentemente, embora tenha virado as costas para o evangelho bíblico, Schleiermacher não quis abandonar a religião completamente. Em vez disso, ele olhou para uma nova autoridade sobre a qual basear o seu "cristianismo". Se as Escrituras não eram mais o seu fundamento, Schleiermacher teria que encontrar um novo. Ele fez isso com o Romantismo.

O Romantismo — que enfatizava a beleza, a emoção e a experiência — foi uma resposta filosófica para o foco racionalista do Iluminismo sobre a ciência empírica e a razão humana. Foi o racionalismo iluminista (e seu antissobrenaturalismo inerente) que o fez duvidar de sua fé cristã em primeiro lugar. Agora, em um esforço para restaurar alguma aparência de cristianismo, ele se voltou para os princípios filosóficos do Romantismo. Sua obra principal, *Sobre a religião*, foi publicada pela primeira vez em 1799. Ela serviu de base para o seu tratado posterior *The Christian Faith* [A fé cristã], que foi publicado em 1821-1822 e depois revisado e republicado em 1830-1831.

Nestes trabalhos, Schleiermacher tentou defender a religião dos críticos iluministas, argumentando que a base para a crença em Deus não é encontrada nas verdades objetivas das reivindicações das Escrituras (o primeiro ponto de ataque racionalista), mas sim em sentimentos pessoais de consciência religiosa (um ponto além do alcance do Racionalismo).[4] Ironicamente, na tentativa de defender sua fé através da confirmação emocional, ele destruiu a mesma coisa que afirmava proteger.

Schleiermacher insensatamente tentou substituir o fundamento sobre o qual repousa o cristianismo, trocando as verdades objetivas das Escrituras por experiências espirituais subjetivas. Esse tipo de adulteração teológica inevitavelmente leva a consequências desastrosas (Salmos 11:3). No caso de Schleiermacher, o plantio de suas ideias venenosas levou à colheita mortal do liberalismo teológico — uma forma de religião que se autodenomina "cristã", mas, ao mesmo tempo, nega a precisão, a autoridade e o caráter sobrenatural da Bíblia.

Desde a época de Schleiermacher tem havido várias repetições de sua ideia pioneira: tentativas de encontrar uma base de autoridade para o cristianismo em algo diferente da Palavra revelada de Deus. Mais tarde, um alemão chamado Albrecht Ritschl, por exemplo, argumentou que o cristianismo deve ser definido em termos *de conduta ética na sociedade*. As ideias de Ritschl originaram o evangelho social, que substituiu o evangelho bíblico em muitas Igrejas protestantes, tanto na Europa quanto nos Estados Unidos. No lugar de enfatizar o pecado pessoal e a salvação do juízo eterno, o evangelho social despojou a Bíblia de sua verdadeira mensagem e preferiu se concentrar em um propósito moralista impotente de salvar a sociedade de seus males culturais.

O evangelho social não salva ninguém da ira de Deus. Mas tornou-se a forma predominante do cristianismo liberal no século XX — enquanto a maioria das principais denominações naufragava nas rochas afiadas da incredulidade. Autores populares e pastores proeminentes lançavam as ideias de Ritchl para as massas. Mas o cerne do liberalismo retornou para Schleiermacher e sua afirmação equivocada de que o cristianismo poderia ser construído sobre uma base que não fosse a verdade bíblica.

Como qualquer forma de falsa religião, o liberalismo teológico começou como um abandono da autoridade da Palavra de Deus. Séculos antes, a Igreja Católica Romana medieval tinha experimentado um desvio similar, embora mais gradual, trocando a autoridade das Escrituras pela da tradição eclesiástica e dos decretos papais. É por isso que a Reforma foi necessária. Afastando-se da exclusiva autoridade das Escrituras, tanto o catolicismo romano quanto o liberalismo teológico tornaram-se inimigos do verdadeiro cristianismo, versões fraudulentas daquilo que diziam representar.

A moderna falsificação carismática está seguindo por esse mesmo caminho perigoso — baseando a sua crença em algo que não a exclusiva autoridade das Escrituras e envenenando a Igreja com uma noção distorcida de fé. Como a Igreja Católica medieval, ela atrapalha o ensino claro das Escrituras e obscurece o verdadeiro evangelho; e, como Schleiermacher, eleva sentimentos subjetivos e experiências pessoais à posição de maior importância. A extensão da destruição que ambos os sistemas corruptos causaram às vidas de milhões coincide com a devastação doutrinária espalhada pelo erro e pela confusão carismática.

Apesar de muitos carismáticos afirmarem, da boca pra fora, a primazia das Escrituras, na prática negam tanto sua autoridade quanto sua suficiência. Preocupados com encontros místicos e êxtases emocionais, os carismáticos buscam a revelação contínua dos céus — o que significa que, para eles, a Bíblia sozinha simplesmente não é suficiente. Dentro de um paradigma carismático, a revelação bíblica deve ser completada com "palavras de Deus" pessoais, supostas impressões do Espírito Santo, e outras experiências religiosas subjetivas. Esse tipo de pensamento é uma rejeição à autoridade e suficiência das Escrituras (2Timóteo 3:16-17). Trata-se de uma receita para um desastre de grande alcance teológico.

Honrando o Autor da Palavra

Qualquer movimento que não honra a Palavra de Deus não pode afirmar, legitimamente, que honra a Deus. Se queremos reverenciar o Soberano onipotente do universo, devemos nos sujeitar totalmente às coisas que ele falou (Hebreu 1:1-2). Qualquer coisa abaixo disso é tratá-lo com desprezo e rebelar-se contra o seu senhorio. Nada é mais ofensivo para o Autor das Escrituras do que desconsiderar, negar ou distorcer a verdade que ele revelou (Apocalipse 22:18-19). Manusear incorretamente a Palavra de Deus é deturpar a pessoa que a escreveu. Rejeitar suas reivindicações é chamá-lo de mentiroso. Ignorar a sua mensagem é desprezar o que o Espírito Santo inspirou.

Como perfeita revelação de Deus, a Bíblia reflete o caráter glorioso de seu Autor. Porque ele é o Deus da verdade, a sua Palavra é infalível. Porque ele não pode mentir, a sua Palavra não erra. Porque ele é o Rei dos reis, a sua Palavra é absoluta e suprema. Aqueles que desejam agradar a Deus devem obedecer a sua Palavra. Por outro lado, aqueles que não conseguem honrar as Escrituras acima de qualquer outra pretensão de verdade, desonram o próprio Deus.

Ocasionalmente, alguém sugerirá que uma visão tão elevada das Escrituras torna a própria Bíblia um objeto de adoração. Saliente que a Escritura é muito superior (e tem infinitamente mais autoridade que) aos sonhos e visões de carismáticos contemporâneos e está praticamente garantido que você será rotulado de *bibliólatra*.

Tal acusação desconhece absolutamente o que significa honrar a Palavra de Deus. Não é o livro físico que veneramos, mas a Deus, que se revelou infalivelmente nele. Além disso, as Escrituras são retratadas em 2Timóteo 3:16 como inspiradas por Deus — ou seja, ela fala com *sua* autoridade. Não pode haver nenhuma fonte mais confiável de verdade. Cogitar qualquer visão inferior das Escrituras (ou sugerir que a crença na fidelidade absoluta da Bíblia é uma espécie de idolatria) é uma séria afronta a Deus. Ele próprio exaltou a sua Palavra à mais alta posição. Davi tornou esse ponto explícito no Salmo 138:2. Falando com Deus, ele exclamou: "Exaltaste acima de todas as coisas o teu nome e a tua palavra."[5]

Por reconhecerem Jesus Cristo como o cabeça da Igreja, os reformadores se submeteram de bom grado à sua Palavra como a única autoridade dentro da Igreja. Assim, eles reconheceram o que todos os verdadeiros cristãos têm afirmado ao longo da história — que a Palavra de Deus é a nossa regra suprema de vida e doutrina. Consequentemente, também confrontaram qualquer falsa autoridade que pudesse tentar usurpar o legítimo lugar das Escrituras, e ao fazê-lo, expuseram a corrupção de todo o sistema católico romano.

Os cristãos de hoje são igualmente chamados a defender a verdade contra todos os que procuram minar a autoridade das Escrituras. Como Paulo escreveu: "Destruímos argumentos e toda pretensão que se levanta contra o conhecimento de Deus, e levamos cativo todo pensamento, para torná-lo obediente a Cristo" (2Coríntios. 10:5). Judas instruiu seus leitores, de forma semelhante, a que "batalhassem pela fé de uma vez por todas confiada aos santos" (v. 3). Ao se referir à "fé", Judas não estava apontando para um corpo indefinível de doutrinas religiosas, mas, sim, falava das verdades objetivas das Escrituras que compõem a fé cristã (cf. Atos 2:42; 2Timóteo 1:13-14). Como o restante do versículo deixa claro:

> Judas define a fé de forma sucinta, especificamente como algo que foi de uma vez por todas confiada aos santos. A frase "de uma vez por todas" se refere a algo que é realizado ou concluído de uma vez, com resultados duradouros e sem necessidade de repetição. Através do Espírito Santo, Deus revelou a fé cristã (cf. Romanos 16:26; 2Timóteo 3:16) aos apóstolos e seus colaboradores no primeiro século. Seus ensinamentos, em conjunto com as Escrituras do Antigo Testamento, compõem o "verdadeiro conhecimento" de Jesus Cristo, e são tudo o que os cristãos precisam para a vida e a santidade (2Pedro 1:3; cf. 2Timóteo 3:16-17).

Fogo estranho 243

Os autores do Novo Testamento não descobriram as verdades da fé cristã através de experiências religiosas místicas. Antes, Deus, em caráter definitivo e com segurança, entregou, nas Escrituras, sua revelação completa. Qualquer sistema que reivindique uma nova revelação ou uma nova doutrina deve ser considerado como falso (Apocalipse 22:18-19). A Palavra de Deus é totalmente suficiente; é tudo de que os cristãos precisam quando batalham pela fé e se opõem à apostasia dentro da Igreja.[6]

Desde o princípio, a batalha entre o bem e o mal tem sido uma batalha pela verdade. A serpente, no jardim do Éden, começou a sua tentação questionando a veracidade da instrução anterior de Deus:

> Ora a serpente era o mais astuto de todos os animais selvagens que o Senhor Deus tinha feito. E ela perguntou à mulher: "Foi isso mesmo que Deus disse: 'Não comam de nenhum fruto das árvores do jardim?'" [...] Disse a serpente à mulher: "Certamente não morrerão. Deus sabe que, no dia em que dele comerem, seus olhos se abrirão, e vocês, como Deus, serão conhecedores do bem e do mal."
>
> Gênesis 3:1,4-5

Lançar dúvidas sobre a revelação direta de Deus tem sido a tática de Satanás desde então (cf. João 8:44, 2Coríntios 11:44).

Com a eternidade em jogo, não é de admirar que as Escrituras reservem suas palavras mais duras de condenação àqueles que poriam mentiras na boca de Deus, usurpando a sua Palavra, com experiências perigosas que são comparativamente insignificantes diante da verdade divina. A serpente foi amaldiçoada no jardim do Éden (Gênesis 3:14), e a morte inevitável de Satanás foi mencionada (v. 15). No Israel do Antigo Testamento, a falsa profecia era uma ofensa capital (Deuteronômio 13:5,10), um ponto vividamente ilustrado pelo massacre dos 450 profetas de Baal por Elias, após o confronto no monte Carmelo (1Reis 18:19,40). Mas os israelitas muitas vezes não conseguiram expulsar os falsos profetas, e ao acolher o erro no meio deles, também atraíram o julgamento de Deus (Jeremias 5:29-31). Medite sobre a atitude do Senhor para com os que trocaram sua verdadeira Palavra por uma falsificação:

Este povo é rebelde; são filhos mentirosos, filhos que não querem saber da instrução do Senhor. Eles dizem aos videntes: "Não tenham mais visões!" e aos profetas: "Não nos revelem o que é certo! Falem-nos coisas agradáveis, profetizem ilusões". [...] Por isso diz o Santo de Israel: "Como vocês rejeitaram esta mensagem, apelaram para a opressão e confiaram nos perversos, este pecado será para vocês como um muro alto, rachado e torto, que de repente desaba, inesperadamente."

ISAÍAS 30:9-13

"Não devo eu castigá-los?", pergunta o Senhor. "Não devo eu vingar-me de uma nação como essa? Uma coisa espantosa e horrível acontece nessa terra: Os profetas profetizam mentiras, e os sacerdotes governam por sua própria autoridade, e o meu povo gosta dessas coisas."

JEREMIAS 5:29-31

Então o Senhor me disse: "É mentira que os profetas estão profetizando em meu nome. Eu não os enviei nem lhes dei ordem nenhuma, nem falei com eles. Eles estão profetizando para vocês falsas visões, adivinhações inúteis e ilusões de suas próprias mentes." Por isso, assim diz o Senhor: "Quanto aos profetas que estão profetizando em meu nome, embora eu não os tenha enviado, e que dizem: 'Nem guerra e nem fome alcançarão esta terra', aqueles mesmos profetas perecerão pela guerra e pela fome!"

JEREMIAS 14:14–16

Por isso, assim diz o Soberano, o Senhor: "Ai dos profetas tolos, que seguem o seu próprio espírito e não viram nada! [...] Suas visões são falsas; suas adivinhações, mentira. Dizem 'Palavra do Senhor', quando o Senhor *não os enviou; contudo, esperam que as suas palavras se cumpram. Acaso vocês não tiveram visões falsas e não pronunciaram adivinhações mentirosas quando disseram 'Palavra do* Senhor', *mesmo eu não tendo falado?'"*

Portanto assim diz o Soberano, o Senhor: "Por causa de suas palavras falsas e de suas visões mentirosas, estou contra vocês. Palavra do Soberano, o Senhor. Minha mão será contra os profetas que têm visões falsas e proferem adivinhações mentirosas. Eles não pertencerão ao conselho do meu povo, não estarão escritos nos registros da nação de Israel e não entrarão na terra de Israel. Então vocês saberão que eu sou o Soberano, o SENHOR."

EZEQUIEL 13:3-9

O argumento dessas passagens é inconfundível: Deus odeia aqueles que deturpam a sua Palavra ou falam mentiras em seu nome. O Novo Testamento responde aos falsos profetas com igual severidade (cf. 1Timóteo 6:3-5; 2Timóteo 3:1-9; 1João 4:1-3; 2João 7-11). Deus não tolera quem falsifica ou simula uma revelação divina. É uma ofensa que ele trata pessoalmente, e seu castigo é rápido e mortal. Sabotar a verdade bíblica de qualquer forma — adicionando-lhe, subtraindo-lhe ou misturando-lhe com o erro — é convidar a ira divina (Gálatas 1:9; 2João 9-11). Qualquer distorção da Palavra é uma afronta contra a Trindade, e especialmente contra o Espírito de Deus, por causa de sua relação íntima com as Escrituras.

Martinho Lutero expôs isso desta forma: "Sempre que você ouvir alguém se vangloriar de que ele tem algo por inspiração do Espírito Santo, e não possuir nenhuma base na Palavra de Deus, não importa o que seja, diga-lhe que isto é a obra do Diabo."[7] E em outro lugar: "O que não tem a sua origem nas Escrituras é, certamente, do próprio Diabo."[8]

No restante deste capítulo, à medida que consideramos o verdadeiro ministério do Espírito Santo, examinaremos três aspectos de sua obra por meio das e nas Escrituras: inspiração, iluminação e capacitação.

O ESPÍRITO SANTO INSPIROU AS ESCRITURAS

Na Trindade, o Espírito Santo funciona como o agente divino da transmissão e da comunicação. Ele é o autor divino das Escrituras, aquele através do qual Deus revelou sua verdade (1Coríntios 2:10). Embora o Espírito opere por muitos autores humanos, a mensagem resultante é inteiramente sua. Ele é a Palavra perfeita e pura de Deus.

O processo pelo qual o Espírito Santo transmite a verdade divina através de agentes humanos é chamado de inspiração. O apóstolo Pedro nos dá um vislumbre desse processo em 2Pedro 1:20-21. Lá, ele escreveu: "Nenhuma profecia da Escritura é de particular interpretação; porque a profecia nunca foi produzida por vontade de homem algum, mas os homens santos de Deus falaram inspirados pelo

Espírito Santo"(ARC). O argumento de Pedro é que a Bíblia não é uma coleção falível de percepções humanas; mas, ao contrário, consiste na perfeita revelação do próprio Deus, à medida que o Espírito Santo transmitia a verdade divina por meio de homens santos de Deus. A palavra *interpretação* traduz a palavra grega *epilusis*, que fala de algo que é liberado ou enviado.[9] O argumento de Pedro, então, é que nenhuma profecia das Escrituras saiu ou se originou dos pensamentos particulares de homens — não foi o produto da iniciativa ou vontade humanas, mas o resultado da obra sobrenatural do Espírito através de homens santos de Deus.

Conforme esses homens santos eram movidos pelo Espírito Santo, ele supervisionava suas palavras e os usava para produzir as Escrituras. Assim como um navio é levado pelo vento para chegar ao seu destino final, os autores humanos das Escrituras foram movidos pelo Espírito de Deus para comunicar exatamente o que ele desejava. Nesse processo, o Espírito encheu suas mentes, suas almas e seus corações com a verdade divina — misturando-a soberanamente e sobrenaturalmente com seus estilos únicos, vocabulários e experiências, e orientando-os a produzir um perfeito e infalível resultado.

No início de Hebreus nos é dada uma visão mais aprofundada da maneira como Deus revelou sua verdade, tanto no Antigo como no Novo Testamento. O autor escreveu: "Há muito tempo Deus falou muitas vezes e de várias maneiras aos nossos antepassados por meio dos profetas, mas nestes últimos dias falou-nos por meio do Filho, a quem constituiu herdeiro de todas as coisas e por meio de quem fez o universo" (1:1-2).

Como o versículo 1 indica, as revelações do Antigo Testamento foram entregues através dos profetas, enquanto falavam as coisas que Deus lhes ordenou falar. Da mesma forma, o versículo 2 explica que no Novo Testamento as revelações vieram por meio do Senhor Jesus Cristo (cf. João 1:1,18) — e, por extensão, por meio de seus apóstolos a quem ele autorizou a comunicar a verdade divina para a Igreja (cf. João 14–16). Tanto no Antigo quanto no Novo Testamento, as Escrituras consistem da autorrevelação infalível de Deus — a sua perfeita revelação entregue por meio de seus porta-vozes escolhidos e redigida exatamente da maneira que ele queria.

Em todo este processo, o Espírito de Deus estava intimamente envolvido. De acordo com 1Pedro 1:11, foi especificamente o Espírito

Santo que operou através dos profetas do Antigo Testamento (cf. 1Samuel 19:20; 2Samuel 23:2; Isaías 59:21; Ezequiel 11:5,24; Marcos 12:36). Além disso, foi o Espírito que supervisionou os autores do Antigo Testamento ao escreverem suas obras (cf. Atos 1:16; 2Pedro 1:21). No cenáculo, o Senhor Jesus afirmou aos seus discípulos que ele enviaria o Espírito Santo para lembrá-los das coisas que ele lhes tinha dito (João 14:17,26) — uma promessa que foi cumprida na redação dos Evangelhos. Ele também prometeu que o Espírito lhes daria revelações adicionais (João 16:13-15; cf 15:26). Essas revelações, entregues aos apóstolos pelo Espírito Santo, constituíram as cartas do Novo Testamento. Assim, cada parte das Escrituras — do Antigo ao Novo Testamento — constitui-se da Palavra inspirada pelo Espírito de Deus.

A Timóteo, Paulo escreveu: "Toda a Escritura é inspirada por Deus e útil para o ensino, para a repreensão, para a correção e para a instrução na justiça, para que o homem de Deus seja apto e plenamente preparado para toda boa obra" (2Timóteo 3:16-17). A frase "é inspirada por Deus" significa literalmente "soprada por Deus" e, sem dúvida, inclui uma referência implícita ao Espírito Santo — a respiração do Todo-poderoso (Jó 33:4; cf João 3:8; 20:22). É claro que a ênfase de Paulo na passagem é sobre todos os benefícios necessários que os cristãos desfrutam através das Escrituras sopradas por Deus. Tudo o que precisamos para a vida e a santidade nos é revelado na Palavra, de modo que os cristãos possam ser preenchidos e totalmente equipados para honrar o Senhor em todas as coisas.

A Bíblia é um livro sobrenatural que proporciona benefícios sobrenaturais! Ela nos foi dada como um dom do Espírito Santo, aquele que revelou suas verdades aos homens piedosos, inspirando-os a falar e a escrever a Palavra de Deus, sem quaisquer erros ou inconsistências. Mas o Espírito fez mais do que apenas nos dar a Bíblia, ele também prometeu nos ajudar a compreender e a aplicar suas verdades — um aspecto que nos leva à segunda maneira pela qual o Espírito opera através das Escrituras.

O Espírito Santo ilumina as Escrituras

A revelação divina seria inútil para nós se não fôssemos capazes de compreendê-la. É por isso que o Espírito Santo ilumina a mente dos fiéis para que sejam capazes de compreender as verdades das Escrituras e se submeterem a seus ensinamentos. O apóstolo Paulo explicou o ministério de iluminação do Espírito em 1Coríntios 2:14-16:

> Ora, o homem natural não compreende as coisas do Espírito de Deus, porque lhe parecem loucura; e não pode entendê-las, porque elas se discernem espiritualmente. Mas o que é espiritual discerne bem tudo, e ele de ninguém é discernido. Porque quem conheceu a mente do Senhor, para que possa instruí-lo? Mas nós temos a mente de Cristo (ARC).

Através da iluminação da Palavra, o Espírito Santo capacita os cristãos a discernir a verdade divina (cf. Salmos 119:18) — realidades espirituais que os não-convertidos são incapazes de compreender verdadeiramente.

A dura realidade é que é possível estar familiarizado com a Bíblia e continuar não conseguindo entendê-la. Os líderes religiosos do tempo de Jesus eram estudiosos do Antigo Testamento, ainda que não compreendessem o objetivo das Escrituras (João 5:37-39). Quando Cristo questionou Nicodemos, expôs a ignorância do fariseu quanto aos princípios básicos do evangelho: "Você é mestre em Israel e não entende estas coisas?" (João 3:10). Desprovidos do Espírito Santo, os incrédulos operam somente no reino do homem natural. Para eles, a sabedoria de Deus parece tola. Mesmo depois que Jesus foi ressuscitado dentre os mortos, os fariseus e saduceus ainda se recusavam a acreditar (Mateus 28:12-15). Estêvão confrontou-os com estas palavras: "Povo rebelde, obstinado de coração e de ouvidos! Vocês são iguais aos seus antepassados: sempre resistem ao Espírito Santo!" (Atos 7:51; cf. Hebreus 10:29).

A verdade é que nenhum pecador pode acreditar e abraçar as Escrituras sem a divina permissão do Espírito Santo. Como Martinho Lutero observou:

> Nas coisas espirituais e divinas, as quais dizem respeito à salvação da alma, o homem é como uma estátua de sal, como a mulher de Ló, sim, como um tronco e uma pedra, como uma estátua sem vida, que não usa nem os olhos nem a boca, nem o sentido, nem o coração. [...] Todo o ensino e pregação está perdido para ele, até que seja iluminado, convertido e regenerado pelo Espírito Santo.[10]

Até que o Espírito Santo intervenha no coração do não cristão, o pecador continuará a rejeitar a verdade do evangelho. Qualquer pessoa pode memorizar fatos, ouvir sermões e ganhar algum nível de compreensão intelectual sobre os pontos básicos da doutrina bíblica. Mas desprovida do poder do Espírito, a Palavra de Deus nunca penetrará na alma pecadora.[11]

Os cristãos, por outro lado, são vivificados pelo Espírito de Deus, que agora habita neles. Assim, os cristãos têm um morador instrutor da Verdade que ilumina sua compreensão da Palavra — permitindo-lhes conhecer e submeter-se à verdade das Escrituras (cf. 1João 2:27). Embora a obra de inspiração do Espírito seja aplicada apenas aos autores humanos das Escrituras, seu ministério de iluminação é dado a todos os cristãos. A inspiração nos deu a mensagem inscrita nas páginas das Escrituras. A iluminação inscreve essa mensagem em nossos corações, e nos permite compreender o que significa, pois contamos com o Espírito de Deus fazendo brilhar a luz da verdade nitidamente em nossas mentes (cf. 2Coríntios 4:6).

Como Charles Spurgeon explicou:

> "Se você não entender um livro de um escritor falecido você é incapaz de perguntar-lhe o seu significado, mas o Espírito, que inspirou as Sagradas Escrituras, vive para sempre, e ele tem prazer em tornar a Palavra acessível para os que buscam a sua instrução."[12]

É um ministério glorioso do Espírito Santo abrir as mentes dos seus santos para compreenderem as Escrituras (cf. Lucas 24:45), para que possamos conhecer e obedecer a sua Palavra.

Naturalmente, a doutrina da iluminação não significa que os cristãos podem prescrutar todos os segredos teológicos (Deuteronômio 29:29), ou que não precisem de professores piedosos (Efésios 4:11-12). Também não nos impede de nos disciplinarmos para o propósito da piedade (1Timóteo 4:8) ou de realizar o árduo trabalho de estudo cuidadoso da Bíblia (2Timóteo 2:15).[13] No entanto, podemos abordar nosso estudo da Palavra de Deus com alegria e entusiasmo — sabendo que, quando investigamos as Escrituras com devoção e dedicação, o Espírito Santo ilumina os corações para compreender, abraçar, e aplicar as verdades que estamos estudando.

Através de seu ministério de inspiração, o Espírito Santo nos deu a Palavra de Deus. E através de seu ministério de iluminação, ele abre os nossos olhos para que possamos entender e nos submeter à verdade bíblica. No entanto, ele não para por aí.

O Espírito outorga poder às Escrituras

Em perfeita sintonia com o seu ministério de iluminação, o Espírito Santo outorga poder à sua Palavra para que, à medida que ela seja anunciada, convença o coração dos incrédulos e santifique o dos redimidos. Nos dois capítulos anteriores, consideramos a obra do Espírito na salvação e na santificação. Vale a pena repetir aqui que a sua Palavra é o instrumento que ele usa para realizar poderosamente ambos os ministérios.

Na evangelização, o Espírito Santo dá energia à proclamação do evangelho bíblico (1Pedro 1:12), usando a pregação de sua Palavra para penetrar o coração e condenar o pecador (cf. Romanos 10:14). Como Paulo disse aos tessalonicenses: "O nosso evangelho não chegou a vocês somente em palavra, mas também em poder, no Espírito Santo e em plena convicção" (1Tessalonicenses 1:5). Em outra parte, ele explicou aos cristãos de Corinto: "A minha mensagem e a minha pregação não consistiram em palavras persuasivas de sabedoria, mas em demonstração do poder do Espírito, para que a fé que vocês têm não se baseasse na sabedoria humana, mas no poder de Deus" (1Coríntios 2:4-5). Se o Espírito não outorgasse poder à proclamação da sua Palavra, ninguém jamais responderia à fé salvadora. Charles Spurgeon ilustrou vividamente esse ponto com estas palavras:

A não ser que o Espírito Santo abençoe a Palavra, nós que pregamos o evangelho somos, de todos os homens, os mais miseráveis, porque tentamos realizar uma tarefa que é impossível. Entramos em uma esfera onde nada além do sobrenatural prevalecerá. Se o Espírito Santo não renovar os corações de nossos ouvintes, não podemos fazê-lo. Se o Espírito Santo não regenerá-los, não podemos fazê-lo. Se ele não enviar a verdade ao fundo de suas almas, será como se falássemos ao ouvido de um cadáver.[14]

O Espírito Santo é a força onipotente que traz a promessa do Senhor em Isaías 55:11: "Assim também ocorre com a palavra que sai da minha boca: ela não voltará para mim vazia, mas fará o que desejo e atingirá o propósito para o qual a enviei." Sem a sua capacitação divina, pregar o evangelho não seria nada mais do que letras mortas caindo em corações mortos. Mas, através do poder do Espírito, a Palavra de Deus é "viva e eficaz, e mais afiada que qualquer espada de dois gumes; ela penetra até o ponto de dividir alma e espírito, juntas e medulas, e julga os pensamentos e as intenções do coração" (Hebreus 4:12).

Separado do Espírito Santo, o sermão mais eloquente não é nada além de ar quente, ruído vazio, e oratória sem vida, mas quando acompanhado do poderoso Espírito de Deus, até a mensagem mais simples penetra corações calejados de incredulidade e transforma vidas.

O apóstolo Paulo descreve de forma semelhante a Palavra de Deus como "a espada do Espírito", em Efésios 6:17. Nesse contexto, as Escrituras são descritas como uma arma do poder do Espírito que os cristãos devem usar em sua batalha contra o pecado e a tentação (cf. Mateus 4:4,7,10). A Palavra de Deus não é apenas o meio divinamente energizado pelo qual os pecadores são regenerados (cf. Efésios 5:26; Tito 3:5; Tiago 1:18), mas também é o meio pelo qual os cristãos resistem ao pecado e crescem em santidade. Como Jesus orou em João 17:17, falando com seu Pai sobre aqueles que creem nele: "Santifica-os na verdade; a tua Palavra é a verdade." Já vimos anteriormente os efeitos santificadores da Palavra inspirada de Deus em 2Timóteo 3:16-17, onde Paulo explicou que as Escrituras inspiradas são suficientes para equipar completamente os cristãos para a maturidade espiritual.

Pedro disse algo semelhante em sua primeira carta: "Livrem-se de toda maldade e de todo o engano, hipocrisia, inveja e toda espécie de maledicência. Como crianças recém-nascidas, desejem de coração o leite espiritual puro, para que por meio dele cresçam para a salvação, agora que provaram que o Senhor é bom" (2Pedro 2:1-3). Aqueles que provaram da graça de Deus na redenção continuaram a crescer em santificação por meio da internalização de sua Palavra. Os verdadeiros cristãos são marcados por uma fome pelas Escrituras, deliciando-se com a Palavra de Deus com a intensidade com que um bebê anseia por leite (cf. Jó 23:12; Salmos 119). Em meio a tudo isso, estamos sendo conformados à imagem de Cristo, um ministério que o Espírito realiza, expondo nossos corações à revelação bíblica a respeito do Salvador (2Coríntios 3:18). Ele possibilita que "habite ricamente em vocês a palavra de Cristo" (Colossences 3:16), uma frase que se assemelha ao mandamento de Paulo: "Deixem-se encher pelo Espírito" (Efésios 5:18), de modo que o fruto de uma vida transformada seja visto na forma como expressamos nosso amor por Deus e pelos outros (cf. Efésios 5:19—6:9; Colossenses 3:17—4:1).

Onde o poder do Espírito Santo se manifesta ele não produz shows estúpidos no chão, murmúrios incoerentes, zumbidos em êxtase, ou ondas de calor de emoção. Todos esses comportamentos não têm nada a ver com o seu autêntico ministério. Na realidade, são uma paródia de seu verdadeiro trabalho. Quando o Espírito Santo está se movendo, os pecadores são santificados pelo poder da sua Palavra, sendo transformados em novas criaturas em Cristo. Tornam-se animados com a santidade, fortalecidos para o culto, capacitados para o serviço, e ansiosos para aprender as Escrituras. Porque amam a verdadeira obra do Espírito, amam também o livro que ele deu à Igreja. Assim, suas vidas são caracterizadas por um amor reverente, profundo e fiel, tanto pela Palavra de Deus quanto pelo Deus da Palavra.

Honrando o Espírito ao honrar as Escrituras

Embora os carismáticos afirmem representar o Espírito Santo, seu movimento tem mostrado uma tendência persistente de colocá-lo em contraposição às Escrituras — como se um compromisso com a verdade bíblica de alguma forma pudesse extinguir, afligir, ou de alguma maneira inibir o ministério do Espírito.[15] Mas nada poderia estar mais longe da verdade. A Bíblia é o livro do Espírito Santo! É o instrumento que ele usa para convencer os incrédulos do pecado, da justiça e do juízo. É a espada pela qual ele energiza a proclamação do evangelho, penetrando o coração dos espiritualmente mortos e erguendo-os para a vida espiritual. É o meio pelo qual ele liberta o seu poder santificador na vida dos que creem, fazendo-os crescer na graça através do leite puro da instrução bíblica.

Assim, rejeitar as Escrituras é repelir o Espírito. Ignorar, desprezar, torcer, ou desobedecer a Palavra de Deus é desonrar aquele que a inspirou, que a ilumina e a capacita. Mas abraçar e submeter-se à

Fogo estranho 253

verdade bíblica de todo coração é desfrutar da plenitude do ministério do Espírito — ser preenchido pelo seu poder santificador, sendo conduzido por ele em justiça, e ser equipado com as armas dele na batalha contra o pecado e o erro. Charles Spurgeon explicou isso desta forma à sua congregação:

> Temos uma palavra mais segura de testemunho, uma rocha da verdade sobre a qual nós descansamos; o nosso padrão infalível reside em: "Está escrito..." A Bíblia, toda a Bíblia e nada mais que a Bíblia, é a nossa religião. [...] Dizem que ela é difícil de entender, mas não é assim para os que buscam a orientação do Espírito de Deus. [...] Uma criança sob a graça, ensinada pelo Espírito de Deus, pode conhecer a mente do Senhor a respeito da salvação, e encontrar o seu caminho para o céu somente pela orientação da Palavra. Mas se é profunda ou simples, essa não é a questão; ela é a Palavra de Deus, e é a verdade pura e infalível. Aqui está a infalibilidade, e em nenhum outro lugar. [...] Este grandioso e infalível livro [...] é o nosso único tribunal de recurso. [...] [É] a espada do Espírito nos conflitos espirituais que nos aguardam. [...] O Espírito Santo está na Palavra, e, portanto, é a verdade viva. Ó cristãos, vocês podem ter certeza disso, e por causa disso façam da Palavra a sua arma escolhida de guerra.[16]

A Bíblia é um livro vivo, porque o Espírito do Deus vivo a energiza e a capacita. A Palavra nos convence, instrui, equipa, fortalece, protege e nos permite crescer. Ou, mais precisamente, o Espírito Santo faz todas essas coisas à medida que ativa a verdade das Escrituras em nossos corações.

Como cristãos, honramos o Espírito quando honramos as Escrituras — estudá-la de forma diligente, aplicando-a com cuidado, preparando nossas mentes com os seus preceitos, e abraçando o seu ensino com todo o nosso coração. O Espírito nos deu a Palavra. Ele nos abriu os olhos para entendermos suas vastas riquezas. E ele capacita sua verdade em nossas vidas à medida que nos conforma à imagem de nosso Salvador.

É difícil imaginar por que alguém desprezaria ou negligenciaria as palavras desse livro algum dia, especialmente à luz das bênçãos prometidas por Deus àqueles que o estimam. Como o salmista declarou:

Como é feliz aquele que não segue o conselho dos ímpios,
não imita a conduta dos pecadores,
nem se assenta na roda dos zombadores!
Ao contrário, sua satisfação está na lei do Senhor,
e nessa lei medita dia e noite.
É como árvore plantada à beira de águas correntes:
Dá fruto no tempo certo e suas folhas não murcham.
Tudo o que ele faz prospera!

Salmos 1:1-3

CAPÍTULO 12

UMA CARTA ABERTA AOS MEUS AMIGOS CONTINUACIONISTAS

Este capítulo final é um apelo pessoal aos outros líderes do movimento evangélico conservador que anunciam o verdadeiro evangelho, mas insistem em permanecer abertos à continuidade dos dons de revelação e milagres na era moderna.

Intitulei este capítulo "Uma carta aberta aos meus amigos continuacionistas" porque quero enfatizar, desde o início, que eu considero irmãos em Cristo e amigos no ministério todos os que são fiéis companheiros, trabalhadores da Palavra e do evangelho, mesmo que eles concedam um lugar de legitimidade à experiência carismática. Eu tenho bons amigos entre eles, que se rotulam como "reformados carismáticos" ou "evangélicos continuacionistas".

O movimento carismático está repleto de falsos mestres e charlatães espirituais da pior espécie, como pode ser bem ilustrado pelas transmissões do canal Trinity Broadcasting Network (ou qualquer uma das várias redes carismáticas menores de televisão). Certamente não vejo meus amigos continuacionistas da mesma forma que vejo os charlatães espirituais e os desavergonhados farsantes. Neste capítulo, escrevo aos líderes cristãos que provaram seu compromisso com Cristo e sua Palavra ao longo dos anos. Sua fidelidade à autoridade das Escrituras e aos fundamentos do evangelho tem sido consistente e influente — e é nessa base que nós compartilhamos uma rica comunhão na verdade.

Sou grato pelas extensas contribuições que fizeram para com a verdade e a vida da Igreja. Eu, pessoalmente, me beneficiei, juntamente com a minha congregação, com os livros escritos por autores continuacionistas — incluindo teologias sistemáticas, comentários bíblicos, biografias históricas, obras devocionais e tratados defendendo doutrinas fundamentais, como a expiação substitutiva, a infalibilidade bíblica, e os papéis dados por Deus a homens e mulheres.

Quanto à questão carismática, muitos continuacionistas evangélicos têm corajosamente condenado certos aspectos do movimento que eles reconhecem estar em contradição direta com a Palavra de Deus, incluindo as alegações ultrajantes do evangelho da prosperidade. Além disso, os estranhos excessos que caracterizam o movimento como um todo não são tolerados. Até mesmo o termo *continuacionista* é um protesto implícito contra a corrupção generalizada que caracteriza a tendência predominante do ensino carismático. Como um autor continuacionista explicou:

> O termo carismático tem sido, por vezes, associado com erro doutrinário, alegações infundadas de cura, impropriedade financeira, previsões bizarras e não cumpridas, uma ênfase excessiva sobre os dons de língua, e alguns penteados lamentáveis. [...] É por isso que eu comecei a me identificar com mais frequência como continuacionista do que como carismático.[1]

Esse tipo de distanciamento é fundamental, pois coloca uma necessária parede distintiva entre a corrente predominante dos carismáticos e os evangélicos conservadores que acreditam na continuação dos dons. Ainda assim, eu não acredito que isso vá suficientemente longe. Sou grato porque as doutrinas com as quais concordamos superam as de que discordamos. Mas isso não significa que essas últimas questões possam ser facilmente deixadas de lado.

Assim, embora eu esteja agradecido por estarmos ligados pelo evangelho, estou igualmente convencido de que a unidade que compartilhamos no núcleo do evangelho não deve no impedir de abordar outras questões estendidas pelo evangelho; mas, sim, isso deve nos motivar ao aprimoramento mútuo para sermos mais precisos em relação às questões bíblicas. O amor pela verdade, sem qualquer falta de modéstia, é o que me motiva a escrever um livro como este. É também o que me obriga a afirmar francamente que acredito que a posição continuacionista expõe a igreja evangélica ao perigo contínuo da mutação carismática.

CESSACIONISTAS ENRUSTIDOS

Antes de discutir as perigosas consequências de se manter uma posição carismática conservadora (por exemplo, o continuacionismo), é importante ressaltar uma das grandes ironias desse posicionamento, isto é, que os continuacionistas realmente mantêm uma forma incipiente de cessacionismo. Deixe-me explicar o que quero dizer.

A posição continuacionista afirma que a profecia moderna é falível e sem autoridade, reconhece que a prática predominante de falar em línguas modernas não consiste em autênticas línguas estrangeiras e, geralmente, negam que os milagres de cura como os registrados nos Evangelhos e em Atos dos Apóstolos se repitam atualmente. Além disso, os continuacionistas admitem que o único exercício de apostolado cessou após o primeiro século da história da Igreja. Assim, os continuacionistas concordam que não houve apóstolos nos últimos 1.900 anos, e que qualquer dom profético infalível da época do Novo Testamento cessou (as revelações infalíveis continuam apenas na Bíblia).

Os continuacionistas admitem abertamente que a capacidade milagrosa de falar fluentemente em autênticas línguas estrangeiras, como descrito em Atos 2, não sobreviveu após a época apostólica. E eles geralmente reconhecem que curas instantâneas, inegáveis, públicas e completas, como as realizadas por Cristo e seus apóstolos, não foram reproduzidas desde o primeiro século. Como um conhecido pastor continuacionista declarou em uma entrevista recente:

> Parece-me que, tanto bíblica quanto experimentalmente, houve um afloramento extraordinário de bênçãos sobrenaturais em torno da Encarnação, o que não se repetiu em nenhum momento da história. Ninguém jamais curou como Jesus curou. Ele nunca falhou, ele fez isso com perfeição, ele despertou pessoas da morte, ele tocou e todas as feridas desapareceram, e ele nunca falhou.[2]

Essa observação é absolutamente correta: os milagres de Cristo e, por extensão, os de seus apóstolos foram únicos e irrepetíveis. Reconhecer esse fato simples é admitir a premissa fundamental do cessacionismo.

Aqueles dispostos a fazer uma comparação justa e sincera entre os fenômenos carismáticos de hoje e os milagres de Cristo e de seus apóstolos, rapidamente descobrem que é impossível ser um continuacionista sem ressalvas. É muito óbvio que as versões carismáticas modernas de apostolado, profecia, línguas e cura não correspondem aos precedentes bíblicos. Qualquer pessoa com um mínimo de integridade terá que admitir isso. Mas, ao admitir, eles corroboram a essência do argumento cessacionista — não importa os protestos que sejam feitos em contrário.

No entanto, os continuacionistas insistem em usar a terminologia bíblica para descrever práticas carismáticas contemporâneas que *não* correspondem à realidade bíblica. Assim, qualquer impressão pessoal ou capricho passageiro pode ser rotulado como "dom de profecia", falar coisas sem sentido é chamado de "dom de línguas", cada providência notável é rotulada como "milagre", e cada resposta positiva às orações de cura é vista como prova de que alguém tem o *dom* da cura. Tudo isso representa um grande problema, porque *não* é assim que o Novo Testamento descreve esses dons. Para qualquer pastor evangélico ou líder religioso aplicar a terminologia bíblica ao que não corresponde à prática bíblica não é apenas confuso, mas é um ensinamento potencialmente perigoso pelo qual essa pessoa é culpada.

As consequências perigosas da posição continuacionista

Alguns continuacionistas conservadores podem considerar isso como uma questão relativamente menor, secundária — que gera apenas pequenos problemas para a Igreja em geral. Outros parecem estar confortavelmente indiferentes ao problema, sem lhe dedicar nenhum tipo de reflexão. Na realidade, as implicações são enormes e as consequências potencialmente desastrosas. Aqui estão oito razões para isso.

1. A posição continuacionista dá uma ilusão de legitimidade mais ampla ao movimento carismático.

Embora os continuacionistas conservadores teologicamente respeitáveis representem uma pequena minoria dentro do movimento carismático, eles proporcionam ao movimento inteiro uma aura de credibilidade teológica e respeito.

Quando escrevi *O caos carismático* há mais de vinte anos, as pessoas me acusaram de abordar apenas a orla excêntrica do movimento carismático. Tenho certeza que alguns vão dizer a mesma coisa sobre

Fogo estranho   259

este livro. Na realidade, porém, este livro trata do *comportamento predominante* no movimento carismático. Continuacionistas reformados são os únicos que estão realmente na orla porque não exemplificam a grande maioria dos carismáticos. No entanto, quando os notáveis estudiosos continuacionistas dão crédito às interpretações carismáticas ou deixam de condenar diretamente práticas carismáticas, fornecem cobertura teológica para um movimento que devia ter os seus perigos expostos, e não ser defendido.

Um dos estudiosos do Novo Testamento mais respeitados do mundo evangélico fornece um exemplo disso. Como exegeta cuidadoso que busca ser fiel ao texto do Novo Testamento, esse homem identifica corretamente o dom de línguas com idiomas autênticos. No entanto, seus pressupostos continuacionistas o inibem de concluir que o dom de línguas cessou. Como resultado, ele é forçado a elaborar uma hipótese desconcertante que afirma que o balbuciar moderno pode parecer uma fala sem sentido, mas pode, ao mesmo tempo, constituir uma linguagem racional. Em uma extensa discussão sobre este ponto, ele fornece o seguinte exemplo para ilustrar o seu ponto de vista:

> Suponha que a mensagem em inglês seja: "Praise the Lord, for his mercy endures forever [Louvai ao Senhor, porque a sua benignidade dura para sempre]."
>
> Retire as vogais e você terá: PRS TH LRD FR HS MRC NDRS FRVR.
>
> Isto pode parecer um pouco estranho, mas quando nos lembramos de que o hebraico moderno é escrito sem a maioria das vogais, podemos imaginar que com a prática isso possa ser lido facilmente.
>
> Agora, remova os espaços e, a partir da primeira letra, reescreva a sequência usando sempre a terceira letra, repetidamente passando pela sequência até que todas as letras sejam usadas. O resultado é: PTRRMNSVRHDHRDFRSLFSCRR.
>
> Agora, adicione uma letra "a" depois de cada consoante, e divida a unidade em pedaços arbitrários: PATARA RAMA NA SAVARAHA DAHARA DAFARASALA FASA CARARA.
>
> Eu acho que isso se confunde com a transcrição de algumas línguas modernas. Certamente é muito parecido com algumas que já ouvi. Mas o importante é que ela transmite informações desde que você saiba o código. Quem conhece os passos que tomei poderia revertê-los, a fim de recuperar a mensagem original. [...]

Parece, então, que as línguas podem conter informações cognitivas, embora não sejam linguagens humanas conhecidas — assim como um programa de computador é uma "linguagem" que transmite uma grande quantidade de informações, mesmo não sendo uma "linguagem" falada realmente por alguém.[3]

Ao mesmo tempo em que é uma sugestão inovadora, não tem nenhuma base exegética e adiciona camadas de complexidade desnecessárias que não são justificadas pela descrição do Novo Testamento do dom de línguas. Explicações únicas como essa, embora bem-intencionadas, tentam fazer o impossível. Todos os esforços para reconciliar o milagre bíblico de falar línguas estrangeiras com a prática moderna de falar coisas sem sentido tem falhado.

Se essa interpretação não tivesse vindo de um dos mais respeitados autores acadêmicos de nosso tempo, provavelmente não ganharia força em nenhum fórum sério. Mas por causa da reputação desse escritor em particular e por ser um ilustre estudioso evangélico, muitos carismáticos se apegaram à ideia dele como se fosse uma defesa crível de sua posição. Não é. É uma clara tentativa desesperada de defender o indefensável. Teorias improváveis, como as provenientes de fontes respeitadas, só servem para legitimar um movimento que, na realidade, é construído com argumentos insustentáveis e falácias exegéticas.

Em uma entrevista online, um outro pastor continuacionista insiste que a versão moderna do discurso extático é uma expressão legítima do dom, mesmo que ele admita que, muitas vezes, seja falsificado nos círculos carismáticos. Falando de seu próprio desejo de falar em línguas, ele diz:

> Ainda essa manhã eu estava andando na minha sala de estar [...] [e] pensei em línguas. Eu disse: "Não pedi por línguas por um longo tempo." E assim, simplesmente parei. [...] E disse: "Senhor, ainda estou ansioso para falar em línguas. Será que você me concede esse dom?"
>
> Agora, nesse momento, você pode tentar dizer "banana" de trás para frente, se você quiser. Eu costumava me sentar no carro do lado de fora da igreja cantando em línguas, mas eu sabia que não estava. Estava apenas inventando. E eu disse, não é isso. Eu sei que não é isso. Mas é isso que eles tentam levá-lo a fazer se você estiver em um determinado grupo. E eu, simplesmente, fiz de tudo para tentar me

Fogo estranho   261

abrir para isso, e o Senhor sempre me disse, sem precisar de palavras: "Não." "Não." [...]

Mas não considerei que essa fosse sua última palavra. E assim, de vez em quando, eu me voltava para ele como uma criança e dizia: "Muitos dos meus irmãos e irmãs têm este brinquedo, têm esse dom. Posso tê-lo também?"[4]

Esse depoimento ilustra a angústia que é causada por uma compreensão errada dos dons: esperar que Deus lhe dê algo que ele removeu da Igreja há muito tempo. Por um lado, sou grato por esse pastor ser honesto o suficiente para reconhecer que nunca experimentou o fenômeno contemporâneo — especialmente porque a versão moderna constitui uma experiência falsa. Por outro lado, a crença desse respeitado pastor de que o êxtase ininteligível podia ser uma expressão genuína dos dons espirituais concede legitimidade a todos que associam o balbuciar sem sentido ao Espírito de Deus. Embora seja um defensor bem conhecido da sã doutrina em muitos aspectos vitais, sua posição sobre línguas fornece uma plataforma de plausibilidade para milhões de carismáticos que são muito menos responsáveis do que ele.

2. A posição continuacionista degrada a natureza milagrosa dos verdadeiros dons que Deus derramou sobre a Igreja do primeiro século.

As narrativas dos Evangelhos, juntamente com o livro de Atos dos Apóstolos, registram os milagres mais abrangentes e surpreendentes que já ocorreram em toda a história humana. Deus concedeu novas revelações para a Igreja, através de seus apóstolos e dos profetas, de modo que o Novo Testamento pudesse ser escrito. O Espírito Santo permitiu que as pessoas com o dom de línguas falassem as palavras estrangeiras que nunca tinham aprendido. E ele concedeu o dom da cura a determinados indivíduos — o que lhes permitiu curar pessoas cegas, aleijadas, surdas e leprosas — para validar sua mensagem. O propósito desses milagres, e sua relação com a revelação inicial da verdade do evangelho, ficam claros em Hebreus 2:3-4: "Essa salvação [o evangelho], primeiramente anunciada pelo Senhor, foi-nos confirmada pelos que a ouviram. Deus também deu testemunho dela por meio de sinais, maravilhas, diversos milagres e dons do Espírito

Santo distribuídos de acordo com a sua vontade." Esse texto perde seu sentido com a noção carismática de que sinais, maravilhas, milagres e dons de línguas, profecia e cura pertencem à experiência cotidiana dos cristãos.

Além disso, quando os continuacionistas usam a terminologia dos dons do Novo Testamento mas, em seguida, definem esses termos para adequá-los à prática carismática, eles depreciam a natureza notável do *significado original*. Como resultado, diminuem a maneira gloriosa com que o Espírito Santo operou nas etapas fundamentais da história da Igreja. Se os dons praticados nas igrejas carismáticas hoje são equivalentes aos descritos no Novo Testamento, então os dons originais não foram de modo algum milagrosos. Dizer coisas cheias de erros não é coerente com o dom da profecia bíblica. Falar coisas sem sentido não é o verdadeiro dom de línguas. E orar pela cura, mesmo sabendo que essas orações podem não ser respondidas, não é o dom apostólico da cura.

Como cristãos evangélicos, desejamos ver o Deus trino honrado e sua Palavra exaltada. Quando carismáticos se apropriam da terminologia do Novo Testamento e redefinem os dons bíblicos, degradam o que Deus estava fazendo milagrosamente no primeiro século. Os continuacionistas conservadores ajudam nessa deturpação.

3. A posição continuacionista limita severamente a capacidade de seus defensores confrontarem os que se enquadram na confusão carismática.

Ao dar crédito às premissas básicas de um movimento degradado, continuacionistas acabam desistindo de enfrentar outros líderes evangélicos que possuem comportamentos carismáticos extravagantes ou fazem afirmações bizarras com base em supostas revelações de Deus.

Uma ilustração vívida disso veio à tona há alguns anos, quando um popular mas provocador jovem pastor começou a afirmar que Deus estava mostrando-lhe visões de pessoas específicas envolvidas em atos sexuais — incluindo estupro, prostituição e abuso sexual infantil.[5] Com um ar de impetuosa fanfarronice, o pastor descreveu as supostas visões à audiência com os detalhes lascivos, de tal forma que o resultado impróprio para menores constituiu uma clara violação a Efésios 5:12, 1Timóteo 4:12, e uma série de outras passagens bíblicas. Essas mensagens foram disponibilizadas ao público através do site do seu ministério.

Obviamente, visões desse tipo não são de Deus, dando origem, em lugar disso, à imaginação que tem sido excessivamente exposta a influências mundanas. Enquanto os cessacionistas foram rápidos em apontar o rompante pornográfico do pastor, alguns líderes continuacionistas se viram em um dilema. Por um lado, eles não poderiam se sentir confortáveis com as imagens obscenas que o jovem alegou ter vindo a ele da parte de Deus. Por outro lado, eles não podiam negar definitivamente a sua afirmação de que o Espírito Santo estava dando a ele uma nova revelação, não importa o quão escabrosa ou extravagante fosse. No final, eles permaneceram desconfortavelmente em silêncio, e este foi interpretado como aceitação.

Outros exemplos também poderiam ser listados, o que demonstra que, enquanto os carismáticos reformados querem se distanciar da tendência predominante do Movimento Carismático, se colocaram em uma posição que torna quase impossível para eles criticá-la de forma eficaz. Um pastor evangélico influente reiterou a pouco tempo o fato de que ele havia ficado nitidamente intrigado com o Movimento da Terceira Onda no início de 1990, pois enxergava o Movimento Vineyard, de John Wimber, como um verdadeiro avivamento.[6] Um conhecido teólogo sistemático sugere que cair no Espírito pode ser uma coisa boa, desde que produza resultados positivos na vida das pessoas.[7] Outro autor evangélico muito lido renunciou ao pastorado em 1993 para tornar-se um tipo de mentor teológico do movimento de profetas do Kansas.[8] Quando esse grupo se fragmentou, seu mentor anterior deixou o Kansas e fundou seu próprio ministério que tem uma abordagem muito mais discreta dos dons carismáticos. Mas ele ainda insiste que a profecia falível é autêntica.[9]

No lugar de confrontar os erros carismáticos, os líderes continuacionistas repetidamente são pegos flertando com aspectos de um movimento que está cheio de erros graves e lideranças corruptas. Por deixar que o movimento carismático moderno redefinisse os dons, eles enfraqueceram gravemente a sua capacidade de combater esse erro com autoridade. Mas renúncias à superioridade exegética é totalmente desnecessária.

4. Ao insistir que Deus ainda está concedendo novas revelações aos cristãos atuais, o movimento continuacionista abre as portas à confusão e ao erro.

A aceitação da profecia falível dentro dos círculos continuacionistas expôs o movimento evangélico inteiro às doutrinas falíveis que acompanham essas profecias.

As inúmeras falsas profecias de Jack Deere, Paul Cain, Bob Jones, e dos profetas de Kansas City, são suficientes para ilustrar esse ponto. Quando me encontrei pessoalmente, no meu escritório, com o ex-professor do Seminário Teológico de Dallas, Jack Deere, e o auto-proclamado profeta Paul Cain, em 1992, Deere tentou me convencer de que ele representava um segmento doutrinariamente sensato do movimento carismático. Ele trouxe Cain junto para provar a mim e a dois dos meus colegas presbíteros que o dom da profecia ainda estava operando na Igreja. Durante nosso encontro, Cain foi quase que completamente desconexo, agindo como um bêbado. Embora Deere tenha pedido desculpas pelo comportamento bizarro de Cain, ele tentou nos fazer crer que isso era o resultado da unção do Espírito.

À medida que a nossa conversa prosseguia, eles reconheceram que suas profecias estavam frequentemente erradas. É claro que salientamos que as Escrituras condenam definitivamente toda falsa profecia. Os profetas bíblicos obtiveram um nível de precisão de 100%. A defesa de Deere foi apontar para a obra de um conhecido evangélico que defendia a continuação do dom profético.[10] Ao propor a possibilidade da profecia falível, esse respeitado teólogo evangélico forneceu a Deere e Cain uma aparência de legitimidade — apesar do fato de eles estarem claramente violando os requisitos bíblicos para a profecia encontrados em Deuteronômio 13 e 18. A popular premissa continuacionista de que o dom da profecia do Novo Testamento é frequentemente errôneo, convida abertamente falsos profetas à Igreja (cf. Mateus 7:15), promovendo, simultaneamente, uma forma de ingenuidade congregacional — em que até mesmo os cristãos sinceros podem ser levados a acreditar que Deus está falando (quando na verdade não está).

Alguns anos mais tarde, o ministério de Paul Cain foi desacreditado, quando ele admitiu ter se lançado, por um longo período, tanto à embriaguez quanto à homossexualidade. Ironicamente, nenhum dos outros supostos profetas desse movimento previu seu declínio. Na verdade, eles o aclamaram como o profeta superior com o maior dom. Quanto discernimento profético! Se tais profetas carismáticos não sabem a verdade sobre os seus colaboradores, o povo influenciado por eles não tem esperança de conhecê-la também.

Apesar da exposição de Paul Cain, alguns líderes continuacionistas ainda insistem que ele *realmente* profetizava, mesmo que posteriormente tenha sido exposto como um charlatão imoral. Nas palavras de um líder evangélico:

> Paul Cain foi um profeta naqueles dias, e foi totalmente desacreditado. Eu fui a um evento de Paul Cain, e ele profetizou sobre mim. E ele errou. Eu o assisti pregar duas vezes, e a forma como ele usava a Bíblia era como se a usasse como um manual que tateava para obter a coisa real, e essa coisa real era: "O homem na parte de trás com a camisa vermelha irá à Austrália em três semanas, e ele está nervoso, e quero assegurar-lhe que seu visto vai ser concedido." Agora, isso aconteceu, e acredito que realmente aconteceu. Eu tenho um lugar na minha teologia onde o Espírito Santo pode fazer isso, e Paul Cain pode ser um charlatão. Ele era um charlatão, eu acho. Mas ele realmente profetizava.[11]

Embora seja verdade que os falsos profetas às vezes possam fazer previsões corretas (por exemplo, Balaão [Números 23:6-12]; Caifás [João 11:49-51]), essa anedota ilustra a confusão inerente à posição continuacionista. Por que alguém não rotularia o imoral Paul Cain como falso profeta, quando ele emitiu falsas profecias? Creditar ao Espírito Santo as palavras que poderiam ser de demônios, através da boca de um falso profeta, é um grave equívoco, que destaca o perigoso jogo que os continuacionistas são forçados a jogar.

A posição continuacionista convida todo cristão a interpretar qualquer impressão pessoal ou sentimento subjetivo como uma potencial revelação de Deus. Além disso, ela remove qualquer autoridade e norma objetiva para questionar a legitimidade de alguma suposta revelação divina. Dentro do paradigma continuacionista, é normal uma pessoa não saber com certeza se uma impressão veio de Deus ou de uma outra fonte. Mas isso é um subproduto direto da teologia carismática corrupta que degrada e ignora o discernimento e afasta as pessoas da verdade.

Esse ponto foi vividamente ilustrado pela experiência de um pastor continuacionista muito conhecido, cuja vida foi abalada por uma mulher de sua congregação que se aproximou dele com uma suposta palavra de Deus. Ele conta a história desta forma:

> Uma mulher veio até mim, quando minha esposa estava grávida do meu quarto filho. E ela disse: "Eu tenho uma profecia muito difícil para você." Eu respondi: "Ok." Ela disse — na verdade, ela a escreveu e entregou para mim: "Sua esposa morrerá durante o parto e você terá uma filha." Voltei para o meu gabinete. Agradeci, e disse: "Eu recebo isso." Eu esqueci o que disse, mas não foi "eu não quero ouvir isso". Voltei para o meu gabinete, caí ao chão e chorei. [...] Quando nós tivemos o nosso quarto menino, e não uma menina, eu dei um "grito", como sempre faço, mas esse grito foi um pouco mais alto, porque eu soube que, assim que o menino nasceu, aquela não fora uma verdadeira profecia.[12]

Se uma profecia falsificada teve esse efeito na vida desse líder evangélico, imagine os efeitos devastadores que tem sobre os leigos que não têm o nível de discernimento bíblico que ele tinha.

Dentro do movimento carismático mais amplo, esse problema é muito pior do que com continuacionistas teologicamente conservadores — uma vez que não é contido pela sã doutrina da teologia reformada. O fato de que o mundo carismático está repleto de falsos mestres e golpistas espirituais certamente não é coincidência. A elevação de experiências imaginárias e impressões subjetivas abriu a porta para todos os tipos de fraudes. A ideia de que os cristãos devem esperar receber revelações extrabíblicas de Deus constantemente através de experiências místicas, combinada com a ultrajante ideia de que mesmo revelações errôneas são expressões autênticas do dom profético, criou o "desastre" teológico que é o movimento carismático. Infelizmente, alguns estudiosos continuacionistas conservadores não possuem condições de parar a destruição que o movimento provoca.

5. Ao insistir que Deus ainda está concedendo novas revelações para os cristãos atuais, o movimento continuacionista nega tacitamente a doutrina *sola Scriptura*.

Aqui todo o movimento é mais concisamente definido. Ele é, em sua essência, um desvio da autoridade única das Escrituras.

Fogo estranho 267

Obviamente, nenhum continuacionista conservador negaria absolutamente o cânon fechado. Nem negaria a autoridade ou a suficiência das Escrituras. Na verdade, meus amigos continuacionistas estão entre alguns dos mais francos defensores da infalibilidade bíblica, e sou grato pelo compromisso deles com a primazia das Escrituras e a afirmação inabalável de que só as Escrituras são o nosso guia oficial para a vida e a doutrina.

Ainda assim, na realidade, o continuacionista realmente vê os padrões sobre a suficiência única das Escrituras em níveis menos práticos, porque ensina os cristãos a buscarem revelações adicionais de Deus fora da Bíblia. Como resultado, as pessoas estão condicionadas a esperar as impressões e as palavras de Deus para além do que está registrado nas páginas das Escrituras. Usando termos como *profecia, revelação,* ou *uma palavra da parte do Senhor,* a posição continuacionista tem um potencial real para prejudicar as pessoas, ligando as suas consciências a uma mensagem incorreta ou manipulando-as para tomarem decisões insensatas (porque elas acham que Deus as está direcionando a agir assim). Embora os continuacionistas insistam que a profecia congregacional não está autorizada (pelo menos, não no nível corporativo), não é difícil imaginar inúmeras maneiras em que possa ser utilizada indevidamente por líderes de igrejas sem escrúpulos.

Por um lado, continuacionistas insistem que a profecia moderna é a revelação de Deus. Por outro lado, reconhecem que muitas das vezes ela é cheia de erros e falhas, e é por isso que eles advertem as pessoas a nunca basearem decisões futuras, quaisquer que sejam, em uma palavra de profecia. Esse tipo de discurso duplo só amplifica a confusão teológica inerente à posição continuacionista.

Em essência, a visão continuacionista permite que as pessoas digam: "Assim diz o Senhor" (ou "Eu tenho uma palavra do Senhor") e, em seguida, transmitam uma mensagem cheia de erros e que é, portanto, algo que o Senhor não disse. Como resultado, ela permite que as pessoas atribuam ao Espírito da verdade mensagens que não são verdadeiras. Isso faz fronteira com a presunção blasfema, e põe seus defensores em uma posição espiritualmente precária. Obviamente, esse tipo de erro não pode ser apoiado pelas Escrituras. Por isso, os defensores da profecia moderna, em última análise, são forçados a defender seu ponto de vista, apelando para anedotas. Eles tornam a própria experiência em autoridade, e não o claro ensinamento das Escrituras — e isso mais uma vez prejudica o princípio da Reforma *sola Scriptura*.

6. Ao permitir uma forma irracional de falar em línguas (geralmente como uma linguagem de oração privada), o movimento continuacionista abre as portas para o êxtase sem sentido da adoração carismática.

Continuacionistas geralmente definem o dom de línguas como uma linguagem de oração devocional que está disponível para todos os cristãos. Ao contrário do dom apostólico (descrito em Atos 2), as línguas não correspondem essencialmente a idiomas estrangeiros autênticos. Pelo contrário, ela é caracterizada pela vocalização de sequências incoerentes de sílabas que foram posteriormente rotuladas como "a língua dos anjos" ou uma "linguagem celestial". Enquanto continuacionistas são mais cuidadosos do que os carismáticos tradicionais sobre como controlar a prática da glossolalia nos cultos da igreja, o uso de línguas ainda é incentivado nas orações pessoais.

Qualquer afirmação de glossolalia moderna — mesmo que relegada apenas à oração privada — encoraja os cristãos a buscarem uma profunda intimidade espiritual com Deus através de experiências *místicas, confusas* e até mesmo *irracionais*. Essa é uma prática arriscada para os cristãos, que são chamados a renovar suas mentes, e não a ignorar as suas faculdades intelectuais ou submeter sua razão à emoção crua. Qualquer ênfase em línguas também pode promover o orgulho espiritual na igreja (o mesmo que aconteceu com os coríntios). Aqueles que experimentaram o "dom" podem facilmente se considerar, de alguma forma, superiores aos que não o possuem. Além disso, a visão continuacionista de línguas apoia um uso egoísta dos dons. O capítulo 12 da primeira carta de Paulo aos coríntios deixa claro que todos os dons foram dados para a edificação mútua do Corpo de Cristo, e não para qualquer finalidade de autoengrandecimento, incluindo a manipulação das próprias paixões.

Endossar o "balbuciar" abre as portas para o pentecostalismo mais amplo, uma vez que "falar em línguas" é a marca registrada do movimento pentecostal. A partir daí, abre-se um caminho para o ecumenismo, uma vez que esse fenômeno é experimentado dentro de muitos grupos doutrinariamente diversos (incluindo os católicos romanos e até as religiões não cristãs). Mais uma vez, o continuacionista se encontra em um dilema doutrinal: se as línguas modernas são um dom do Espírito Santo, então por que os católicos romanos e grupos não cristãos, que são desprovidos do Espírito, fazem isso?

Jesus afirmou que a verdadeira oração não deve ser caracterizada por repetições vãs, e o apóstolo Paulo enfatizou que o verdadeiro Deus não é um Deus de desordem. No entanto, a confusa desordem e a repetição mecânica de sons sem sentido está em contradição direta com essas injunções bíblicas. A visão continuacionista (de que as línguas podem ser algo diferente dos idiomas humanos autênticos) é estranha não só à descrição clara das Escrituras, mas também ao testemunho universal da história da Igreja. Ninguém na história da Igreja equiparou o "dom de línguas" a palavras sem sentido até o movimento carismático moderno. As únicas exceções possíveis vêm de hereges, seitas e falsas religiões — justamente todas as fontes das quais os evangélicos conservadores desejam se afastar.

7. Ao afirmar que o dom de cura continua até hoje, a posição continuacionista afirma a mesma premissa básica que sustenta os ministérios fraudulentos de curandeiros carismáticos.

Os continuacionistas definem o dom de cura como a capacidade eventual de curar (como Deus assim direciona), principalmente por meio da oração. Tais curas nem sempre são eficazes, visíveis ou imediatas em seus pretendidos resultados, no entanto, as pessoas com o dom da cura, ou com o dom da fé, podem ver suas orações pelos doentes respondidas com mais frequência ou mais rapidamente.

Os continuacionistas são rápidos em diferenciar esse dom moderno dos ministérios de cura de Cristo e dos apóstolos (como registrado no livro de Atos). Considerando que essas curas eram claramente milagrosas, imediatas, públicas e inegáveis, o entendimento continuacionista da cura reduz essencialmente o dom a uma oração feita para alguém ficar bem que *poderia* ser respondida em um longo período de tempo. Eu, sinceramente, acredito no poder da oração. Os cessacionistas também acreditam. Mas atos especiais da providência divina em resposta à oração *não* são equivalentes ao dom da cura milagrosa descrita no Novo Testamento. Reduzir o dom dessa forma é menosprezar o que acontecia no primeiro século da história da Igreja.

Apesar de tentar distanciar-se dos curandeiros do movimento carismático majoritário, os continuacionistas conferem aos vigaristas curandeiros da fé uma legitimidade desnecessária ao afirmar uma continuação do dom bíblico da cura. É uma absoluta crueldade dar qualquer credibilidade aos curandeiros fraudulentos que se aproveitam de pessoas desesperadas com a venda de falsas esperanças. Para ser justo, quando os continuacionistas evangélicos abordam o tema do evangelho da prosperidade, da riqueza e da saúde, eles geralmente se destacam em sua denúncia desses erros. Sou grato por sua condenação desse falso evangelho, eu apenas gostaria que eles pudessem falar ainda mais sobre o assunto. Mas afinal, por que eles defendem um "dom de cura" moderno? Isso fornece uma plataforma para charlatões e vigaristas. Deixe o dom de cura ser o que realmente era: a milagrosa habilidade dada por Deus para curar imediatamente as pessoas da mesma forma que Cristo e seus apóstolos curavam. Ninguém hoje possui tal dom (há uma razão pela qual nenhum suposto curandeiro atual cure em hospitais ou entre os feridos de guerra).

Da mesma maneira que fazem com o dom de profecia (onde a precisão da profecia depende diretamente da fé do profeta), os continuacionistas tendem a ver o sucesso das curas como sendo dependente da fé daquele que cura. Embora isso seja melhor do que colocar o ônus sobre a fé da pessoa que está sendo curada (como Benny Hinn e a maioria dos outros curandeiros carismáticos faz), ainda assim serve como uma desculpa conveniente quando o doente não é curado. Mas qualquer tipo de "cura" que deixa a *maioria* das pessoas doentes e enfermas, em vez de curadas e saudáveis, dificilmente corresponde ao dom bíblico. Por que não reconhecer isso?

8. A posição continuacionista, em última análise, desonra o Espírito Santo por desviar as pessoas de seu verdadeiro ministério enquanto as seduz com falsificações.

Todos os cristãos verdadeiros amam a Deus, o Pai, o Senhor Jesus Cristo, e o Espírito Santo. Eles são profundamente gratos pelas obras de regeneração, habitação, segurança, iluminação, convicção, conforto, preenchimento e capacitação à santificação do Espírito. Eles nunca iriam querer fazer nada para prejudicar a honra devida ao seu nome, nem nunca desejariam desviar os outros de sua verdadeira obra. A posição continuacionista faz exatamente isso, ainda que involuntariamente.

A principal ferramenta que o Espírito Santo usa para santificar os cristãos é a sua Palavra inspirada. Ao insistir que Deus fala diretamente através da revelação intuitiva, das experiências místicas e dos dons falsificados, os continuacionistas, na verdade, diminuem os verdadeiros meios divinos de santificação. Como resultado, os cristãos são tentados a se desviar da Palavra e, assim, perder a espiritualidade genuína, preferindo a esterilidade de sentimentos subjetivos, de experiências emocionais e de encontros criativos. Mas ser verdadeiramente cheio do Espírito significa ser habitado pela Palavra de Deus (Efésios 5:18; Colossenses 3:16-17). Andar no Espírito pode ser percebido através dos frutos de uma vida transformada (cf. Gálatas 5:22-23). Evidências da obra do Espírito são mensuradas em termos de crescimento em santidade e semelhança a Cristo, não em explosões emocionais ou experiências de êxtase.

Na realidade, a posição continuacionista estabelece pedras de tropeço no caminho da santificação e do crescimento espiritual, porque apoia um paradigma com práticas que não levam a uma maior santidade ou a Cristo. Dessa forma, prejudica e interfere na verdadeira obra do Espírito na vida dos cristãos.

Um convite final à ação

Estou convencido de que os perigos inerentes à posição continuacionista são tão grandes que uma clara advertência precisa ser emitida. Há muita coisa em jogo para os meus amigos carismáticos reformados e evangélicos continuacionistas ignorarem as implicações de seus pontos de vista. Como líderes no mundo evangélico, eles exercem uma grande influência, e a trajetória que estabelecerem determinará o curso para a próxima geração de jovens ministros e o futuro do evangelicalismo. Por isso é preciso traçar uma linha divisória, e os que estão dispostos a se levantar e defender a verdadeira obra do Espírito devem fazê-lo.

O Novo Testamento nos chama para guardar cuidadosamente o que nos foi confiado (2Timóteo 1:14). Devemos permanecer firmes na verdade do evangelho — a fé que de uma vez por todas foi entregue aos santos (Judas 3). Quem se compromete com o erro e o subjetivismo da teologia carismática permite a presença do inimigo no arraial. Estou convencido de que o movimento carismático mais amplo abriu a porta para mais erros teológicos do que talvez qualquer outra aberração doutrinária no século XX (incluindo o liberalismo e o ecumenismo). Essa é uma afirmação ousada, eu sei. Mas a prova está ao nosso redor. Uma vez que o experimentalismo ganhou posição, não há nenhum tipo de heresia ou maldade que não utilizará isso na Igreja.

A teologia carismática é o fogo estranho da nossa geração, e os cristãos evangélicos não devem flertar com ela em momento algum. Eu não consigo entender por que alguém iria querer legitimar uma prática que não tem precedente bíblico — especialmente quando a prática moderna tem demonstrado ser uma porta de entrada para todos os tipos de erros teológicos. Os continuacionistas parecem ignorar e não se preocupar com isso. Seu fracasso em perceber como os seus ensinamentos comprometem a autoridade, a suficiência e a singularidade das Escrituras corresponde a uma negligente transgressão.

Como afirmei na introdução deste livro, esta é a hora para a verdadeira Igreja responder. No momento em que há um renascimento do evangelho bíblico e um renovado interesse nas *solas* da Reforma, é inaceitável ficar de braços cruzados. Todos os que são fiéis às Escrituras devem se levantar e condenar tudo o que ataca a glória de Deus. Temos a obrigação de aplicar a verdade em uma defesa arrojada do sagrado nome do Espírito Santo. Se alegamos fidelidade aos reformadores, devemos nos comportar com o seu nível de coragem e convicção à medida que batalharmos seriamente pela fé. Tem de haver uma guerra coletiva contra os abusos difundidos acerca do Espírito de Deus. Este livro é um convite para se juntar à causa por sua honra.

Minha oração é para que meus amigos continuacionistas (e todos os que estão dispostos a aderir a essa causa) vejam os perigos da teologia carismática, para que eles corajosamente rejeitem aquilo que a Bíblia condena como erro, e que, juntos, se apliquem ao mandato de Judas 23, resgatando almas do fogo estranho da falsa espiritualidade.

APÊNDICE

VOZES DA HISTÓRIA DA IGREJA

Tradicionalmente, os carismáticos têm reconhecido que os dons miraculosos da Igreja do primeiro século cessaram em algum momento na história da Igreja primitiva. Ao invés de argumentar que os dons continuaram ao longo dos séculos, afirmam que eles retornaram em 1901, quando Agnes Ozman supostamente falou em línguas. Aqueles que defendem esse ponto de vista, muitas vezes apelam para "a chuva, a temporã e a serôdia" de Joel 2:23 (ARC), insistindo que a primeira chuva foi a vinda do Espírito no dia de Pentecostes e a última chuva foi um segundo derramamento do Espírito no século XX. O que eles não conseguem entender é que isso, no contexto de Joel 2:23, é uma promessa literal sobre chuvas durante o reino milenar. A primeira chuva refere-se às chuvas de outono, e a última, às chuvas de primavera. Nesse contexto, Joel estava explicando que na terra milenar ambas as chuvas cairão "no primeiro mês". Seu argumento era que, devido à bênção de Deus durante esse tempo futuro, as colheitas prosperarão e a vegetação crescerá em abundância. Os versículos seguintes (vv. 24-26) deixam esse ponto bem claro. Assim, "a chuva, a temporã e a serôdia" não tem nada a ver com o dia de Pentecostes, ou com o movimento pentecostal moderno. Basear todo um movimento em uma deturpação intencional de uma passagem é oneroso.

Ao reconhecer o engano dessa posição tradicional, outros carismáticos tentaram traçar uma linha de dons milagrosos que continuou ao longo de toda a história da Igreja. Para fazer isso, ou eles redefiniram os dons para adequá-los aos relatos históricos (assim como redefiniram os dons para adequá-los às experiências modernas), ou são forçados a alinharem-se com grupos independentes, como os montanistas, os radicais extremos da Reforma, os quakers, os shakers, os jansenistas, os irvingitas, ou até mesmo seitas, como os mórmons. No entanto, alguns continuacionistas insistem que a posição carismática tem sido normativa ao longo da história da Igreja — e que são os cessacionistas que representam uma nova abordagem para a vida cristã. Alguns até chegam ao ponto de afirmar que o próprio cessacionismo é um produto do racionalismo naturalista do Iluminismo.

Este apêndice, então, tem como objetivo ajudar a esclarecer as coisas. Não só provar que o cessacionismo não é um produto do Iluminismo, mas também demonstrar a forma como importantes líderes da Igreja, ao longo da história, têm entendido o ensino bíblico sobre esse tema tão importante. Quais foram as suas conclusões sobre a perpetuação dos reveladores e milagrosos dons da era apostólica? Você é o juiz.

João Crisóstomo (c. 344-407)

[Ao comentar 1Coríntios 12:] "A passagem inteira é muito obscura, mas a obscuridade é produzida por nossa ignorância acerca dos fatos referidos e por sua cessação, fatos que ocorriam, mas agora não têm mais lugar."[1]

Agostinho (354-430)

"Nos tempos antigos, o Espírito Santo veio sobre os que creram e eles falaram em línguas que não haviam aprendido, conforme o Espírito lhes concedia que falassem. Estes sinais foram adaptados ao tempo. Pois aquilo foi o sinal do Espírito Santo em todas as línguas para mostrar que o evangelho de Deus era para ser espalhado através de todas as línguas, sobre toda a terra. Isso foi feito por um sinal, e ele extinguiu-se."[2]

"Por que se espera nestes dias que aqueles sobre quem as mãos são colocadas para que possam receber o Espírito Santo devam começar imediatamente a falar em línguas? Mas entende-se que de forma invisível e imperceptível, por conta do vínculo da paz, o amor divino é inspirado em seus corações, de modo que eles podem ser capazes de dizer 'porque o amor de Deus é derramado em nossos corações pelo Espírito Santo que nos foi dado.'"[3]

Teodoreto de Ciro (c. 393-466)

"Em tempos antigos, aqueles que aceitaram a divina pregação e que foram batizados para a salvação, receberam sinais visíveis da graça do Espírito Santo trabalhando neles. Alguns falaram em línguas que não conheciam e que ninguém lhes havia ensinado, enquanto outros realizavam milagres ou profetizavam. Os coríntios também fizeram essas coisas, mas eles não usaram os dons como deveriam ter usado. Eles estavam mais interessados em se exibir do que em usá--los para a edificação da Igreja. [...] Mesmo em nosso tempo, a graça é dada àqueles que são considerados dignos do santo batismo, mas não pode assumir a mesma forma que possuía naqueles dias."[4]

Martinho Lutero (1483-1546)

"No início da Igreja, o Espírito Santo foi enviado de forma visível. Ele desceu sobre Cristo na forma de uma pomba (Mateus 3:16), e à semelhança de fogo sobre os apóstolos e outros cristãos (Atos 2:3). Esse derramamento visível do Espírito Santo foi necessário para o estabelecimento da Igreja primitiva, como também foram necessários os milagres que acompanharam o dom do Espírito Santo. Paulo explicou o propósito destes dons miraculosos do Espírito em 1Coríntios 14:22: "As línguas são um sinal para os descrentes, e não para os que creem." Uma vez que a Igreja tinha sido estabelecida e devidamente anunciada por esses milagres, a aparência visível do Espírito Santo cessou."[5]

—

"Sempre que você ouvir alguém se vangloriar de que possui algo por inspiração do Espírito Santo, e não tem nenhuma base na Palavra de Deus, não importa o que seja, diga-lhe que esta obra é do Diabo."[6]

—

"Seja o que for que não tiver sua origem nas Escrituras é certamente do próprio Diabo."[7]

João Calvino (1509-1564)

"Embora Cristo não declare exatamente se ele queria que esse dom [de milagres] fosse temporário, ou permanecesse em sua Igreja para sempre, é mais provável que os milagres tenham sido prometidos apenas por um tempo, para iluminar o Evangelho enquanto ainda era novo e ainda desconhecido. [...] Nós certamente vimos que seu uso cessou pouco tempo depois [da era apostólica], ou, pelo menos, exemplos deles eram tão raros que podemos entender que não foram igualmente comuns em todas as épocas. Isso foi o resultado absurdo da ganância e do egoísmo entre aqueles que seguiram [na história posterior da igreja], que fizeram até invenções vazias a fim de que não houvesse uma completa ausência de milagres. Isso abriu a porta para as mentiras de Satanás, e não apenas com ilusões tomando o lugar da fé, mas com homens simples sendo puxados para fora do caminho correto a pretexto de sinais."[8]

"Este dom de cura, como o resto dos milagres, os quais o Senhor quis que fossem trazido à luz por algum tempo, desapareceu, a fim de tornar a nova pregação do evangelho maravilhosa para sempre."[9]

John Owen (1616-1683)

"Aqueles dons que, em sua própria natureza, excederam completamente o poder de todas as nossas habilidades, cuja dispensação do Espírito há muito cessou, onde ela agora é simulada por alguém pode ser justamente presumida como um delírio entusiasmado."[10]

Thomas Watson (1620-1686)

"Claro, há tanta necessidade de ordenação hoje como no tempo de Cristo e no tempo dos apóstolos, quando então havia os dons extraordinários na Igreja, os quais agora cessaram."[11]

Fogo estranho   277

Matthew Henry (1662-1714)

"O que eram esses dons nos é largamente dito no corpo do capítulo [1Coríntios 12], ou seja, ofícios e poderes extraordinários, concedidos a ministros e cristãos nos primeiros séculos para a convicção dos incrédulos e propagação do evangelho."[12]

"O dom de línguas foi um novo produto do Espírito de profecia e dado por uma razão particular: retirar o judeu e demonstrar que todas as nações podem ser conduzidas à Igreja. Estes e outros dons de profecia, sendo um sinal, há muito cessaram e foram deixados para trás, e não temos nenhum incentivo para esperar o renascimento deles, mas, pelo contrário, somos direcionados para o chamado das Escrituras, a mais segura palavra de profecia, mais certa que vozes do céu, e ela nos orienta a tomar cuidado, a buscá-la e nos firmarmos nela (2Pedro 1:19)."[13]

John Gill (1697-1771)

"Naqueles primeiros tempos, quando o dom de fazer milagres foi dado, não foi dado a todos, só para alguns, e agora não há ninguém que seja possuidor do mesmo."[14]

Jonathan Edwards (1703-1758)

"Nos dias de sua Encarnação [de Cristo], seus discípulos tinham uma medida dos dons miraculosos do Espírito, sendo habilitados dessa forma para ensinar e fazer milagres. Mas, depois da ressurreição e ascensão, ocorreu o mais completo e notável derramamento do Espírito em seus dons milagrosos que já existiu, começando com o dia de Pentecostes, depois da ressurreição de Cristo e sua ascensão ao céu. E, em consequência disto, não só aqui e ali uma pessoa extraordinária era dotada de dons extraordinários, mas eles eram comuns na Igreja, e assim continuou durante a vida dos apóstolos, ou até a morte do último deles, o apóstolo João, que viveu por cerca de cem de anos desde o nascimento de Cristo, de modo que os primeiros cem anos da era cristã, ou o primeiro século, foi a era dos milagres.

Mas logo após a finalização do cânon das Escrituras, quando o apóstolo João escreveu o livro do Apocalipse, não muito antes de sua morte, os dons miraculosos tiveram seu fim na Igreja. Pois, agora, a revelação escrita da mente e da vontade de Deus estava completa e estabelecida. Revelação na qual Deus havia perfeitamente registrado uma regra permanente e totalmente suficiente para a sua Igreja em todas as eras. Com a igreja judaica e a nação derrotada, e a igreja cristã e a última dispensação da Igreja de Deus estabelecidas, os dons miraculosos do Espírito já não eram mais necessários, e, portanto, cessaram. Pois embora eles tenham continuado na Igreja por muitas eras, se extinguiram, e Deus fez com que fossem extintos porque já não havia ocasião favorável a eles. E assim foi cumprido o que está dito no texto: 'Havendo profecias, serão aniquiladas; havendo línguas, cessarão; havendo ciência, desaparecerá' (ARC). E agora parece ser o fim para todos os frutos do Espírito tais como estes, e não temos nenhuma razão para esperar que voltem."[15]

"Os dons extraordinários do Espírito, como o dom de línguas, ou milagres, ou profecia etc., são chamados extraordinários porque não se comparam a nada concedido no curso normal da providência de Deus. Eles não são concedidos na forma providencial normal de Deus lidar com seus filhos, mas só em ocasiões extraordinárias, uma vez que foram concedidos a profetas e apóstolos para capacitá-los a revelar a mente e a vontade de Deus antes que o cânon das Escrituras estivesse completo, e por isso na Igreja primitiva, para a fundação e estabelecimento da mesma no mundo. Mas desde que o cânon das Escrituras foi concluído, e a Igreja cristã fundada e plenamente estabelecida, esses dons extraordinários cessaram."[16]

JAMES BUCHANAN (1804-1870)

"Os dons milagrosos do Espírito há muito tempo foram retirados. Eles foram usados para cumprir um propósito temporário. Foram empregados como andaimes que Deus utilizou para a construção de um templo espiritual. Quando o andaime não era mais necessário, foi removido, mas o templo ainda permanece de pé, e é habitado pelo

Espírito, pois: 'Não sabeis vós que sois o templo de Deus e que o Espírito de Deus habita em vós?' (1Coríntios 3:16, ARC)."[17]

ROBERT L. DABNEY (1820-1898)

"Depois que a Igreja primitiva tinha sido estabelecida, já não havia a mesma necessidade de sinais sobrenaturais, e Deus, que não costuma dissipar seus expedientes, os retirou. [...] Os milagres, se fossem transformados em ocorrência comum, deixariam de ser milagres e seriam considerados pelos homens como fato corriqueiro."[18]

CHARLES SPURGEON (1834-1892)

"Querido irmão, honre o Espírito de Deus como honraria a Jesus Cristo se ele estivesse presente. Se Jesus Cristo morasse em sua casa você não o ignoraria, não faria suas tarefas como se ele não estivesse lá. Não ignore a presença do Espírito Santo em sua alma. Rogo-lhes, não vivam como se não tivessem ouvido falar da existência do Espírito Santo. A ele faça suas adorações constantes. Reverencie o augusto hóspede que tem tido o prazer de fazer do seu corpo sua morada sagrada. Ame-o, obedeça-o, adore-o!

Tomem cuidado para nunca imputar as vãs imaginações de sua fantasia a ele. Eu vi o Espírito de Deus desonrado vergonhosamente por pessoas — espero que sejam loucas — que afirmavam que isso e aquilo outro lhes fora revelado. Passaram-se anos de minha vida, e não houve uma única semana em que eu não tenha sido importunado com as revelações de hipócritas ou maníacos. Os que são meio loucos gostam muito de vir com mensagens do Senhor para mim, e posso poupá-los de algum problema se lhes digo, de uma vez por todas, que não tolerarei nenhuma de suas mensagens estúpidas. [...] Nunca imagine que os acontecimentos serão revelados a você pelos céus, ou você poderá vir a ser como aqueles idiotas que ousam imputar suas flagrantes loucuras ao Espírito Santo. Se você sente sua língua coçar para falar bobagens, relacione-as ao Diabo, e não ao Espírito de Deus. Tudo o que é para ser revelado pelo Espírito a qualquer um de nós já está na Palavra de Deus — ele não acrescenta nada à Bíblia, e nunca o fará. Deixe as pessoas que têm revelações disso, daquilo, e daquilo outro *irem para a cama e despertarem em seu bom senso*. Eu só gostaria que eles pudessem seguir o conselho e não insultassem o Espírito Santo com seus disparates à sua porta."[19]

"Eles haviam atingido o ápice de piedade. Eles haviam 'recebido' os poderes do mundo vindouro. Não dons milagrosos, que nos são negados nestes dias, mas todos os poderes que o Espírito Santo concede a um cristão."[20]

"As obras do Espírito Santo, que são neste momento concedidas à Igreja de Deus são, em todos os sentidos, tão valiosas quanto aqueles dons milagrosos anteriores que desapareceram de nossa presença. A obra do Espírito Santo, pela qual os homens são vivificados de sua morte no pecado, não é inferior ao poder que capacitou os homens a falar em línguas."[21]

"Como resultado da ascensão de Cristo ao céu, a Igreja recebeu os apóstolos, homens que foram selecionados como testemunhas porque tinham visto pessoalmente o Salvador — um ofício que necessariamente desaparece, e apropriadamente, porque o poder milagroso também se retira. Eles foram necessários temporariamente, e foram preparados pelo Senhor que ascendeu como uma escolha preexistente. Profetas, também, estavam na Igreja primitiva."[22]

"Devemos converter as nações; Deus tem milhares de seus eleitos entre elas, temos que ir e procurar por eles de uma forma ou de outra. Muitas dificuldades foram removidas, todas as terras estão abertas a nós, e a distância está quase aniquilada. É verdade, não temos as línguas pentecostais; mas os idiomas agora são facilmente aprendidos, enquanto a arte da impressão é um equivalente completo ao dom perdido."[23]

GEORGE SMEATON (1814-1889)

"Os dons sobrenaturais ou extraordinários foram temporários, e destinados a desaparecer quando a Igreja estivesse fundada e o cânon inspirado das Escrituras, concluído; porque eles foram uma prova externa de uma inspiração interna."[24]

ABRAHAM KUYPER (1837-1920)

"Os carismas, portanto, devem ser considerados em um sentido parcimonioso. A Igreja é um grande lar com muitos desejos; uma instituição que se torna eficiente por meio de muitas coisas. Eles são para a Igreja o que a luz e o combustível são para o *lar*, não existem para si, mas para o lar, e devem ser deixados de lado quando os dias são longos e quentes. Isso se aplica diretamente aos muitos carismas concedidos à Igreja apostólica que não são de utilidade à Igreja dos dias atuais."[25]

WILLIAM G.T. SHEDD (1820-1894)

"Os sobrenaturais dons de inspiração e milagres, que os apóstolos possuíram, não tiveram continuidade para seus sucessores ministeriais, porque não eram mais necessários. Todas as doutrinas do cristianismo haviam sido reveladas aos apóstolos e entregues à Igreja em forma escrita. Não havia mais necessidade de uma inspiração infalível. E as credenciais e a autoridade dadas aos primeiros pregadores do cristianismo em atos milagrosos não necessitavam de repetição contínua de uma era a outra. Uma era de milagres devidamente autenticada é suficiente para estabelecer a origem divina do evangelho. Em um tribunal humano, uma série indefinida de testemunhas não é necessária. 'Pela boca de duas ou três testemunhas' os fatos são estabelecidos. O caso uma vez decidido não é mais reaberto."[26]

BENJAMIN B. WARFIELD (1887-1921)

"Estes dons [...] constituem em parte as credenciais dos apóstolos como os agentes autorizados por Deus na fundação da Igreja. Sua função, portanto, limitou-se, distintivamente e necessariamente, à Igreja apostólica e, necessariamente, desapareceu com ela."[27]

Arthur W. Pink (1886-1952)

"Assim como houve ofícios extraordinários (apóstolos e profetas) no início de nossa dispensação, também houve dons extraordinários e, como não foram nomeados sucessores para os antigos, uma continuação nunca foi prevista para o último. Os dons dependiam dos ofícios: veja Atos 8:14-21; 10:44-46; 19:6; Romanos 1:11; Gálatas 3:5; 2Timóteo 1:6. Nós já não temos conosco os apóstolos e, por conseguinte, os dons sobrenaturais (dos quais a comunicação foi uma parte essencial dos 'sinais de um apóstolo': 2Coríntios 24:12) estão ausentes."[28]

D. Martyn Lloyd-Jones (1899-1981)

"Uma vez que estes documentos do Novo Testamento foram escritos, o ofício de um profeta não era mais necessário. Por isso, nas Epístolas Pastorais, que se aplicam a uma etapa posterior na história da Igreja, quando as coisas haviam se tornado mais estáveis e fixas, não há nenhuma menção aos profetas. É evidente que mesmo o ofício de profeta não sendo mais necessário, a chamada foi para os mestres, pastores e outros exporem as Escrituras e transmitirem o conhecimento da verdade.

Mais uma vez temos que observar que muitas vezes na história da Igreja o problema surgiu porque as pessoas pensavam que eram profetas no sentido do Novo Testamento, e que tinham recebido revelações especiais da verdade. A resposta para isso é que, na perspectiva das Escrituras do Novo Testamento, não há necessidade de verdades adicionais. Essa é uma proposição absoluta. Nós temos toda a verdade no Novo Testamento, e não temos necessidade de quaisquer outras revelações. Tudo foi dado, tudo o que é necessário para nós está disponível. Portanto, se alguém alega ter recebido uma revelação de alguma nova verdade, devemos suspeitar dele imediatamente. [...]

A resposta para tudo isso é que a necessidade de profetas terminou uma vez que temos o cânon do Novo Testamento. Não precisamos mais de revelações diretas da verdade; a verdade está na Bíblia. Nunca devemos separar o Espírito da Palavra. O Espírito nos fala através da Palavra, por isso, devemos sempre duvidar e consultar qualquer suposta revelação que não seja completamente consistente com a Palavra de Deus. Na verdade, a essência da sabedoria é rejeitar completamente o termo 'revelação', no que nos diz respeito, e só falar de 'iluminação'. A revelação foi dada de uma vez por todas, e o que precisamos e o que pela graça de Deus podemos ter, e temos, é a iluminação do Espírito para entender a Palavra."[29]

NOTAS

Introdução: Para a glória do seu nome

1. Como J. C. Ryle expressou, há mais de um século: "Tão perigoso é desonrar o Espírito Santo, pois é o mesmo que desonrar Cristo" (RYLE, J. C., *Have You the Spirit?* [Você tem o Espírito?], Home Truths, London: Werthem & MacIntosh, 1854, pág. 142.

2. Ao longo deste livro, todas as três ondas do pentecostalismo moderno e do movimento carismático geralmente são tratadas em conjunto, utilizando os termos gerais "carismático" ou "movimento carismático", como maneiras de se referir à totalidade dos termos clássicos pentecostal, renovação carismática e movimento da terceira onda.

3. "O movimento carismático põe em risco o entendimento bíblico da missão diretamente. Pois há uma mudança aqui na proclamação central, longe do Cristo crucificado (1Coríntios 1,22–23; 2:2) às manifestações e dons do Espírito Santo. Isso leva a uma certa perda da realidade espiritual e do equilíbrio." A partir da Declaração da Convenção Europeia da Sociedade de Confissão, em sua reunião em Frankfurt, março de 1990, "Missões Mundiais Resultantes de San Antonio e Manila", em *Foundations: A Journal of Evangelical Theology* [Fundações: Uma Revista Evangélica de Teologia] n° 26 (British Evangelical Council [Conselho Evangélico Britânico], Springer, 1991): p. 16-17.

4. Por exemplo, alguns dos antigos líderes do Seminário Teológico de Dallas "não hesitaram em chamar o pentecostalismo de culto e agência satânicos, uma visão que não é incomum entre os evangélicos na década de 1920" (HANNAH, John. *An Uncommon Union* [Uma rara união]. Grand Rapids: Zondervan, 2009, n° 61, p. 327).

5. DART, John. "Charismatic e Mainline" [Carismático e majoritário] *Christian Century*, 07 março de 2006, p. 22–27.

6. MARSDEN, George M. *Reforming Fundamentalism* [Reformando o fundamentalismo] (Grand Rapids: Eerdmans, 1987) é um relato detalhado de como o Seminário Fuller abandonou o princípio da infalibilidade bíblica. Quase no fim do livro, Marsden relata um curso que foi ministrado na década de 1980 por C. Peter Wagner (Ibidem, p. 292–95). Marsden encarou o curso, intitulado "Sinais, maravilhas e crescimento da Igreja", como "uma anomalia" no Fuller, dado o movimento do seminário para doutrinas "progressistas".

Marsden escreveu: "A única característica do curso foi essa, ele não apenas analisou 'sinais e maravilhas' nas igrejas cristãs de hoje, mas também incluiu 'sessões práticas' em sinais e maravilhas, incluindo curas reais, que foram realizadas em sala de aula" (Ibidem, p. 292).

7. Em grande parte do mundo, o movimento carismático assimila indiscriminadamente as ideias pagãs de falsas religiões locais em sua teologia. Por exemplo, na África, uma obsessão tradicional por curandeiros, espíritos demoníacos e culto aos ancestrais tem sido amplamente assimilada por igrejas pentecostais. O híbrido resultante chama-se "cristão", mas, na verdade, é enraizado no paganismo tribal. Para obter mais informações sobre esse assunto, consulte Conrad Mbewe: "Why Is the Charismatic Movement Thriving in Africa? [Por que o Movimento Carismático prospera na África?]" *Grace to You blog* (24 de julho 2013), *http://www.gty.org/Blog/B130724*

Capítulo 1: Ridicularizando o Espírito

1. Apóstolo Kwamena Ahinful, "Modern-Day Pentecostalism: Some Funny Oddities Which Must Be Stopped" [O pentecostalismo da era moderna: algumas extravagâncias estranhas que devem ser interrompidas], *Modern Ghana* (3 de setembro de 2011), *http://www.modernghana.com/news-thread1/348777/1/153509*; omissões no original.

2. Por exemplo, em setembro de 1986 uma mulher morreu de ferimentos sofridos quando alguém "caindo no espírito", em um comício de Benny Hinn, caiu sobre ela (William M. Alnor, "News Watch", *CRI Journal*, 10 de maio de 1994). Mais recentemente, uma mulher americana, em Illinois, processou a igreja que ela foi visitar quando um membro da congregação caiu para trás "sob o poder do Espírito Santo" e a feriu (cf. Lyneka Little, "Evangelical Churches Catch Suits from 'Spirit' Falls" [Igrejas evangélicas são processadas por causa do costume do cair no 'Espírito'"] ABC News, 27 de Janeiro de 2012, *http://abcnews.go.com/blogs/headlines/2012/01/evangelical-churches-catch-suits-from-spirit-falls/*).

3. J. Lee Grady, citado por James A. Beverley, "Suzanne Hinn Files for Divorce" [Suzanne Hinn arquiva divórcio], *Christianity Today* blog, 19 de fevereiro de 2010, acessado em agosto 2102, *http://blog.christianitytoday.com/ctliveblog/archives/2010/02/suzanne_hinn_fi.html*.

4. "Lista de escândalos envolvendo americanos evangélicos", Wikipedia, acessado em maio de 2013, *http://en.wikipedia.org/wiki/List_of_scandals_involving_evangelical_Christians*. Os 35 líderes carismáticos listados no momento da redação deste artigo foram: 1. Aimee Semple McPherson; 2. Lonnie Frisbee; 3. Marjoe Gortner; 4. Neville Johnson; 5. Jimmy Swaggart; 6. Marvin Gorman; 7. Jim e Tammy Bakker; 8. Peter Popoff; 9. Morris Cerullo; 10. Mike Warnke; 11. Robert Tilton; 12. Melissa Scott; 13. Jim Williams; 14. W. V.Grant;. 15. Ian Bilby; 16. Frank Houston; 17. Roberts Liardon; 18. Pat Mesiti; 19. Paul Crouch; 20. Douglas Goodman; 21. Paul Cain; 22. Wayne Hughes; 23. Ted Haggard; 24. Gilbert Deya; 25. Earl Paulk; 26. Thomas Wesley Weeks, III; 27. Ira Parmenter; 28. Michael Reid; 29. Todd Bentley; 30. Michael Guglielmucci; 31. Eddie Long; 32. Marcus Lamb; 33. Stephen Green; 34. Albert Odulele; e 35. Kong Hee. Além disso, o artigo incluía cinco nomes adicionais que foram objetos de uma investigação do Congresso em 2007 por possíveis

impropriedades financeiras de Kenneth Copeland, Benny Hinn, Joyce Meyer, Creflo Dollar, e Paula White.

5. Estes vídeos no *YouTube* são bem conhecidos. Aqueles que procuram documentação podem facilmente encontrar esses e outros exemplos semelhantes através do mecanismo de pesquisa do *YouTube*.

6. HINN, Benny. *Good Morning Holy Spirit* [Bom dia, Espírito Santo]. Nashville: Thomas Nelson, 2004, p. 12.

7. AHN, Ché. *Spirit-Led Evangelism* [Evangelismo conduzido pelo Espírito]. Grand Rapids: Chosen, 2006, p. 135.

8. HAGIN, Kenneth, *Understanding the Anointing* [Compreendendo a unção]. Tulsa: Biblioteca de Fé, 1983, p. 114-17. BROWNE, Rodney Howard. *Flowing in the Holy Ghost* [Fluindo no Espírito Santo]. Rev. ed. Shippensburg, PA: Destiny Image, 2000, p. 64. Para mais informações sobre o incidente envolvendo Benny Hinn, consulte "Elderly Woman 'Killed' by Person 'Slain in the Spirit' Falling on Her," *National & International Religion Report*, 21 de Setembro de 1987, p. 4.

9. "Todd Bentley's Violent 'Ministry'", Acessado em abril de 2013, *http://www.youtube.com/watch?v=yN9Ay4QAtW8* (trecho citado começa aos 5'06").

10. Thomas Lake, "Todd Bentley's Revival in Lakeland Draws 400,000 and Counting" [Reavivamento de Todd Bentley atrai aproximadamente 400 mil pessoas], *The Tampa Bay Times*, 30 de junho de 2008, *http://www.tampabay.com/news/religion/article651191.ece*. Wagner comissionou Bentley com estas palavras: "O seu poder aumentará. Sua autoridade aumentará. Seu favorecimento aumentará." Pouco tempo depois, Wagner se distanciou de Bentley quando a evidência de uma relação inapropriada entre Bentley e um membro da equipe feminina se tornou pública.

11. Benny Hinn. *Praise-a-Thon* [maratona de louvor]. TBN, abril de 1990.

12. Suzanne Hinn no World Outreach Center, julho de 1997. Suas declarações foram ao ar no Comedy Central, *The Daily Show*, "God Stuff", em 21 de junho de 1999.

13. KENNETH, D. Johns. *Televangelism: A Powerful Addiction* [Televangelismo: um vício poderoso]. Bloomington, IN: Xlibris de 2006, p. 12.

14. BYRNE, Rhonda. *The Secret* [O Segredo]. Nova York: Atria Books, 2006, p. 46. Na página 59, Byrne escreveu de forma semelhante: "E assim o Gênio do Universo diz: 'Seu desejo é uma ordem!'" Como George B. Davis aponta, Byrne "insiste que o pensamento humano, não um Deus pessoal e soberano, rege o universo e manipula as pessoas, circunstâncias e eventos, a fim de cumprir o desejo humano. Ironicamente, isso soa como uma variação da mesma heresia promovida por pregadores da prosperidade da atualidade" (*Oprah Teologia*. Bloomington, IN: Cruz Books, 2011, p. 74).

15. COPELAND, Kenneth. *Our Covenant with God* [Nossa aliança com Deus]. Fort Worth, TX: KCP, 1987, p. 32, grifo nosso.

16. *Ever Increasing Faith* [Aumentando a fé cada vez mais], transmitido pela TBN, 16 de novembro de 1990.

17. ANDERSON, Allan. *An Introduction to Pentecostalism* [Uma introdução ao pentecostalismo]. Cambridge: Cambridge University Press, 2004, p. 221.

18. HOUDMANN, Michael S. (ed.). *Got Questions?* [Alguma dúvida?]. Enumclaw, WA: Pleasant Word, 2009, p. 547. Cf. STAFFORD, Tim. *Miracles* [Milagres].

Grand Rapids: Baker, 2012, p. 162, que escreveu: "No evangelho da prosperidade, a riqueza torna-se o objetivo; Deus é o meio para alcançar o objetivo".

19. Como versões modernas de Simão, o Mago, os pregadores da prosperidade insistem que o poder e a bênção do Espírito podem ser compradas com a oferta de dinheiro (cf. Atos 8:18-24).

20. CROUCH, Paul. "We Gave It All!" [Nós demos tudo!]. Boletim TBN, em outubro de 2011, em *http://www. tbn.org/about-us/newsletter?ArticleID=1440*.

21. CROUCH, Paul. "Did Jesus Have Praise-a-Thons?" [Jesus tinha maratonas de louvor?] boletim TBN, em outubro de 2008 *http://www.tbn.org/about-us/ newsletter?articleid=1218*.

22. LOBDELL, William. "TBN's Promise: Send Money and See Riches" [Promessa da TBN: Envie o dinheiro e veja as riquezas], Parte 2, *Los Angeles Times*, em 20 de setembro de 2004, *http://articles.latimes.com/2004/Sep/20/local/me-tbn20*.

23. A *Trinity Broadcasting Network* de Crouch está avaliada em mais de um bilhão de dólares. Mark I. Pinsky, "Teflon Televangelists", *Harvard Divinity Bulletin* 36, nº 1 (Inverno de 2008).

24. Da mesma forma, quando as pessoas decepcionadas são mandadas embora sem ser curadas na cruzada de Benny Hinn, ele não assume qualquer responsabilidade. Ele diz: "Tudo o que sei é que eu oro por eles. O que acontece entre eles e Deus é entre eles e Deus" (Benny Hinn, citado em LOBDELL, William. *The Price of Healing* [O preço da cura]. *The Los Angeles Times*, em 27 de julho de 2003, *http://www.trinityfi.org/press/latimes02.html*.

25. No livreto de Kenneth Hagin *How to Keep Your Healing* [Como manter a sua cura] ele reconheceu tacitamente que muitas das suas "curas" eram melhoras temporárias ou, na pior das hipóteses, ilusórias. Ele colocava a culpa na falta de fé da pessoa que procura a cura: "Se você não tem fé suficiente para manter o que você tem, o diabo roubará isso de você" (HAGIN. *How to Keep Your Healing*. Tulsa: Rhema, 1989, p. 20-21).

26. Observando o fato de que o evangelho da prosperidade se alimenta da *necessidade* e da *ganância*, Paul Alexander escreveu: "O mundo está cheio de sofrimento, isso é um fato. Deus deve se importar, isso é um fato. O evangelho da prosperidade reúne esses dois fatos na propagação de uma teologia da esperança econômica que tem o potencial de levar o último dólar de uma viúva em dificuldades. Outra dificuldade é que as pessoas que já têm o suficiente são encorajadas por profissionais de marketing a não ficarem satisfeitas ou se contentarem, ou seja, as pessoas com mais do que o suficiente ainda podem querer mais. O ensinamento da prosperidade agrava esse problema quando enfatiza a exorbitância, vinculando ganância à bênção de Deus" (ALEXANDER, Paul. *Signs and Wonders* [Sinais e maravilhas]. San Francisco: Jossey--Bass, 2009, p. 69).

27. HORTON, Michael. *Christless Christianity* [Cristianismo sem Cristo]. Grand Rapids: Baker, 2008, p.68.

28. Para uma extensa discussão sobre a deificação do ser humano dentro do ensino da Palavra da Fé, ver HANEGRAAFF, Hank. *Christianity in Crisis: The 21st Century* [Cristianismo em Crise: O século XXI] Nashville: Thomas Nelson, 2009, p. 129-166.

29. CROUCH, Paul. *Praise the Lord* [Louvai o Senhor], TBN, em 7 de julho de 1986. Da mesma forma, o "apóstolo" da chuva serôdia Earl Paulk diz o

seguinte: "Assim como os cães têm cachorrinhos e gatos têm gatinhos, Deus gera pequenos deuses. [...] Até que compreendamos que somos pequenos deuses e comecemos a agir como pequenos deuses, nós não podemos manifestar o Reino de Deus" (Earl Paulk, *Unmasking Satan* [Desmascarando Satanás]. Atlanta: Dimension K, 1984, p. 96-97).

30. COPELAND, Kenneth. *The Force of Love* [A força do amor]. Fort Worth: Kenneth Copeland Ministries, 1987, Gravação nº 02-0028.

31 Creflo Dollar, "Changing Your World" [Transformando seu mundo], LeSea Broadcasting, em 17 de abril de 2002, grifo nosso. Em uma ocasião diferente, Dollar declarou: "Agora eu tenho que insistir nisso, porque não tenho tempo para passar por tudo isso, mas vou dizer a vocês agora: vocês são deuses, pequenos deuses, vocês são deuses porque vieram de Deus e são deuses" (DOLLAR, Creflo. *Made After His Kind* [Feito segundo a sua espécie], em 15 e 22 de setembro de 2002, grifo nosso).

32. Como Allan Anderson explica: "Além do fato de esse ensino incentivar o "sonho americano" do capitalismo e promover a ética do sucesso, entre suas características, a mais questionável é a possibilidade de a fé humana ser colocada acima da soberania e da graça de Deus" (Anderson. *An Introduction to Pentecostalism*, p. 221).

33. MUNROE, Myles. *Praise the Lord* [Louvai o Senhor]. *Trinity Broadcasting Network*, em 23 de fevereiro de 2000.

34. WOMMACK, Andrew: "The Believer's Authority" [Autoridade do cristão], *The Gospel Truth* [A verdade do evangelho], em 27 de abril de 2009, *http://www.awmi.net/tv/2009/week17*. Cf. WOMMACK, Andrew. *The Believer's Authority*. Tulsa, OK: Harrison House, 2009, p. 58-59.

35. MASTERS, Peter. *The Healing Epidemic* [A epidemia de cura]. Londres: Wakeman Trust, 1992, p. 11-12.

36. MACARTHUR, John. *Charismatic Chaos* [Caos carismático]. Grand Rapids: Zondervan, 1993.

37. Em um noticiário de 1991, Jan Crouch relatou: "Deus respondeu as orações de duas meninas de 12 anos de idade para ressuscitar a nossa galinha de estimação dentre os mortos" (costarriquenhos dizem: "Obrigado por enviar televisão cristã!" Boletim "Louvado seja o Senhor" [setembro 1989], p. 14-15). Em um noticiário de 2009, sua história da galinha mudou. Ela escreveu: "Eu o *vi* curar a minha galinha de estimação cujo olho foi nocauteado, *pendurado* em um nervo, quando tinha 12 anos, [...] curada em nome de *Jesus*" (A milagrosa história de Jan Crouch, no noticiário TBN, em junho de 2009, *http://www .tbn.org/about/newsletter/index.php/1280.html*; itálico e reticências no original.

38. HINN, Benny. *Praise the Lord* [Louvai ao Senhor], TBN, em 19 de outubro de 1999.

39. Cf. ANYABWILE, Thabit. *The Decline of African American Theology* [O declínio da teologia afro-americana]. Downers Grove, IL: InterVarsity, 2007, p. 96.

40. HINN, Benny. *This Is Your Day* [Este é seu dia], TBN, em 3 de outubro de 1990.

41. "About" [Sobre] na página oficial do Facebook da *Trinity Broadcasting Network*, acessado em abril de 2013, *https://www.facebook.com/trinitybroadcastingnetwork/info*.

42. "TBN Is Reaching a Troubled World with the Hope of the Gospel" [A TBN está atingindo um mundo conturbado com a esperança do Evangelho], anúncio da TBN, em 12 de abril de 2012, *http://www.tbn.org/announcements/tbn-is--reaching-a-troubled-world-with-the-hope-of-the-gospel.*

43. Como Candy Gunther Brown observa: "O que parece mais censurável, e 'xamânico', para o crítico cristão não pentecostal e para os críticos laicos do consumismo egoísta americano é a preocupação pentecostal com as bênçãos supostamente 'inferiores', 'egoístas', 'mundanas', como a cura ou a prosperidade financeira, que muitas vezes são caricaturadas como uma 'teologia da prosperidade' ou 'evangelho da saúde e da riqueza' que os ganancioso 'curandeiros' dos EUA exportaram a nível mundial através da sua utilização perturbadoramente bem-sucedida em meios de comunicação modernos" (BROWN, Candy Gunther. *Introduction to Global Pentecostal and Charismatic Healing* [Introdução à cura pentecostal global e carismática]. Oxford: Oxford University Press, 2011, p. 11).

44. Paul Alexander observa a extensão dessa teologia: "O evangelho pentecostal da prosperidade encanta aos cristãos *famintos* em uma época de riqueza e proclama que se você tiver fé em Deus, estará financeiramente seguro. Mais de 90% dos pentecostais e carismáticos na Nigéria, África do Sul, Índia, e nas Filipinas acreditam que 'Deus irá conceder prosperidade material a todos os cristãos que tiverem fé suficiente'" (Alexander, *Signs and Wonders* [Sinais e maravilhas], p. 63-64).

45. ALLEN, John L. *The Future Church* [A Igreja do futuro]. Nova York: Doubleday, 2009, p. 382-83. Allen faz referência à "saúde e riqueza" em *Spirit and Power: A 10-Country Survey of Pentecostals*, Pew Forum on Religion and Public Life, em outubro de 2006, p. 30, *http://www.pewforum.org/uploadedfiles/Orphan_Migrated_Content/pentecostals-08.pdf.*

46. Allan Anderson escreveu: "Até que ponto as formas contemporâneas de pentecostalismo se tornaram 'religião popular', *à* medida que apresentam somente o que as massas querem ouvir e omitem fundamentos importantes do evangelho de Cristo? As razões para multidões de pessoas afluírem às novas igrejas têm a ver com mais do que o poder do Espírito. [...] A oferta de uma vida melhor e mais próspera, muitas das vezes dá esperança a pessoas que lutam contra a pobreza e o desespero" (Anderson, *An Introduction to Pentecostalism* [Uma introdução ao pentecostalismo], p. 280).

47. Harvey Cox, ao falar do crescimento global do pentecostalismo, observou: "Grupos pentecostais e carismáticos são bem conhecidos por sua adoração emocionalmente explícita e suas manifestações extáticas, que são conhecidas como 'falar em línguas' ou 'orar em espírito'. Eles também são caracterizados muitas vezes por um fenômeno relacionado ao qual os psicólogos chamam de 'transe' ou 'comportamento dissociativo'. Mas, como este livro demonstra de forma muito clara, a prática que inicialmente atrai a maioria das pessoas a esses grupos, e que os caracteriza mais do que qualquer outra coisa, é que eles oferecem cura 'completa' — da mente, do corpo e do espírito. Práticas de cura não são apenas parte integrante, mas também muitas vezes servem como o limiar por meio do qual os novos adeptos passam para outras dimensões do movimento" (Harvey Cox, prefácio do *Global Pentecostal*

and Charismatic Healing [A cura pentecostal e carismática global]). Oxford: Oxford University Press, 2011, p. xviii).

48. Como dois estudiosos Observam: "O movimento que mais cresce dentro do pentecostalismo tem sido chamado de evangelho da prosperidade, ou igrejas da saúde e riqueza. [...] Para observadores externos, essas igrejas muitas vezes se diferenciam pelo comércio do pensamento mágico e manipulação psicológica" (MILLER, Donald E. e YAMAMORI, Tetsunao. *Global Pentecostalism* [Pentecostalismo global]. Berkeley, CA: University of California Press, 2007, p. 29).

49. SYNAN, Vinson. *An Eyewitness Remembers the Century of the Holy Spirit* [Uma testemunha ocular recorda o século do Espírito Santo]. Grand Rapids: Chosen, 2010, p. 114-15.

50. LINDHARDT, Martin. *Practicing the Faith* [Praticando a fé]. Nova York: Berghahn, 2011, p. 25-26.

51. "O 'Palavra da Fé' tem sido um dos movimentos mais populares do pentecostalismo dos EUA. Não só tem sido propagado nos círculos carismáticos, mas também tem influenciado pentecostais clássicos" (Anderson, *An Introduction to Pentecostalism* [Uma Introdução ao pentecostalismo], p. 221).

52. JONES, David Jones e WOODBRIDGE, Russell. *Health, Wealth, and Happiness* [Saúde, riqueza e felicidade]. Grand Rapids: Kregel, 2011, p. 16.

53. "Na década de 1980, este casamento foi associado a vendedores ambulantes e charlatões — pregadores que roubavam seus seguidores, dormiam com prostitutas, e choravam diante das câmeras. Mas, na América do Norte do século XXI, o evangelho da riqueza amadureceu. Ao vincular a expansão do evangelho aos hábitos e costumes do capitalismo empresarial e por ser explicitamente nomeada pela busca de ganho mundano, a teologia da prosperidade tem ajudado milhões de cristãos a conciliar sua fé religiosa com a riqueza aparentemente sem base bíblica de sua nação e com uma cultura de consumo não cristã" (DOUTHAT, Ross. *Bad Religion* [Má religião]. Nova York: Simon & Schuster, 2012, p. 183).

54. Mesmo entre os pentecostais clássicos, o evangelho da prosperidade tem se tornado mais popular do que o falar em línguas: " Em *As Christianity Today*, Ted Olsen observou, em 2006, que apenas metade dos pentecostais americanos relatam ter falado em línguas —, mas 66% concordaram com a premissa de que 'Deus concede riqueza aos cristãos'" (Douthat, *Bad Religion* [Má religião], p. 194).

55. Allan Anderson, na introdução à *Asian and Pentecostal* [Asiático e pentecostal], editado por Allan Anderson e Edmond Tang (Costa Mesa, CA: Rengum Books, 2005), Estas estatísticas vêm de David B. Barrett, George T. Kurian, e Todd M. Johnson, *World Christian Encyclopedia* [Enciclopédia do mundo cristão], 2 a ed., Vol. 1, Nova York: Oxford University Press, 2001. Patrick Johnstone e Jason Mandryk, *Operation World* [Operação mundial]. Carlisle, Reino Unido: Paternoster, 2001, p. 21, 32, 34, 41, 52, têm valores significativamente inferiores. Eles estimam que existem 87 milhões de pentecostais e carismáticos na Ásia, em comparação com 72 milhões na América do Norte, 85 milhões na América Latina, 84 milhões na África e 14 milhões na Europa.

56. JOHNSON Todd M.: "'Isso pode ser feito': O impacto da modernidade e pós-modernidade são os planos da Missão Global de igrejas e instituições".

BONK, Jonathan J. (ed.). *Between Past and Future* [Entre o passado e o futuro]. Pasadena, CA: Evangelical Missiological Society, 2003, p. 10, 42. Johnson observa: "Em 1900, apenas um punhado de cristãos estavam envolvidos em movimentos de renovação. Em 2000 mais de 500 milhões, ou 25% de todos os cristãos, participavam da renovação pentecostal/carismática."

57. Michael Horton corretamente observa: "A celebração da muito anunciada expansão do cristianismo em dois terços do mundo (mais notavelmente nos últimos anos, segundo Philip Jenkins em *The Next Christendom* [A cristandade seguinte]) deve pelo menos ser abrandada pelo fato de que o evangelho da prosperidade é a versão mais explosiva deste fenômeno" (Horton, *Christless Christianity* [Cristianismo sem Cristo], p. 67).

58. Ted Olsen: "What Really Unites Pentecostals? [O que realmente une os pentecostais?]" *Christianity Today*, em 5 de dezembro de 2006. Online em: *http://www.christianitytoday.com/ct/2006/december/16.18.html*. Olsen passa a dar alguns exemplos específicos: "Na Nigéria, 95% dos pentecostais concordam com essa afirmação, e 97% concorda que 'Deus irá conceder uma boa saúde e a eliminação das doenças aos cristãos que tiverem fé suficiente'. Nas Filipinas, 99% dos pentecostais concordaram com essa última afirmação."

59. Jones e Woodbridge, *Health, Wealth, and Happiness* [Saúde, riqueza e felicidade], p. 14-15.

60. John Ankerberg e John Weldon, escrevendo há duas décadas atrás, alertaram para esse ponto fraco na teologia carismática: "O movimento carismático como um todo ainda tem que integrar as grandes verdades doutrinárias das Escrituras para a vida de seu povo. Em sua grande ênfase na experiência com o Espírito Santo, o valor do estudo diligente da teologia é muitas vezes negligenciado" (ANKERBERG, John e WELDON, John. *Cult Watch* [Vigia do culto]. Eugene, OR: Harvest House, 1991, p. viii).

61. Um exemplo claro disso é visto na história pentecostal. Os primeiros pentecostais acreditavam inicialmente que eles estavam falando em línguas estrangeiras autênticas, como fizeram os apóstolos em Atos 2. Quando se tornou evidente que as suas "línguas" na verdade consistiam em um discurso irracional, era óbvio que algo tinha que mudar. Infelizmente, o que mudou foi a sua interpretação da Bíblia, não da experiência.

62. PACHE, René. *The Inspiration and Authority of Scripture* [A inspiração e a autoridade das Escrituras]. Chicago: Moody, 1969, p. 319.

63. "Há perigos reais na 'realização escatológica' das promessas de cura instantânea, de plenitude e prosperidade para todos. A preocupação com esses interesses terrenos muitas vezes vem às custas das virtudes cristãs como humildade, paciência e paz. A liberdade do Espírito reconhecida por todos os pentecostais, muitas vezes torna-os vulneráveis a líderes autoritários, que podem explorar seus membros e causar mais divisão" (Anderson, *An Introduction to Pentecostalism* [Uma introdução ao pentecostalismo], p. 280).

64. Além disso, como Ross Douthat aponta: "A estrutura empresarial do pentecostalismo, em que cada igreja é efetivamente uma nova agência, sempre atraiu ministros propensos ao tipo de autoengrandecimento que é mais facilmente justificado pela teologia da prosperidade do que por vertentes mais ortodoxas da fé cristã" (Douthat, *Bad Religion* [Má religião], p. 194).

65. Mesmo algo tão básico e simples como a proibição do Novo Testamento contra mulheres pastoras (1Timóteo 2:12–14) é completamente ignorada pela maioria das igrejas carismáticas. Alguns dos televangelistas carismáticos mais conhecidos são mulheres, como Joyce Meyer e Paula White.

66. WRIGHT, Christopher J.H. *Knowing the Holy Spirit Through the Old Testament* [Conhecendo o Espírito Santo através do Antigo Testamento]. Downers Grove, IL: InterVarsity, 2006, p. 73.

Capítulo 2: Uma nova obra do Espírito?

1. A escola bíblica conhecida como Betel empregou uma abordagem contemporânea ao estudo da Bíblia. O historiador Vinson Synan explica que a escola enfatizou "a ideia de 'cadeia de referências', que era popular na época. Os principais tópicos seriam estudados, seguindo leituras consecutivas sobre o assunto tal como aparecem nas Escrituras" (SYNAN, Vinson. "The Touch Felt Around the World", *Charisma and Christian Life* ["O Toque sentido em todo o mundo", *Carisma e Vida Cristã*], em janeiro de 1991, p. 84). Como resultado, nenhum livro da Bíblia foi estudado como uma unidade, e o contexto mais amplo de determinadas passagens foi ignorado.

2. Como Ralph Hood Jr. e W. Paul Williamson explicam: "Na sua escola bíblica, em um culto que durou a noite toda, uma das alunas de Parham, Agnes N. Ozman, recebeu o batismo do Espírito Santo e falou em línguas logo após a meia-noite, em 01 de janeiro de 1901, tornando-se, então, a primeira pessoa a receber tal experiência de acordo com esta nova teologia" (HOOD Jr, Ralph e WILLIAMSON, W. Paul. *Them That Believe* [Aqueles que creem]. Berkeley, CA: University of California Press, 2008, p. 18-19.

3. Charles Parham, citado por Vinson Synan, *The Holiness-Pentecostal Tradition* [A tradição da santidade pentecostal]. Grand Rapids: Eerdmans, 1997, p. 44.

4. SYNAN, Vinson. "The Touch Felt Around the World" [O Toque sentido em todo o mundo], p. 84.

5. Como Vinson Synan explica: "O movimento pentecostal surgiu como uma divisão no movimento de santidade e pode ser visto como o resultado lógico da cruzada de santidade que tinha irritado o protestantismo americano, a Igreja Metodista em particular, por mais de quarenta anos. Os repetidos apelos da liderança de santidade depois de 1894, por um 'novo Pentecostes' produziu inevitavelmente o estado de espírito e as bases intelectuais para que esse tipo de 'pentecostes' ocorrer" (Vinson Synan, *The Holiness-Pentecostal Tradition* [A tradição da santidade pentecostal], p. 105-6).

6. Como James R. Goff observa: "Parham, então, é a chave para qualquer interpretação das origens pentecostais. Ele formulou a conexão entre o batismo no Espírito Santo e as línguas, supervisionou o crescimento inicial e a organização, e iniciou a visão idílica da xenoglossolalia das missões. A história de sua vida e do seu ministério revela as raízes sociológicas e ideológicas do pentecostalismo" (GOFF, James R. Goff. *White unto Harvest* [Campos brancos para a ceifa]. Fayetteville, AR: University of Arkansas Press, 1988, p.16).

7. De acordo com Agnes Ozman: "Em 2 de janeiro, alguns de nós fomos até Topeka para uma missão. À medida que adorávamos o Senhor, fiz uma oração em inglês e, em seguida, orei em um outro idioma." Impresso em *Apostolic Faith* [Fé Apostólica] de 1951, citado em *http://apostolicarchives.com/*

Research_Center.html. Cf. Nils Bloch-Hoell. *The Pentecostal Movement* [O movimento pentecostal]. Oslo, Noruega: Universitetforlaget de 1964, p. 24.

8. Cf. HAYFORD, Jack W. e MOORE, S. David. *The Charismatic Century* [O século carismático]. Nova York: Hachette, 2006, p. 38.

9. Ibidem.

10. MARTY, Martin E. *Modern American Religion, Volume 1: The Irony of It All: 1893–1919* [Religião americana moderna, volume 1: a ironia de tudo isso: 1893-1919]. Chicago: University of Chicago Press, 1987, p. 240-241.

11. NEWMAN, Joe. *Race and the Assemblies of God Church* [Raça e as igrejas Assembleias de Deus]. Youngstown, NY: Cambria, 2007, p. 50.

12. Cf. BERGUNDER, Michael. "Constructing Indian Pentecostalism" [Construindo o pentecostalismo indiano], em *Asian and Pentecostal* [Asiático e pentecostal], Allan Anderson e Edmond Tang, eds. (Costa Mesa, CA: Regnum Livros, 2005), p. 181. Bergunder escreveu: "Nos primeiros dias, os pentecostais pensavam que sua glossolalia era na verdade a manifestação de línguas estrangeiras para fins missionários. Isso foi, até agora, bastante negligenciado, à medida que o movimento pentecostal silenciosamente desistiu da ideia de xenoglossolalia mais tarde."

13. Um estudante de doutorado chamado Charles Shumway procurou em vão provar que as primeiras línguas pentecostais consistiam em línguas estrangeiras autênticas. Ele não conseguiu encontrar uma única pessoa para validar as reivindicações dos primeiros pentecostais (cf. Goff, *Fields White unto Harvest* [Campos brancos para a ceifa], p. 76). Em resposta às afirmações de que os intérpretes governamentais tinham validado as supostas línguas, Goff diz: "Em sua tese de doutorado, em 1919, Shumway censurou o *Houston Chronicle* pelos relatórios crédulos e afirmou que 'as cartas estão nas mãos de vários homens que eram intérpretes do governo ou estavam próximos a Houston na época [quando Parham ensinava lá], e eles são unânimes em negar todo o conhecimento dos fatos alegados'" (p. 98). As "línguas" da Rua Azusa foram igualmente reconhecidas como não-idiomas por testemunhas oculares que as investigaram (cf. G. F. Taylor, *The Spirit and the Bride* [O Espírito e a noiva]. Falcon, NC: np, 1907, p. 52).

14. Cf. SYNAN, Vinson. *The Holiness-Pentecostal Tradition* [A tradição da santidade pentecostal], p. 92. Vinson Synan escreveu: "Parham começou imediatamente a ensinar aos missionários que não seriam mais obrigados a estudar línguas estrangeiras para pregar nos campos missionários. A partir daquele momento, ele ensinou que bastava receber o batismo com o Espírito Santo e ele poderia ir aos locais mais remotos do mundo e pregar aos nativos em línguas desconhecidas."

15. PARHAM, Charles como citado no *Topeka State Journal*, em 7 de janeiro de 1901.

16. PARHAM, Charles como citado no *Kansas City Times*, em 27 de janeiro de 1901.

17. "Novo tipo de Missionários: Os enviados aos pagãos devem ter o dom de línguas", *Hawaiian Gazette*, em 31 de maio de 1901, p.10. Online em *http://chroniclingamerica.loc.gov/lccn/sn83025121/1901-05-31/ed-1/seq-8/*.

18. HAYFORD e MOORE, *The Charismatic Century* [O século carismático], p. 42. Como René Laurent observa sobre a visão de Parham: "falhas repetidas para verificar as línguas têm desacreditado essa interpretação funcional da glossolalia" (LAURENT, René. *Catholic Pentecostalism* [Pentecostalismo católico]. Nova York: Doubleday, 1977, p. 68).

19. ANDERSON, Robert Mapes. *Vision of the Disinherited: The Making of American Pentecostalism* [Visão dos deserdados: a criação do pentecostalismo americano]. Nova York: Oxford University Press, 1979, p. 90-91.

20. Como Jean Gelbart observa: "Em 6 de janeiro, o *Topeka Daily Capital* publicou um longo artigo, que incluía uma amostra do 'chinês' inspirado de Agnes Ozman. Quando levaram a amostra para um chinês traduzir, ele respondeu: 'Não entendo. Entregue para um japonês'. Jean Gelbart, "The Pentecostal Movement — A Kansas Original" [O Movimento Pentecostal — um verdadeiro Kansas], MILLER, Tim (ed.). *Religious Kansas: Chapters in a History* [Kansas Religiosa: Capítulos na História]. Lawrence, KS: University of Kansas, sd., *http://web.ku.edu/~ksreligion/docs/history/pentecostal_movement.pdf.*

21. Para um exemplo de "escrever em línguas" do *Los Angeles Daily Times*, junto com uma explicação mais detalhada do fenômeno, consulte Cecil M. Robeck, *The Azusa Street Mission and Revival* [A Missão e o reavivamento da rua Azusa]. Nashville: Thomas Nelson, 2006, p. 111-14.

22. "More Trouble" [Mais problemas], *The Times-democrat*, [Lima, OH], 26 de setembro de 1906, p. 2.

23. GOFF, *Fields White unto Harvest* [Campos brancos para a ceifa], p. 5.

24. "Fanatics Admit Zion Murder" [Fanáticos admitem o assassinato de Zion], *Oakland Tribune*, 22 de setembro de 1907, p. 21-23. Online em *http://www.newspaperarchive.com/oakland-tribune/1907–09–22/page-17.*

25. Ibidem.

26. Cf. NEWMAN, *Race and the Assemblies of God Church* [Raça e as igrejas Assembleia de Deus], p. 51. Newman observa: "A morte de Nettie Smith [em 1904], com 9 anos de idade, para quem os pais se recusaram a buscar tratamento médico, mas em vez disso procuraram a cura através dos ensinamentos da 'Fé Apostólica' de Parham, provocou um clamor contra Parham que o levou a se mudar para o Texas."

27. Ironicamente, "Parham considerou muito do que presenciou na Rua Azusa como se a experiência deles fosse, em termos psicológicos, falsificada e sem credibilidade" (TAVES, Ann. *Fits, Trances e Visions* [Convulsões, transes e visões]. Princeton, NJ: Princeton University Press, 1999, p. 330).

28. NEWMAN. *Race and the Assemblies of God Church* [Raça e as igrejas Assembleia de Deus], p. 53.

29. ROBBINS, R.G. *Pentecostalism in America* [Pentecostalismo na América]. Santa Barbara, CA: ABC–CLIO, 2010, p. 36.

30. Cf. BORLASE, Craig. *William Seymour — A Biography* [William Seymour — uma biografia]. Lake Mary, FL: Charisma House, 2006, p. 180. A expedição proposta por Parham era coerente com alegações que fizera anteriormente. Como Joe Newman explica: "Ele alegou que usaria as informações que encontrou em um antigo documento judaico para localizar a Arca da Aliança. De acordo com Parham, o conteúdo da arca faria com que um enorme número de judeus retornasse à Terra Santa. Parham acreditava que as pessoas que falavam inglês eram descendentes das dez tribos perdidas de Israel que desapareceram no cativeiro assírio em 722 a.C. Por isso, ele acreditava que os norte-americanos deveriam apoiar o sionismo" (Newman, *Race and the Assemblies of God* Church, p. 51-52).

31. GOFF, *Fields White unto Harvest* [Campos brancos para a ceifa], p. 146.

32. "Seu ponto de vista sobre a vida eterna — bem como sua opinião sobre outras doutrinas — evoluiu ao longo de vários anos. Em 1902, ele emitiu uma incoerente declaração afirmando que a maior parte da humanidade receberia 'uma vida humana eterna': 'O Salvador prometido para a humanidade: o plano era restaurar a massa da raça humana do que eles perderam na queda de Adão, que os não santificados e muitos pagãos receberão — a vida humana eterna. A ortodoxia lançaria toda esta empresa em um inferno de fogo eterno, mas o nosso Deus é um Deus de amor e justiça, e as chamas chegariam apenas aos que são totalmente reprováveis.'" BLUMHOFER, Edith Waldvogel. *Restoring the Faith: The Assemblies of God, Pentecostalism, and American Culture* [Restaurando a fé: as Assembleias de Deus, pentecostalismo e cultura americana]. Champaign, IL: University of Illinois, 1998, p. 45.

33. Ibidem, p. 46.

34. Ibidem, p. 47.

35. O anglo-israelismo é promovido agressivamente hoje pelo movimento "Christian Identity" [Identidade cristã], uma filosofia semi-religiosa de supremacia branca.

36. *Houston Daily Post*, August 13, 1905. Cited in Borlase, *William Seymour — A Biography*, p. 74-75.

37. WACKER, Grant. *Heaven Below* [Debaixo do céu]. Cambridge, MA: Harvard University Press, 2003, p. 232.

38. HARRIS, Frederick. *The Price of the Ticket* [O preço do bilhete]. Nova York: Oxford University Press, 2012, p. 89. Grant Wacker atenua isso um pouco quando observa: " No final, Parhan estava tão inseguro com os afro-americanos quanto eles estavam com ele" (Wacker, *Heaven Below* [Debaixo do céu], p. 232).

39. Hayford and Moore, *Charismatic Century*, p. 46.

40. Ibidem. Os autores escrevem: "A evidência inicial de como seria chamado, embora não seja adotada por todos os grupos pentecostais, tornou-se a característica mais distintiva do novo movimento emergente nascido na primeira década do século XX. Parham foi seu arquiteto."

41. THISELTON, Anthony C. *The Hermeneutics of Doctrine* [A hermenêutica da doutrina]. Grand Rapids: Eerdmans, 2007, p. 438. Alguns pentecostais argumentam que, enquanto Parham foi o "fundador teológico" do movimento, Seymour merece igual crédito por popularizar o movimento (cf. Hayford e Moore, *Charismatic Century*, cap. 3). Deve-se notar, porém, que Parham foi professor e mentor pneumatológico, e foi Parham que forneceu a estrutura doutrinária para o avivamento da Rua Azusa. Como Michael Berg observa: "Charles Parham criou a fórmula teológica tríplice que foi usada na Rua Azusa: 1) falar em línguas como evidência inicial do batismo do Espírito Santo, 2) os cristãos cheios do Espírito 'selados' como Noiva de Cristo, e 3) línguas xenoglóssicas como a ferramenta para um drástico avivamento dos fins dos tempos" (Bergunder, "Constructing Indian Pentecostalism" [Construindo o pentecostalismo indiano], p. 181).

42. Para mais informações sobre as ligações estreitas entre o movimento de santidade e o pentecostalismo do século XIX, ver Donald W. Dayton, "Methodism and Pentecostalism" [Metodismo e Pentecostalismo], em *The Oxford*

Handbook of Methodist Studies [Manual Oxford de Estudos Metodistas]. Nova York: Oxford University Press, 2009, p. 184-86.

43. Roger E. Olson observa: "Os cristãos da Santidade acreditam que qualquer verdadeiro cristão em Jesus Cristo pode experimentar uma limpeza completa do pecado original e da 'natureza carnal' (pecaminosa, a natureza humana decaída) que 'luta contra o Espírito'. Essa experiência é conhecida como 'santificação plena', 'erradicação da natureza pecaminosa' e 'perfeição cristã'" (OLSON, Roger E. *The Westminster Handbook to Evangelical Theology* [Manual Westminster de Teologia Evangélica]. Louisville, KY: Westminster John Knox, 2004, p. 79).

44. Como Vinson Synan explica: "Em seu livro de 1891, *Pentecost* [Pentecostes], [R. C.] Horner ensinou que o batismo do Espírito Santo era, na realidade, uma 'terceira obra' de graça subsequente à salvação e à santificação, que autorizava o cristão para o serviço. Este ponto de vista foi elaborado em seus dois volumes da obra *Bible Doctrines* [Doutrinas bíblicas] que foram publicados em 1909. Também eram proeminente nas reuniões de Horner as tais 'manifestações físicas' como 'prostração', 'êxtase' e 'riso instantâneo', que o levou à sua separação da Igreja Metodista. O efeito de maior alcance do ensino de Horner foi separar pelo tempo e pelo propósito as experiências da segunda bênção da santificação e as da 'terceira bênção' do 'batismo no Espírito Santo', uma distinção teológica que tornou-se crucial para o desenvolvimento do pentecostalismo" (Synan, *The Holiness-Pentecostal Tradition*, p. 50).

45. E. W. Kenyon, citado em Simon Coleman em *The Globalisation of Charismatic Christianity* [A Globalização do cristianismo carismático]. Cambridge: Cambridge University Press, 2000, p. 45.

46. David Jones e Russell S. Woodbridge explicam o impacto desta escola de Kenyon ao lembrar: "Charles Emerson, o presidente da escola, era um ministro das igrejas Unitária e Universalista na Nova Inglaterra, e depois se tornou um praticante da Ciência Cristã. [...] [Também], Ralph Waldo Trine, o evangelista do Novo Pensamento, era colega de Kenyon na Escola Emerson. Embora não fique exatamente claro o quanto Kenyon observou enquanto estava sob a tutela de Emerson, como mais tarde revela seu pensamento, ele claramente familiarizou-se com os princípios fundamentais do Novo Pensamento" (Jones e Woodbridge, *Health, Wealth, and Happiness* [Saúde, riqueza e felicidade], p. 51).

47. Cf. HOLLINGER, Dennis. "Enjoying God Forever", *The Gospel and Contemporary Perspectives* ["Ouvindo Deus eternamente", O evangelho e as perspectivas contemporâneas], Vol. 2, ed. Douglas J. Moo. Grand Rapids: Kregel, 1997, p. 22.

48. Ibidem.

49. COLEMAN, *The Globalisation of Charismatic Christianity*, p. 45.

50. Cf. ANDERSON, Allan. "Pentecostalism", no *Global Dictionary of Theology* [Dicionário Mundial de Teologia], eds. William A. Dyrness e Vela-Matti Karkkainen. Downers Grove, IL: InterVarsity, 2008, p. 645.

51. KENYON, E.W. *Jesus the Healer* [Jesus, aquele que cura]. Seattle: Gospel Publishing Society de Kenyon, 1943, p. 26. Citado em Jones e Woodbridge, *Health, Wealth, and Happiness*, p. 52.

52. E.W. Kenyon, citado em Dale H. Simmons, *E.W. Kenyon and the Postbellum Pursuit of Peace, Power, and Plenty* [E.W Kenyon e a busca pós-guerra pela paz, poder e abundância]. Lanham, MD: Scarecrow, 1997, p. 172.

53. Kenyon uma vez declarou: "Não faz diferença quais sintomas um corpo pode apresentar. Eu rio deles e em nome de Jesus ordeno ao autor da doença para deixar meu corpo" (citado em Hollinger, "Enjoying God Forever", p. 23).

54. E.W. Kenyon, citado em Simmons, *E. W. Kenyon*, p. 235, grifo nosso.

55. Ibidem, p. 246.

56. HOLLINGER, "Enjoying God Forever", p. 23.

57. Cf. ANDERSON, "Pentecostalism", p. 645. Allan Anderson observou: "O desenvolvimento do movimento foi estimulado pelos ensinamentos de evangelistas como William Branham e Oral Roberts, pelos televangelistas populares contemporâneos, e pelo movimento carismático da cura."

58. Cf. McCONNELL, D.R. *A Different Gospel* [Um evangelho diferente]. Peabody, MA: Hendrickson, 1988, p. 8-12.

59. COX, Harvey. "Foreword" [Prefácio], na Global Pentecostal and Charismatic Healing por Candy Gunther Brown. Oxford: Oxford University Press, 2011, p. xviii.

60. TENNENT, Timothy C. *Theology in the Context of World Christianity* [Teologia no contexto do cristianismo mundial]. Grand Rapids: Zondervan, 2007, p. 2. Cf. Allan Anderson, que escreveu sobre o movimento na África: "A 'pentecostalização' do cristianismo africano pode ser chamado de 'Reforma Africana' do século XX e alterou substancialmente o caráter do cristianismo africano, incluindo o das antigas 'missões' das igrejas" (*An Introduction to Pentecostalism* [Uma Introdução ao pentecostalismo]. Cambridge: Cambridge University Press, 2004, p. 104).

61. SYNAN, Vinson. *An Eyewitness Remembers the Century of the Holy Spirit* [Uma testemunha lembra o século do Espírito Santo]. Grand Rapids: Chosen, 2010, p. 157.

62. Como Robyn E. Lebron observa: "Os pioneiros pentecostais estavam famintos pelo cristianismo autêntico, e viam as manifestações espirituais anteriores, como o Primeiro Grande Despertamento (1730-1740) e o Segundo Grande Despertamento (1800-1830), em busca de inspiração e instrução" (LEBRON, Robyn E. *Searching for Spiritual Unity* [Buscando a unidade espiritual]. Bloomington, IN: Cruz Books, 2012, p. 27).

63. Russell Sharrock escreveu: "Enquanto teologicamente o metodismo exerceu a influência mais importante sobre o movimento pentecostal, metodologicamente o avivamento (particularmente o avivamento americano) tem sido a influência mais determinante. O antecessor americano e contemporâneo do metodismo, o Grande Despertamento e seu filho único, o avivamento sem fronteiras, mudaram drasticamente o entendimento americano, o uso e a aplicação da fé cristã. [...] A contribuição específica do avivamento para a religião americana, e, por conseguinte, para o pentecostalismo, foi a individualização e emocionalização da fé cristã" (Russell Sharrock. *Spiritual Warfare* [Guerra Espiritual]. Durham, NC: Lulu Enterprises, 2007, p. 115).

64. GONZALEZ, Justo L. *The Story of Christianity* [A história do cristianismo]. Vol. 2, Grand Rapids: Zondervan, 2010, p. 289.

65. Douglas Gordon Jacobsen, introdução de *A Reader in Pentecostal Theology* [Uma leitura da teologia pentecostal]. Bloomington, IN: Indiana University Press, p. 6.

66. Charles Chauncy, citado por Michael J. McClymond, "Theology of Revival" [Teologia do avivamento], em *The Encyclopedia of Christianity*, vol 5, ed. Erwin Fahlbusch. Grand Rapids: Eerdmans, 2008, p. 437.

67. MARSDEN, George. *A Short Life of Jonathan Edwards* [A breve vida de Jonathan Edwards]. Grand Rapids: Eerdmans, 2008, p. 68.

68. Ibidem, p. 65-66.

69. Cf. GURA, Philip F. *Jonathan Edwards: America's Evangelical*. Nova York: Hill and Wang, 2005, p. 119-20.

70. MARSDEN, George. *A Short Life of Jonathan Edwards*, p. 70-71.

71. Por exemplo, o apóstolo Paulo observa em 2Coríntios 7:10 que as emoções de tristeza podem ser de Deus (levando ao arrependimento) ou do mundo (levando à morte).

72. MARSDEN, George. *A Short Life of Jonathan Edwards*, p. 71.

73. SEENEY, Douglas. *Jonathan Edwards*. Downers Grove, IL: InterVarsity, 2009, p. 120-121. Sweeney observa que Edwards continuou esse tema em "uma série de publicações sobre avivamento — *Distinguishing Marks of a Work of the Spirit of God* (1741), *Some Thoughts Concerning the Present Revival of Religion in New England* (1743), *Religious Affections* (1746), and *True Grace, Distinguished from the Experience of Devils* (1753) — que, tomadas em conjunto, representam o corpo mais importante da literatura em toda a história cristã no desafio de discernir uma verdadeira obra do Espírito Santo."

74. Edwards também observou que as respostas emocionais não eram o verdadeiro teste de uma conversão pessoal. Pelo contrário, o verdadeiro avivamento produziria frutos a longo prazo — uma mudança visível no comportamento e estilo de vida das pessoas afetadas pela obra do Espírito Santo. Em *Religious Affections*, Edwards explicou que "a prática cristã é o sinal dos sinais, nesse sentido é a grande evidência, o que confirma e coroa todos os outros sinais de santidade. Não é uma graça do Espírito de Deus, mas a prática cristã é a evidência mais adequada da verdade dela" (Jonathan Edwards, *Religious Affections*. New Haven: Yale, 1959, p. 444).

75. Como Douglas A. Sweeney observa: "O encargo [de Edwards] durante o resto do seu ministério de reavivamento era ajudar outros a julgar a presença do Espírito em suas vidas — para 'provar os espíritos', distinguindo o Espírito de Deus a partir de falsificações" (Sweeney, *Jonathan Edwards*, p. 120).

76. Cf. SPROUL, R.C. e PARRISH, Archie introdução a *The Spirit of Revival: Discovering the Wisdom of Jonathan Edwards* [O espírito do Renascimento: descobrindo a sabedoria de Jonathan Edwards]. Wheaton, IL: Crossway, 2008.

77. EDWARDS, Jonathan: "The Distinguishing Marks of a Work of the Spirit of God" [As marcas distintivas de uma obra do Espírito de Deus]. Este trecho é de uma versão adaptada e resumida para os leitores modernos no Apêndice 2 de John MacArthur, *Reckless Faith* [Fé negligente]. Wheaton, IL: Crossway, 1994, p. 219.

Capítulo 3: Examinando os espíritos (primeira parte)

1. A Encarnação — Deus, o Filho, se tornou um ser humano real — é uma parte essencial do evangelho. Se Jesus Cristo não tivesse vindo verdadeiramente

Fogo estranho   299

em carne, ele teria sido incapaz de pagar o preço do pecado na cruz, e sua morte física teria sido apenas uma ilusão. Ele não teria sido capaz de atuar como o mediador perfeito entre Deus e o homem, uma vez que ele mesmo nunca teria realmente experimentado a existência humana (cf. Hebreus 2:17-18).

2. EDWARDS, Jonathan, "The Distinguishing Marks of a Work of the Spirit of God" [As marcas distintivas da obra do Espírito de Deus]. *The Great Awakening* [O grande despertar]. New Haven: Yale, 1972, p. 249.

3. Ibidem, p. 250.

4. HAYFORD, Jack W. e MOORE, S. David. *The Charismatic Century* [O século carismático]. Nova York: Warner Fé, 2006, cap. 1. I, ênfase no original.

5. LAWSON, Steven J. *Men Who Win*. Colorado Springs: NavPress, 1992, p. 173.

6. Cf. SNOOK, Lee E. *What in the World Is God Doing?* Minneapolis: Augsburg Fortress, 1999, p. 28. Snook escreveu: "Na prática, estas igrejas frequentemente subordinam o Filho, o Verbo de Deus encarnado, ao Espírito, novamente insinuando que, a menos que uma pessoa tenha recebido o Espírito, como essas igrejas entendem o Espírito, até mesmo a fé em Cristo é considerada como formalista, insincera e de suficiência questionável para a salvação."

7. JOHNS, Kenneth D. *The Pentecostal Paradigm* [O paradigma pentecostal]. Bloomington, IN: Xlibris, 2007, p. 23. Sobre este ponto, Thomas Edgar relata a perspectiva de Donald W. Dayton: "Dayton diz que isso é mais do que uma simples mudança de terminologia, uma vez que 'quando "a perfeição cristã" se torna "o batismo do Espírito Santo" há uma grande transformação teológica'. Algumas das mudanças que ele menciona são 'uma mudança do cristocentrismo a uma ênfase sobre o Espírito Santo que é realmente muito radical no caráter', 'uma nova ênfase no poder', e uma mudança de 'ênfase no objetivo e na natureza de uma vida "santa" para um evento onde isso aconteça.'" (Thomas R. Edgar, *Satisfied by the Promise of the Spirit* [Satisfeito pela promessa do Espírito]. Grand Rapids: Kregel, 1996, p. 218). De acordo com Dayton, a mudança começou a ocorrer a partir de "um padrão de pensamento cristocêntrico e muito mais próximo de um pneumocêntrico" com John Fletcher, o sucessor metodista de John Wesley (DAYTON, Donald W. *Theological Roots of Pentecostalism* [Raízes teológicas do pentecostalismo]. Peabody, MA: Hendrickson, 1987, p. 52). Dayton e Faupel ainda argumentam que: "No pentecostalismo, houve uma mudança da cristologia para a pneumatologia que enfatiza o Espírito em contraposição a Cristo" (ALTHOUSE, Peter. *Spirit of the Last Days* [O Espírito dos últimos dias]. London: T & T Clark, 2003, p. 63). Cf. Karla O. Poewe: "Rethinking the Relationship of Anthropology to Science and Religion" [Repensando a relação da antropologia à ciência e religião], em *Charismatic Christianity as a Global Culture* [O cristianismo carismático como cultura global]. Columbia, SC: University of South Carolina Press, 1994, p. 239, que observa que as igrejas carismáticas dão "ênfase ao 'Espírito Santo' (no lugar de Cristo)".

8. Johns, *The Pentecostal Paradigm*, p. 23.

9. VIOLA, Frank. *From Eternity to Here* [Da eternidade até aqui]. Colorado Springs: David C. Cook, 2009, p. 295.

10. BAXTER, Ronald E. *Charismatic Gift of Tongues* [O carismático dom de línguas]. Grand Rapids: Kregel, 1981, p. 125-26.

11. O autor carismático Timothy Sims reconhece: "Se nós, como membros da comunidade cristã carismática, quisermos voltar a uma posição de equilíbrio e credibilidade no seio da Igreja, devemos entender uma coisa. Temos de perceber que saltar sobre a ênfase eventualmente leva ao erro! Portanto, devemos recomeçar a colocar a ênfase na obra redentora de Cristo, e nas verdadeiras riquezas disponíveis através de sua morte, seu sepultamento e sua ressurreição. Só assim é que podemos esperar reparar e restaurar um pouco da credibilidade que perdemos, trazendo, assim, a cura para os que foram afetados por nossas mensagens equivocadas" (SIMS, Timothy. *In Defense of the Word of Faith* [Em defesa da Palavra da Fé]. Bloomington, IN: AuthorHouse, 2008, p. 131). J. Lee Grady, editor da revista *Charisma*, reconhece esse mesmo problema: "O Espírito não veio para elevar a si mesmo, ele foi enviado para glorificar a Cristo. Em toda a nossa ênfase no ministério, nos dons e no poder do Espírito Santo, devemos ter o cuidado para magnificar aquele a quem o Espírito veio engrandecer" (J. Lee Grady. *What Happened to the Fire?* [O que aconteceu com o fogo?]. Grand Rapids: Chosen, 1994, 172).

12. NÃNEZ, Rick M. *Full Gospel, Fractured Minds?* [Evangelho pleno, mentes fraturadas?]. Grand Rapids: Zondervan, 2005, p. 76. Segundo Nãnez, Gee também criticou outros aspectos do Movimento Pentecostal, tais como: "A criação da doutrina retirada de textos isolados, a interpretação das Escrituras baseada em mera opinião, sentimentos confundidos com fé, e se esquivar da responsabilidade no lugar de atender ao chamado do Espírito — todas as acusações que foram feitas por ele contra a Irmandade do Evangelho Pleno de sua época."

13. KEATHLEY, J. Hampton. *ABCs for Christian Growth* [ABC para o crescimento cristão]. Richardson, TX: Biblical Studies Foundation, 2002, p. 204. Keathley escreveu: "O Espírito Santo não chama a atenção para si mesmo, nem tampouco para o homem, mas toda a sua atenção está focada no Senhor Jesus Cristo e no que Deus tem feito em e através de seu Filho. Seu propósito através de todos os seus ministérios é desenvolver nossa fé, nossa esperança, nosso amor, nossa adoração, nossa obediência, nossa comunhão e nosso *compromisso com Cristo*. Esta verdade e este foco tornam-se um critério pelo qual podemos julgar qualquer movimento espiritual e sua autenticidade bíblica" (Grifo original).

14. Como Floyd H. Barackman observa: "Nós devemos desconfiar de qualquer movimento ou ministério que exalta o Espírito Santo acima do Senhor Jesus, pois é o propósito do Espírito Santo dar testemunho de Jesus e exaltá-lo (João 15:26; 16:14,15)" (BARACKMAN, Floyd H. *Practical Christian Theology* [Teologia cristã prática]. Grand Rapids: Kregel, 2001, p. 212).

15. É de salientar que, ao se concentrar no Espírito Santo, carismáticos geralmente enfatizam apenas os supostos dons e o poder do Espírito. No processo, eles ignoram o fruto do Espírito, assim como a obra do Espírito de regeneração, santificação, iluminação, selagem, e assim por diante. Como Michael Catt observa ao falar dos carismáticos: "Desde o início do século XX, os cristãos se tornaram obcecados pelos dons do Espírito e não pelo fruto do Espírito" (CATT, Michael. *The Power of Surrender* [O poder da entrega]. Nashville: B & H, 2005, p. 188).

16. HENRY, Matthew. *Matthew Henry's Commentary on the New Testament* [Comentário de Matthew Henry sobre o Novo Testamento], comentário sobre João 16:16–22.

17. DEYOUNG, Kevin. *The Holy Spirit* [O Espírito Santo]. Wheaton, IL: Crossway, 2011, p. 17. Citação interna de J. I. Packer. *Keep in Step with the Spirit* [Mantenha a sintonia com o Espírito]. Grand Rapids: Baker, 2005, p. 57 (itálico no original).

18. Como Selwyn Hughes explica: "Todo o propósito da vinda do Espírito Santo não era glorificar a si mesmo ou a pessoa que o recebe, mas glorificar a Jesus. [...] Se ele glorificasse a si mesmo, então faria o cristianismo centrado no Espírito no lugar de centrado em Cristo. O cristianismo que não está associado à Encarnação não pode ter nenhuma ideia fixa sobre quem Deus realmente é. O cristianismo centrado no Espírito nos deixaria sair pela tangente em todos os tipos de áreas estranhas da subjetividade" (HUGHES, Selwyn. *Every Day with Jesus Bible* [Todos os dias com o Jesus bíblico]. Nashville: Holman Bible, 2003, p. 745).

19. WARE, Bruce. *Father, Son, and Holy Spirit* [Pai, Filho e Espírito Santo]. Wheaton, IL: Crossway, 2005, p. 123.

20. LLOYD-JONES, D. Martyn. *Great Doctrines of the Bible: God the Holy Spirit* [Grandes doutrinas da Bíblia: Deus, o Espírito Santo]. Wheaton, IL: Crossway, 2003, 2:20; grifo do autor.

21. BOICE, James Montgomery. *Foundations of the Christian Faith* [Fundamentos da fé cristã]. Downers Grove, IL: InterVarsity, 1986, p. 381.

22. SWINDOLL, Charles R. *Growing Deep in the Christian Life* [Aprofundando-se na fé cristã]. Portland, OR: Multnomah, 1986, p. 188.

23. PHILLIPS, Dan. *The World-Tilting Gospel* [A inclinação mundial do evangelho]. Grand Rapids: Kregel, 2011, p. 272-73.

24. Alexander MacLaren semelhantemente ensinou: "Experimente os espíritos. Se qualquer coisa que se autodenomina doutrina cristã chegar até você e não glorificar a Cristo, por si mesma está condenada. Pois ninguém pode exaltá--lo o suficiente, e nenhum ensinamento pode apresentá-lo exclusiva e urgentemente como a única salvação e vida de toda a terra. E, se for, como o meu texto nos diz que o grande ensinamento do Espírito está por vir, que é a de 'nos guiar em toda a verdade', e nisto está o glorificar a Cristo, e nos mostrar as coisas que são suas, então também é verdade que: 'Vocês podem reconhecer o Espírito de Deus deste modo: todo o espírito que confessa que Jesus Cristo veio em carne procede de Deus; mas todo espírito que não confessa Jesus não procede de Deus. Esse é o espírito do anticristo'" (MACLAREN, Alexander. *Expositions of St. John, Chapters 15–21* [Exposições de São João, capítulos 15-21]. repr. Kessinger, s/d, p. 81).

25. O pastor coreano David (Paul) Yonggi Cho "estava morrendo de tuberculose [quando] foi convertido ao cristianismo. Ele se recuperou, e aspirava ser médico, mas depois Jesus apareceu para ele no meio da noite, vestido como um bombeiro, o chamou para pregar, e encheu-o com o Espírito Santo" (D. J. Wilson, "Cho, David Yonggi", *The New International Dictionary of Pentecostal and Charismatic Movements* [Novo dicionário internacional dos movimentos pentecostais e carismáticos]. Ed Stanley M. Burgess. Grand Rapids: Zondervan, 2002, p. 521).

26. "Oral Roberts conta que falou com um Jesus de 274 metros de altura", *Tulsa World* [Mundo de Tulsa], 16 de outubro de 1980, *http://www.tulsaworld.com/news/article.aspx?articleid=20080326 _222_67873.*

27. CANNON, Linda. *Rapture* [Arrebatamento]. Bloomington, IN: AuthorHouse, 2011, p. 16, 63, 107-8.

28. BAKER, Heidi e Rolland. *Always Enough* [Sempre haverá o suficiente]. Grand Rapids: Chosen, 2003, capítulo 4.

29. O bispo Tom Brown relata que eles viram Jesus "sentado em uma cadeira de rodas com um cobertor sobre as pernas" (BROWN, Tom, "What Does Jesus Really Look Like?" [Com quem Jesus realmente se parece?] El Paso, TX: Tom Brown Ministérios, s/d, acessado em setembro de 2012, *http://www.tbm.org/whatdoes.htm.*

30. THOMAS, Choo. *Heaven Is So Real!* [O céu é tão real!]. Lake Mary, FL: Charisma, 2006, p. 23.

31. Jeff Parks, citado por Brenda Savoca em *The Water Walkers* [Caminhando sobre as águas]. Maitland, FL: Xulon, 2010, p. 163.

32. Nas palavras de Creflo Dollar: "Se Jesus veio como Deus, então por que Deus tem que ungi-lo? Jesus veio como homem, é por isso que foi válido ungi-lo. Deus não precisa da unção, ele é a unção. Jesus veio como homem, e aos 30 anos Deus o preparou para nos demonstrar, e dar-nos um exemplo do que um homem com a unção pode fazer" (Creflo Dollar, "Jesus Growth into Sonship" [O crescimento de Jesus em filiação], áudio, 8 de dezembro de 2002).

33. Cf. Kenneth Copeland: "Por que Jesus não se proclamou abertamente como Deus durante seus 33 anos na terra? Por uma única razão. Ele não tinha vindo à terra como Deus, ele veio como homem" (Kenneth Copeland, citado em Jones e Woodbridge, *Health, Wealth, & Happiness*, p. 70).

34. Nas palavras de Benny Hinn: "Ele [Jesus] que é justo por escolha, disse: 'A única forma de eu poder deter o pecado é me transformar nele. Eu não posso simplesmente detê-lo deixando-me tocar por ele, eu devo me transformar nele.' Ouça isto! Ele, que é a natureza de Deus, tornou-se a natureza de Satanás, quando se tornou pecado" (Benny Hinn, *This Is Your Day* [Esse é o seu dia], TBN, em 1 de dezembro de 1990). Kenneth Copeland semelhantemente ensinou: "A justiça de Deus foi feita para tornar-se pecado. Ele aceitou a natureza pecaminosa de Satanás em seu próprio espírito. E no momento em que ele fez isso, clamou: 'Meu Deus, Meu Deus, por que me desamparaste?' Você não sabe o que aconteceu na cruz. Por que você acha que Moisés, sob instrução de Deus, elevou a serpente sobre o poste no lugar de um cordeiro? Isso costumava me incomodar. Eu dizia: 'Por que razão colocar uma cobra lá em cima, o sinal de Satanás? Por que não colocaste um cordeiro nesse poste?' E o Senhor disse: 'Porque era um sinal de Satanás que estava pendurado na cruz.' Ele disse: 'Eu aceitei, em meu próprio espírito, a morte espiritual, e a luz se apagou'" (Kenneth Copeland, "What Happened from the Cross to the Throne" [O que aconteceu da cruz ao trono], 1990, Gravação nº 02-0017, lado 2).

35. Nas palavras de Kenneth Hagin: "Jesus provou a morte espiritual por todos os homens. E o seu espírito e homem interior foi para o inferno em meu lugar. Você não consegue ver isso? A morte física não removeria os seus pecados.

Ele provou a morte por todos os homens. Ele estava falando de experimentar a morte espiritual" (citado em Jones e Woodbridge, *Health, Wealth, & Happiness*, p. 70). Para uma abordagem acadêmica completa desse ensinamento dos círculos da Palavra da Fé, ver ATKINSON, William P. *The 'Spiritual Death' of Jesus* [A 'morte espiritual' de Jesus]. Leiden, Netherlands: Brill, 2009.

36. COPELAND, Kenneth. *Believer's Voice of Victory* [A voz da vitória do cristão], TBN, em 21 de abril de 1991.

37. DOLLAR. "Jesus' Growth into Sonship."

38. Para saber mais sobre isso, consulte o capítulo 1.

39. COPELAND, Kenneth. "Take Time to Pray" [Dedique um tempo à oração], *Believer's Voice of Victory 15*, no. 2 (em fevereiro de 1987): 9.

40. MORRIS, Jeremy. *The Church in the Modern Age* [A igreja na idade moderna]. Nova York: IB Tauris, 2007, p. 197.

41. ANDERSON. *An Introduction to Pentecostalism*, p. 152.

42. "A cura, as profecias e o falar em línguas são coisas comuns de se ver nos cultos católicos carismáticos. [...] Os católicos carismáticos não são diferentes de outros tipos de cristãos católicos em termos de liderança espiritual. Todos olham para a cidade do Vaticano, na Itália, e para o Papa, como líder mundial da Igreja Católica Romana" (Katie Meier, "Charismatic Catholics" [Católicos carismáticos], *Same God, Different Churches* [Mesmo Deus, igrejas diferentes]. Nashville Thomas Nelson, 2005; n.p. Google Books edition. Online at: books.google.com/books?isbn=1418577685.

43. A expressão latina *ex opere operato* significa "pela obra operada", ou (de acordo com o *Catechism of the Catholic Church* [Catecismo da Igreja Católica]), literalmente, "pelo efeito das próprias obras que estão sendo realizadas". No sistema católico romano, então, os sacramentos não são apenas sinais, símbolos e testemunhos da graça divina para os cristãos; são instrumentais essenciais utilizados para a atribuição de graça. A doutrina católica trata os sacramentos como obras meritórias consideradas necessárias para a salvação. Os sete sacramentos são o batismo, a confirmação, a eucaristia, a penitência, a unção dos enfermos, a ordenação e o matrimônio. Desses sete, apenas o batismo e a eucaristia são ordenanças adequadas para a Igreja. Mas "a Igreja [católica] afirma aos cristãos que os [sete] sacramentos da Nova Aliança são necessários para a salvação" (Igreja Católica dos EUA, *Catechism of the Catholic Church* [Catecismo da igreja católica], 2ª ed. Nova York: Doubleday Religion, 2006, p. 319).

44. NUNEZ, Emilio Antonio. *Crisis and Hope in Latin America* [Crise e esperança na América Latina]. Pasadena, CA: William Carey Library, 1996, p. 306. Nunez escreveu: "Parece que a maioria dos carismáticos católicos não abandonaram sua devoção a Maria. Eles continuam a acreditar no seu amor por Maria. Eles a veneram como nunca antes."

45. THIGPEN, T. P. "Catholic Charismatic Renewal" [Renovação carismática católica], em *The New International Dictionary of Pentecostal and Charismatic Movements* [O Novo dicionário internacional dos movimentos pentecostais e carismáticos]. Grand Rapids: Zondervan, 2002, p. 465.

46. Reportagens nacionais e internacionais e sobre religião, *Signswatch*, Inverno de 1996; citado em Walter J. Veith, *Truth Matters* [A verdade importa]. Delta, BC: Amazing Discoveries, 2007, p. 298.

47. Ao longo dessas linhas, R. Andrew Chesnut explica que: "O catolicismo carismático e o pentecostalismo compartilham o elemento comum de pneumocentrismo, e uma das funções principais do Espírito é curar individualmente os cristãos de suas aflições terrenas" (R. Andrew Chesnut, "Brazilian Charism" [Carisma brasileiro], em *Introducing World Christianity* [Introdução ao cristianismo mundial]. Ed. Charles E. Farhadian. Oxford: Wiley-Blackwell, 2012, p. 198).

48. BERNARD, David K. "The Future of Oneness Pentecostalism" [O futuro da unidade do pentecostalismo], em *The Future of Pentecostalism in the United States* [O futuro do pentecostalismo nos Estados Unidos]. Eds. Eric Patterson and Edmund Rybarczyk. Lanham, MD: Lexington, 2007, p. 124.

49. Como Peter Hocken observa: "Embora as igrejas unicistas (por exemplo, os brancos da *United Pentecostal Church*, os negros da *Pentecostal Assemblies of the World*) não tenham, de um modo geral, comunhão ativa com os trinitários pentecostais, que consideram como desviante sua doutrina, eles sempre foram considerados como pertencentes de alguma forma ao movimento pentecostal" (HOCKEN, Peter. *The Challenges of the Pentecostal, Charismatic, and Messianic Jewish Movements* [Os desafios dos movimentos pentecostais, carismáticos e dos judeus messiânicos]. Burlington, VT: Ashgate, 2009, p. 23.

50. KAY, William K. *Pentecostalism* [O pentecostalismo]. London: SCM, 2009, p. 14. John Ankerberg e John Weldon observam da mesma forma que: "O pentecostal, o carismático, e os movimentos de confissão positiva neste país podem estar em mais grave condição espiritual do que eles imaginam. Aqueles cristãos que fazem parte desses movimentos precisam avaliar cuidadosamente o que seus líderes estão ensinando (ou deixando de ensinar). Por exemplo, pelo menos um quarto de todos os pentecostais, o que representa mais de 5 mil igrejas e milhões de cristãos professos, são membros da Igreja Pentecostal Unida, uma organização que inflexivelmente nega a Trindade e ensina outros erros graves" (ANKERBERG, John e WELDON, John. *Cult Watch* [Preste atenção no culto]. Eugene, OR: Harvest House, 1991, p. viii).

51. ALLINSON, Gregg. *Historical Theology*. Grand Rapids: Zondervan, p 235–36.

52. Entrevista com Joel Osteen, no *Larry King Live*, na CNN, foi ao ar em 20 de junho de 2005. Transcrição no idioma original disponível em *http://transcripts.cnn.com/TRANSCRIPTS/0506/20/lkl.01.html*.

53. Entrevista com Joel Osteen, na *Fox News Sunday with Chris Wallace*, na FOX News, foi ao ar em 23 de dezembro de 2007. Transcrição parcial disponível em *http://www.foxnews.com/story/0,2933,318054,00.html*.

54. SMITH, Joseph. *History of The Church of Jesus Christ of Latter-day Saints* [História da Igreja de Jesus Cristo dos Santos dos Últimos Dias], 7 vols, introdução e notas de B. H. Roberts (Salt Lake City: A Igreja de Jesus Cristo dos Santos dos Últimos Dias, 1932-1951), 2:428. Relatou Smith: "O irmão George A. Smith levantou-se e começou a profetizar, quando um barulho foi ouvido, parecido com o som de um vento impetuoso, que encheu o templo, e toda a congregação simultaneamente levantou-se, sendo movidos por um poder invisível, muitos começaram a falar em línguas e a profetizar; outros tiveram visões gloriosas, e eu vi que o templo estava cheio de anjos, fato que declarei para a congregação."

55. SMITH, George A. citado no *Journal of Discourses*, 26 vols. London: Latter-day Saints' Book Depot, 1854-1886, 11:10.

56. BROWN, Benjamin. "Testimony for the Truth" [Testemunho da verdade], *Gems for the Young Folks* [Joias para novos povos]. Salt Lake City: Juvenile Instructor Office, 1881, p. 65.

57. ANDERSON, *An Introduction to Pentecostalism* [Uma introdução ao pentecostalismo], 24, explica que "os mórmons praticaram o falar em línguas nos primeiros anos, mas desencorajaram sua prática posteriormente". Cf. Bloesch, Donald G., *The Holy Spirit* [O Espírito Santo]. Downers Grove, IL: InterVarsity, 2000, p. 180-81.

58. Cf. EDGAR, *Satisfied by the Promise of the Spirit* [Satisfeito pela promessa do Espírito], 218, 108.

59. DATSKO, Rob e DATSKO, Kathy. *Building Bridges Between Spirit-Filled Christians and Latter-Day Saints (Mormons)* [Construindo pontes entre os cristãos cheios do Espírito e os santos dos últimos dias (mórmons)]. EBookIt, 2011, p. 16.

60. Cf. WACKER, Grant. *Heaven Below*. Cambridge, MA: Harvard University Press, 2003, p. 180.

61. Veja o livro do presidente do seminário Fuller, Richard Mouw, intitulado *Talking with Mormons: An Invitation to Evangelicals* [Conversando com os mórmons: um convite aos evangélicos]. Grand Rapids: Eerdmans, 2012. Como o título sugere, é um encorajamento para os cristãos evangélicos dialogarem com os mórmons com o propósito de uma maior unidade.

62. ALLEN, John T. *The Future Church*. Nova York: Doubleday, 2009, p. 382-383. Allen explica: "Talvez o elemento mais controverso da perspectiva pentecostal seja o chamado 'evangelho da prosperidade', que significa a crença de que Deus recompensará os que têm fé suficiente com prosperidade material e saúde física. Alguns analistas fazem a distinção entre os 'neopentecostais', aqueles que eles têm como foco o evangelho da prosperidade, e o clássico pentecostalismo, orientado para os dons do Espírito, como línguas e curas. No entanto, os dados do Pew Forum sugerem que o evangelho da prosperidade seja realmente uma característica definidora do pentecostalismo; a maioria dos pentecostais, superior a 90% na maior parte dos países, defendem essas crenças."

63. ANDERSON, *An Introduction to Pentecostalism*, p. 221. Anderson escreveu: "Além do fato de que esse ensino incentiva o 'sonho americano' do capitalismo e promove a ética do sucesso, entre suas características ainda mais questionáveis está a possibilidade de a fé humana ser colocada acima da soberania e da graça de Deus. A fé torna-se uma condição para a ação de Deus e a força da fé é medida por resultados. Prosperidade material, financeira e de saúde são muitas vezes vistas como evidência de espiritualidade e o papel positivo e necessário da perseguição e do sofrimento muitas vezes é ignorado."

64. BENNETT, Daniel J. *A Passion for the Fatherless* [Paixão pelos órfãos]. Grand Rapids: Kregel, 2011, p. 86.

65. BICKEL, Bruce e JANTZ, Stan. *I'm Fine with God... It's Christians I Can't Stand* [Estou bem com Deus... não suporto esses cristãos]. Eugene, OR: Harvest House, 2008, p. 94.

66. Cf. PHILLIPS, John. *Exploring the Pastoral Epistles* [Explorando as epístolas pastorais]. Grand Rapids: Kregel, 2004, p. 349-50. Phillips observa: "Ninguém

nos tempos bíblicos pregou o que em nossa época paparicada é chamado de evangelho da prosperidade. Este falso evangelho defende a filosofia do 'peça e receba'. Ela diz que a saúde e a riqueza são direitos inatos de todo cristão. Todo o conceito é estranho ao Novo Testamento, à experiência pessoal, e à história da Igreja. O evangelho da prosperidade é baseado em uma total incapacidade para distinguir entre a bênção do Antigo Testamento e a bênção do Novo Testamento, entre a nação de Israel e a igreja de Deus, e entre povo terreno de Deus e seu povo celestial."

67. Em seu tratado sobre *Distinguishing Marks of a Work of the Spirit of God* [As marcas distintivas de uma obra do Espírito de Deus], Edwards também listou uma série de critérios que, ele acreditava, não provavam conclusivamente ou refutavam o envolvimento do Espírito. Por exemplo, Edwards sustentou que só porque certos aspectos de um movimento são extraordinários ou novos não o desqualificam automaticamente de ser considerado uma verdadeira obra do Espírito. O fato de algumas pessoas responderem com choro e outras manifestações físicas de emoção não prova nada. Nem o fato de a obra produzir impressões fortes na imaginação das pessoas — algo que Edwards observou ser categoricamente diferente das visões experimentadas pelos profetas bíblicos. Edwards chegou ao ponto de sugerir que só porque algumas das pessoas envolvidas se comportam de forma estranha e imprudente, ou mesmo se algumas delas caem em erros grosseiros e práticas escandalosas, não prova necessariamente que a obra *como um todo* não é do Espírito (curiosamente, Edwards incluiu as ênfases carismáticas extrabíblicas dos reformadores radicais durante a Reforma Protestante como um exemplo de práticas errôneas que, no entanto, não contestam a autenticidade da Reforma). Ao apresentar essas disposições, Edwards estava falando evidentemente de *exceções* não ortodoxas e indesejáveis, e não *a regra*. Sua discussão sobre os "sinais positivos" encontrados em 1João 4:1-8 deixa claro que Edwards nunca consideraria um movimento que foi *caracterizado* pela falsa doutrina ou comportamento escandaloso como sendo fortalecidos pelo Espírito Santo. Da mesma maneira que eles denunciaram as experiências de êxtase e místicas dos quakers, e outros como eles, sem dúvida Edwards teria lamentado o que se passa nos círculos carismáticos tradicionais.

Capítulo 4: Examinando os espíritos (segunda parte)

1. EDWARDS, Jonathan. "Distinguishing Marks" [Marcas distintivas], p. 250-251. Em seu "Tratado Sobre as Afeições Religiosas", Edwards reiterou a verdade de que uma vida santa é a única forma de asegurar um avivamento pessoal.

2. Mark J. Cartledge diz que o pentecostalismo: "É em grande parte uma religião dos pobres, com uma estimativa de 87% de pentecostais que vivem abaixo da linha da pobreza (Barrett e Johnson 2002: 284). Mas também é uma tradição, muitas vezes associada a um evangelho de saúde e riqueza, especialmente em países e regiões em desenvolvimento" (Mark J. Cartledge, "Pentecostalism", em *The Wiley-Blackwell Companion to Practical Theology* [Da parceria Wiley Blackwell à Teologia Prática]. Chichester, West Sussex, UK: Blackwell, 2012, p. 587).

3. ALEXANDER, Paul. *Signs and Wonders* [Sinais e maravilhas]. San Francisco: Jossey–Bass, 2009, p. 63-64.

4. BRUCE, Steve. *God Is Dead* [Deus está morto]. Malden, MA: Blackwell, 2002, p. 182.
5. JENKINS, Philip. *The New Faces of Christianity* [As novas faces do cristianismo]. Nova York: Oxford University Press, 2006, p. 93.
6. STARR, Kevin. *Material Dreams* [Sonhos materiais]. Nova York: Oxford University Press, 1991, p. 142-43.
7. Ibidem.
8. A vida secreta de Frisbee foi bem conhecida por seus amigos e colegas ministros carismáticos. Este ponto é repetidamente citado no filme documentário *Frisbee: The Life and Death of a Hippie Preacher* [Frisbee: vida e morte de um pregador hippie]. Aos 39'55" do documentário, um amigo próximo de Frisbee diz: "No final do casamento, ele me disse que tinha ficado até mais tarde em alguns bares gays. Era uma coisa difícil para eu entender, como ele poderia festejar na noite de sábado e pregar na manhã de domingo." A próxima fala, um segundo depois, é chocante: "E o Espírito de Deus se movia, e não havia dúvida sobre isso."
9. Ibidem, 41:19.
10. COKER, Matt. "The First Jesus Freak" [O primeiro Jesus esquisitão], *OC Weekly*, em 3 de março de 2005, *http://www.ocweekly.com/2005-03-03/features/the-first-jesus-freak/*.
11. Cf. CLARK, Ian G. *Pentecost at the Ends of the Earth: The History of the Assemblies of God in New Zealand* [Pentecostes nas extremidades da Terra: A História das Assembleias de Deus na Nova Zelândia] (1927-2003). Blenheim, NZ Road Christian Ministries, 2007, p. 186.
12. SMITH, Jonathan C. *Pseudoscience and Extraordinary Claims of the Paranormal* [Pseudociência e extraordinárias alegações paranormais]. Malden, MA: John Wiley & Sons, 2010, p. 290.
13. ROSIN, Hanna. "White Preachers Born Again on Black Network; TV Evangelists Seek to Resurrect Ministries" [Pregadores brancos renascem nas rede de emissoras negras; televangelistas procuram ressuscitar ministérios]. Washington Post, em 3 de setembro de 1998.
14. Cf. "Testimonials" [Testemunhos], na página da internet dos Ministérios de Peter Popoff, acessado em outubro de 2012, *http://peterpopoff.org/testimonials*.
15. Smith, *Pseudoscience and Extraordinary Claims of the Paranormal* [Pseudociência e alegações paranormais extraordinárias], p. 290.
16. BAUER, Susan Wise. *The Art of the Public Grovel: Sexual Sin and Public Confession in America* [A arte de se humilhar em público: pecado sexual e confissão pública na América]. Princeton, NJ: Princeton University, 2008, p. 238.
17. SILK, Mark. *Unsecular Media* [Mídia não secular]. Champaign, IL: University of Illinois, 1998, p. 83.
18. CLOUD, David. "Recent Pentecostal Scandals" [Escândalos pentecostais recentes], Fundamental Baptist Information Service, Way of Life Literature, em 29 de dezembro de 2008, *http://www.wayoflife.org/database/pentecostalscandals.html*. Cf. Pam Sollner, "Minister Removed After Confession of Sexual Misconduct" [Ministro destituído após a confissão de má conduta sexual], *Olathe News*, em 30 de novembro de 1991, *http://www.religionnewsblog.com/16929/minister-removed-after-confession-of-sexual-misconduct*.
19. ABC News, *Primetime Live*, em 21de novembro de 1991.

20. "Clarence McClendon cuts Ties with Foursquare after Divorce News" [Clarence McClendon corta laços com a igreja do Evangelho Quadrangular após notícia de divórcio], *Charisma*, 31 de julho de 2000, *http://www.charismamag.com/component/content/article/134-j15/peopleevents/people-events/92-clarence-mc-clendon-cuts-ties-with-foursquare-after-divorce-news*. Cf. GRADY, Lee. "Sin in the Camp" [Pecado no campo], *Charisma*, fevereiro de 2002, *http://www.charisma-mag.com/site-archives/130-departments/first-word/560-sin-in-the-camp*.
21. LAWSON, Steven. "Most Students, Church Members Defend Liardon After Confession" [A maioria dos estudantes, membros da igreja, defendem Liardon após confissão]. *Charisma*, 28 de fevereiro de 2002, *http://www.charismamag.com/site-archives/134-peopleevents/people-events/568-most-students-church-members-defend-liardon-after-confession*.
22. LOBDELL, William. "Televangelist Paul Crouch Attempts to Keep Accuser Quiet" [Televangelista Paul Crouch tenta manter acusador em silêncio], *Los Angeles Times*, 12 de setembro de 2004, *http://articles.latimes.com/2004/sep/12/local/me-lonnie12*.
23. CAIN, Paul. "A Letter of Confession" [Uma carta de confissão]. Obtida em fevereiro de 2005, acessada em outubro de 2012, http://web.archive.org/web/20050225053035/ e *http://www.paulcain.org/news.html*.
24. CNN, *Paula Zahn Now*, em 19 de janeiro de 2006.
25. ROOSE, Kevin. "The Last Temptation of Ted" [A última tentação de Ted], GQ, em fevereiro de 2011, *http://www.gq.com/news-politics/newsmakers/201102/pastor-ted-haggard*.
26. KWON, Lillian. "Ted Haggard Aims for Simplicity with New Church" [Ted Haggard busca a simplicidade com a nova igreja], *Christian Post*, 26 de julho de 2010, *http://www.christianpost.com/news/ted-haggard-aims-for-simplicity-with--new-church-46055/*.
27. Cf. BARRICK, Audrey. "Evangelist's Husband Apologizes, Pleads Guilty to Assault" [Marido de evangelista pede desculpas e se declara culpado de assalto], *Christian Post*, em 12 de março de 2008, *http://www.christianpost.com/news/evangelist-s-husband-apologizes-pleads-guilty-to-assault-31498/*.
28. SCOTT, Tracy. "Juanita Bynum shares 'lesbian' testimony" [Juanita Bynum dá tetemunho 'lésbico'], *S2S Magazine*, 17 de julho de 2012, *http://s2smagazine.com/18050/juanita-bynum-shares-lesbian-testimony/*.
29. ROACH, David. "Faith Healer Separates from Wife, Draws Criticism from Charismatics" [O curandeiro da fé Todd Bentley se separa da esposa e atraí críticas de carismáticos], Baptist Press News, 19 de agosto de 2008, *http://www.sbcbaptistpress.net/BPnews.asp?ID=28727*.
30. LAWRENCE, Elissa. "Disgraced Pastor Michael Guglielmucci a Porn Addict" [Pastor Michael Guglielmucci desacreditado por ser viciado em pornografia], The Australian, 24 de agosto de 2008, *http://www.theaustralian.com.au/news/fraud-pastor-a-porn-addict-says-shocked-dad/story-e6frg6n6-1111117284239*.
31. Cf. STRICKLER, Laura. "Senate Panel Probes 6 Top Televangelists" [Senado investiga seis grandes televangelistas], CBS News, 11 de fevereiro de 2009, *http://www.cbsnews.com/8301-500690_162-3456977.html*.
32. JABALI-NASH, Naimah. "Bishop Eddie Long Hit with Third Sex Lawsuit, Ga. Church Has Not Made Statement"[O Bispo Eddie Long sofre a terceira ação judicial por relações sexuais, a igreja na Geórgia não se pronuncia], CBS

News, 22 de setembro de 2010, *http://www.cbsnews.com/8301-504083_162-20017328-504083.html*.

33. GOLD, Jim. "Televangelist Creflo Dollar Arrested in Alleged Choking Attack on Daughter" [Televangelista Creflo Dollar preso sob a alegação de tentar asfixiar a filha], NBC News, 8 de junho de 2012, *http://usnews.nbcnews.com/_news/2012/06/08/12126777-televangelist-creflo-dollar-arrested-in-alleged-choking--attack-on-daughter*.

34. "Evangelists Hinn, White Deny Affair Allegations" [Evangelista Hinn nega alegações de envolvimento com White], CBN News, July 26, 2010, *http://www.cbn.com/cbnnews/us/2010/July/Evangelists-Hinn-White-Deny-Affair-Allegations/*.

35. GAINES, Adrienne S. "Benny Hinn Admits 'Friendship' with Paula White but Tells TV Audience It's Over" ["Benny Hinn admite 'amizade' com Paula White, mas diz para os telespectadores que terminou"], *Charisma*, 10 de agosto de 2010, *http://www.charismamag.com/site-archives/570-news/featured-news/11683--benny-hinn-admits-friendship-with-paula-white-but-tells-tv-audience-its-over*.

36. ZAIMOV, Stoyan. "Benny Hinn Says Wife's Drug Problems Led to Divorce, Praises God's Reconciling Power" [Benny Hinn afirma que problemas de drogas da esposa levou ao divórcio, e louva o poder reconciliador de Deus], *Christian Post*, 13 de junho de 2012, *http://global.christianpost.com/news/benny--hinn-says-wifes-drug-problems-led-to-divorce-praises-gods-reconciling-power-76585/*.

37. Outros exemplos também poderiam ser citados. Por exemplo, em 2010, o televangelista Marcus Lamb, fundador da Rede de Televisão Daystar, reconheceu publicamente que vários anos antes havia se envolvido em um caso extraconjugal. Em 2011, o pastor pentecostal com sede em Londres Albert Odulele confessou ter abusado sexualmente de um menino de 14 anos de idade e de um jovem de 21. Em 2012, Ira Parmenter — o pastor de jovens da Igreja Pentecostal Colwood — tornou-se notícia quando foi preso por ter um longo caso com uma garota de 16 anos (Sam Hodges: "O ex-funcionário processa o fundador da Daystar Marcus Lamb por seu caso extraconjugal com outra funcionária", *Dallas Morning News*, em 03 de dezembro de 2010, *http://www.dallasnews.com/incoming/20101203-exclusive-former-employee-sues-daystar-founder-marcus-lamb-over-his-extramarital-affair-with-another-employee.ece*; Janet Shan: "O pastor sediado em Londres, Albert Odulele, se declara culpado do abuso sexual de menino de 14 anos e diz que ele 'lutou' contra sua sexualidade durante anos], *Hinterland Gazette*, em 11 de março de 2011, *http://hinterlandgazette.com/2011/0ontenon-based-pastor-albert-odulele.html*; Markham Hislop, "Former BC Youth Pastor Ira Parmenter Arrested for Sexual Exploitation of Young Girl" [O ex-pastor da juventude BC, Ira Parmenter, foi preso por exploração sexual de uma menina], *Calgary Beacon*, em 15 de maio de 2012, *http://beaconnews.ca/calgary/2012/05/former-bc-youth-pastor-ira-parmenter-arrested-for-sexual-exploitation-of-young-girl/*).

38. VAN BIEMA, David. "Are Mega-Preachers Scandal-Prone?" [Serão *os grandes pregadores propensos ao escândalo?*], *Time*, em 28 de setembro de 2007, *http://www.time.com/time/nation/article/0,8599,1666552,00.html*.

39. GRADY, J. Lee. *The Holy Spirit Is Not for Sale* [O Espírito Santo não está à venda]. Grand Rapids: Baker, 2010, p. 87.

40. Chad Brand, como citado por Roach, "Faith Healer Todd Bentley Separates from Wife" [O curandeiro da fé Todd Bentley se separa da esposa].

41. Ibidem.

42. EDWARDS, Jonathan. "The Distinguishing Marks of a Work of the Spirit of God" [As marcas distintivas de uma obra do Espírito de Deus], *The Great Awakening*. New Haven: Yale, 1972, p. 253.

43. RADMACHER, Earl. *Salvation* [Salvação]. Nashville: Thomas Nelson, 2000, p. 150. Radmacher acrescenta: "A Palavra de Deus sem o Espírito de Deus é sem vida. Por outro lado, o Espírito de Deus, sem a Palavra de Deus é mudo. Dito de outra maneira, focar na Palavra de Deus sem o Espírito de Deus leva ao formalismo, considerando que o foco no Espírito de Deus sem a Palavra de Deus leva ao fanatismo. Mas focar em ambos — a Palavra de Deus e o Espírito de Deus — propiciará um crescimento à semelhança de Cristo."

44. Martyn Percy escreveu: "Uma zombaria frequentemente repetida e direcionada aos evangélicos era que eles acreditavam em uma Trindade diferente do restante do mundo cristão: Pai, Filho e Sagradas Escrituras." ("Whose Time Is It Anyway" [O tempo dele é assim mesmo], em *Christian Millennarianism*, ed. Stephen Hunt [Bloomington, IN: Indiana University Press, 2001], p. 33).

45. WAGNER, C. Peter. "The New Apostolic Reformation Is Not a Cult" [A nova reforma apostólica não é um culto], *Charisma News*, em 24 de agosto de 2011, *http://www.charismanews.com/opinion/31851-the-new-apostolic-reformation-is-not-a-cult*.

46. Para saber mais sobre o ministério de Peter Wagner, veja o capítulo 5.

47. DEERE, Jack. Citado em Mark Thompson, "Spiritual Warfare: What Happens When I Contradict Myself " [Guerra Espiritual: o que acontece quando me contradigo] The Briefing nº 45/46 (24 de abril de 1990): 11. Essa citação foi tirada de um discurso de conferência feita por Jack Deere em 1990.

48. DEERE, Jack. *The Gift of Prophecy* [O dom da profecia]. Ventura, CA: Gospel Light, 2008, p. 141.

49. BLOESCH, Donald G. *The Holy Spirit* [O Espírito Santo]. Downers Grove, IL: InterVarsity, 2000, p. 187-188.

50. Como Jonathan Edwards explicou: "Outra regra para julgar os espíritos pode ser utilizada [...] observando-se a forma de operação de um espírito que está na obra entre um povo. [...] [Se] atua como um espírito de verdade, o que leva as pessoas à verdade, convencendo-os das coisas que são verdadeiras, podemos determinar com segurança que é um justo e verdadeiro espírito"(*The Works of President Edwards in Four Volumes* [As obras do presidente Edwards em quatro volumes]. Nova York: Robert Carter & Irmãos, 1879, I: 542).

51. DALE BRUNER, Frederick. *A Theology of the Holy Spirit: The Pentecostal Experience and the New Testament Witness* [A teologia do Espírito Santo: a experiência pentecostal e os testemunhos do Novo Testamento]. Grand Rapids: Eerdmans, 1970, p. 21.

52. Jack Cottrell escreveu: "Apesar de todos os protestos em contrário, o fato é que na prática, se não houver nível teórico, os continuacionistas elevam a experiência acima da Palavra de Deus como norma final de fé e prática" (*The Holy Spirit* [O Espírito Santo]. Joplin, MO: College Press, 2007, p. 445).

53. Veja, por exemplo: "Oi. Sou Kathy, eu renasci, estou cheia do Espírito Santo, sou uma mórmon carismática", em *Mormon.org*, acessado em março de 2013, *http://mormon.org/me/6kpv*.

54. ANKERBERG, John e WELTON, John. *Cult Watch* [Preste atenção no culto]. Eugene, OR: Harvest House, 1991, p. viii.

55. William Menzies, citado por Stephen Eugene Parker, *Led by the Spirit* [Guiado pelo Espírito]. Sheffield, UK: Sheffield Academic, 1996, p. 21.

56. ARNOTT, John. *The Father's Blessing* [A bênção do Pai]. Lake Mary, FL: Charisma House, 1995, p. 127. Na página 119, Arnott também escreveu: "Se você tem medo de tremer, rir ou cair no chão, fale com Deus sobre isso. [...] Arrependa-se e escolha a vulnerabilidade. [...] Você pode analisar e testar isso mais tarde."

57. BROWN, William E. *Making Sense of Your Faith* [Dando sentido à sua fé]. Wheaton, IL: Victor, 1989, p. 55.

58. Edwards, "The Distinguishing Marks of a Work of the Spirit of God" [As marcas distintivas da obra do Espírito de Deus], p. 256.

59. WORK, Telford C. "Theological FAQ: You Describe Yourself as Pentecostal. What Is Pentecostalism About?" [Perguntas teológicas frequentes: Você se descreve como pentecostal. O que é pentecostalismo?], em 7 de março de 2003, *http://www.westmont.edu/~work/faq/pentecostal.html*.

60. Cf. Gordon Fee, comentarista carismático, afirma que: "Paulo acreditava em uma imediata comunhão com Deus por meio do Espírito/espírito que às vezes ignorava a mente" (FEE, Gordon. *God's Empowering Presence* [A presença autorizada de Deus], Peabody, MA: Hendrickson, 2009, p. 219).

61. Cf. KNIEPER, C. J. *I Am... in Charge!* [Eu estou... no comando!]. Summers, SC: Holy Fire, de 2008, p. 8. Tony Campolo e Mary Albert Darling sugerem de forma semelhante um método de oração de esvaziamento da mente no livro *Connecting Like Jesus* [Conectando-se como Jesus]. San Francisco: Wiley, 2010, p. 59.

62. WARE-MALONE, Annette. *Life's Achievements After a Death of a Child* [Os objetivos de vida após a morte de um filho]. Bloomington, IN: AuthorHouse, 2007, p. 5-6.

63. POLOMA, Margaret M. *Main Street Mystics* [A avenida mística]. Oxford: AltaMira, 2003), p. 5.

64. Observando a maneira com que a rua Azusa era vista por pessoas de fora, um autor relata: "Em uma arrebatadora notícia no *Los Angeles Times* sobre a reunião da Azusa se lê: 'Estranha Babel de línguas. Uma nova seita de fanáticos irrompe. Cena extravagante na noite passada na rua Azusa'" (TAN-CHOW, May Ling. *Pentecostal Theology for the Twenty-First Century* [Teologia Pentecostal para o século XXI]. Burlington, VT: Ashgate, 2007, p. 43).

65. Charles Parham, citado por Grant Wacker, *Heaven Below* [Debaixo do céu], p. 125.

66. MASTERS, Peter. "The Law of a Sound Mind" [A lei do equilíbrio], *Trinity Review nº 272 (Novembro/Dezembro de 2007), http://www.trinityfoundation.org/PDF/The%20Trinity%20Review%2000246%20Review272masters.pdf*.

67. Em seu tratado "The Mind" [A mente], Jonathan Edwards deixou claro que Deus não ignora a mente para alcançar o coração com a verdade. Cf.

EDWARDS, Jonathan. *The Mind* [A mente], em *The Philosophy of Jonathan Edwards from His Private Notebooks* [A filosofia de Jonathan Edwards a partir de suas anotações pessoais], ed. Harvey G. Townsend. Eugene: University of Oregon, 1955, p. 21ss.

68. MOORE, Mark E. "Eyeing the Tongue" [Visando a língua] em *Fanning the Flame* [Apagando a chama]. Joplin, MO: College Press, 2003, p. 218.

69. ORTLUND JR., Raymond C. *Proverbs* [Provérbios]. Wheaton, IL: Crossway, 2012, p. 60.

70. Esta visão é baseada em um mal-entendido de 1Coríntios 14:4. Como escrevi no *Charismatic Chaos* [Caos carismático]: "Paulo não estava recomendando o uso de línguas para a autoedificação, mas condenando as pessoas que estavam usando o dom, em violação do seu propósito e em desrespeito do princípio do amor. [...] Os coríntios estavam usando as línguas para se autopromoverem em um sentido egoísta. Seus motivos não eram saudáveis, mas egocêntricos. Sua paixão por línguas surgiu de um desejo de exercitar os mais espetaculares e vistosos dons na frente de outros cristãos. O propósito de Paulo é que ninguém lucre com tal exibição, exceto a pessoa que fala em línguas — e o principal reconhecimento que ele levará é a construção de seu próprio ego" (MACARTHUR, John. *Charismatic Chaos* [Caos carismático]. Grand Rapids: Zondervan, 1992, p. 279). Vamos discutir o dom de línguas mais detalhadamente no capítulo 7.

71. MCRAE, William J. *The Dynamics of Spiritual Gifts* [A dinâmica dos dons espirituais]. Grand Rapids: Zondervan, 1976, p. 33.

72. Cf. LOEWEN, Harry. *Luther and the Radicals* [Lutero e os radicais]. Waterloo, ON: Wilfrid Laurier University Press, 1974, p. 32.

73. EDWARDS. "The Distinguishing Marks of a Work of the Spirit of God" [As marcas distintivas de uma obra do Espírito de Deus], p. 256–257.

74. Por exemplo, John Wimber, fundador do Movimento Vineyard, quando encontrou pela primeira vez manifestações visíveis do poder do Espírito, justificou-os recordando os "eventos descritos por Jonathan Edwards, John Wesley e George Whitefield"— ou seja, o Grande Despertamento (WHITE, John. *When the Spirit Comes with Power* [Quando o Espírito vem com poder]. Downers Grove, IL: InterVarsity, 1988, p. 159).

75. Que o Espírito Santo estava agindo na congregação de Corinto, apesar de seu entendimento errado dos dons espirituais, é visto em passagens como 1Coríntios 2:12, 3:16, 6:11,19.

Capítulo 5: Apóstolos entre nós?

1. WAGNER, C. Peter. The Changing Church [A igreja em transformação]. Ventura, CA: Gospel Light, 2004, p. 9.

2. Ibidem, 10.

3. De acordo com a história do pentecostal Vinson Synan: "Em 2004, em seu livro *Aftershock! How the Second Apostolic Age Is Changing the Church* [A terra treme! Como a segunda era apostólica está mudando a Igreja], Wagner fez afirmações grandiosas aplicadas a esse novo movimento. Ele afirma que o movimento carismático era 'uma visão ainda por cumprir' e que o Novo Movimento de Renovação Apostólica tinha tomado o seu lugar como a tendência

Fogo estranho   313

do futuro" (SYNAN, Vinson. *An Eyewitness Remembers the Century of the Holy Spirit* [Uma testemunha ocular lembra o século do Espírito Santo]. Repr. Grand Rapids: Chosen Books, 2011, p. 185).

4. WAGNER, C. Peter. *The Changing Church* [A Igreja em transformação], p. 12.

5. Ibidem, 10.

6. Ibidem, 12.

7. C. Peter Wagner como citado por David Cannistraci, *Apostles and the Emerging Apostolic Movement* [Os apóstolos e o surgimento do Movimento Apostólico]. Ventura, CA: Renew, 1996, p. 12.

8. WAGNER, C. Peter. *Wrestling with Alligators, Prophets and Theologians* [Lutando com crocodilos, profetas e teólogos]. Ventura, CA: Gospel Light, 2010, p. 207.

9. Ibidem, 208.

10. Ibidem, 243.

11. "Europe Nearly Free of Mad Cow Disease" [Europa praticamente livre da doença da vaca louca], *EUbusiness*, em 16 de julho de 2010, *http://www.eubusiness.com/news-eu/madcow-food-safety.5l7*.

12. "History of ICA" [História do ICA], site da Coalizão Internacional de Apóstolos, acessado em novembro de 2012, *http://www.coalitionofapostles.com/about-ica/history-of-ica/*.

13. SYNAN, *An Eyewitness Remembers the Century of the Holy Spirit* [Uma testemunha ocular lembra o século do Espírito Santo], p. 183.

14. Ibidem, 184

15. "Rates" [Avaliações], site da Coalizão Internacional de Apóstolos, acessado em novembro de 2012, *http://www.coalitionofapostles.com/membership/rates/*.

16. WAGNER, C. Peter. *Apostles Today* [Apóstolos hoje].Ventura, CA: Gospel Light, 2007, p. 79.

17. Cf. SYNAN, *An Eyewitness Remembers the Century of the Holy Spirit* [Uma testemunha ocular lembra o século do Espírito Santo], p.183.

18. HOCKEN, Peter. *The Challenges of the Pentecostal, Charismatic, and Messianic Jewish Movements* [Os desafios dos movimentos pentecostal, carismático e dos judeus messiânicos]. Cornwall, UK: MPG, 2009, p. 43.

19. WAGNER, C. Peter. *The Changing Church* [A igreja em transformação], p.15.

20. Ibidem.

21. Ibidem, 17.

22. Ibidem, 18.

23. Ibidem.

24. Ibidem, 9.

25. SYNAN, *An Eyewitness Remembers the Century of the Holy Spirit* [Uma testemunha ocular lembra o século do Espírito Santo], p. 183.

26. HOCKEN, Peter. *The Challenges of the Pentecostal, Charismatic, and Messianic Jewish Movements* [Os desafios dos movimentos pentecostal, carismático e dos judeus messiânicos], p. 43–44.

27. Como Frederick Dale Bruner explica: "Os pentecostais frequentemente referem-se ao seu movimento como um sucessor digno e talvez até superior à Reforma do século XVI e ao reavivamento evangélico inglês do século XVIII, e quase sempre como uma reprodução fiel do movimento apostólico

do primeiro século" (BRUNER, Frederick Dale. *A Theology of the Holy Spirit* [Teologia do Espírito Santo]. Grand Rapids: Eerdmans, 1970, p. 27).

28. Em seu *Table Talk* [Livro de memórias], Martinho Lutero explicou: "A principal razão para eu ter rompido com o papa foi esta: o Papa se vangloriava de ser o líder da igreja, e de condenar todos os que não estivessem sob o seu poder e a sua autoridade. [...] Além disso, ele tomou para si o poder, a regra, e a autoridade sobre a Igreja cristã, e sobre as Sagradas Escrituras, a Palavra de Deus; [afirmando que] nenhum homem deve partir do princípio de expor as Escrituras, mas só ele, e de acordo com seus conceitos ridículos, de modo que se fez senhor sobre a Igreja" (LUTERO, Martinho. *The Table Talk of Martin Luther* [O livro de memórias de Martinho Lutero], trad. e ed. por William Hazlitt. London: Bell & Daldy, 1872, p. 203-204).

29. WAGNER, C. Peter. *The Changing Church* [A igreja em transformação], p. 21.

30. PLESSIS, David du. "Pentecost Outside Pentecost" [Pentecostes além do Pentecostes], pamphlet, 1960, p. 6.

31. WALDRON, Samuel. *To Be Continued?* [Continua?]. Amityville, NY: Calvary, 2007, p. 27.

32. GRUDEM, Wayne. *Systematic Theology* [Teologia Sistemática]. Grand Rapids: Zondervan, 1994), p. 911.

33. Citado por Ernest L. Vermont, *Tactics of Truth* [Táticas da Verdade]. Maitland, FL: Xulon, 2006, 94n19.

34. Na história da Igreja primitiva, os cristãos entenderam que "a doutrina dos apóstolos" era o que devia ser observada e guardada (cf. Inácio, *Epistle the Magnesians* [Epístola aos magnésios], 13; *Epistle to the Antiochians* [Epístola aos antióquios], 1). Assim, as "memórias dos apóstolos" foram mantidas como canônicas e fonte de autoridade dentro da Igreja primitiva (cf. Irineu, *Against Heresies* [Contra as heresias], 2.2.5; Justin, *First Apology* [Primeira apologia], 67; Vitorino, *Commentary on the Apocalypse* [Comentário sobre o Apocalipse], 10,9).

35. GRUDEM. *Systematic Theology* [Teologia Sistemática], p. 905–906.

36. Cf. BUSENITZ, Nathan. "Are There Still Apostles Today" [Ainda há apóstolos hoje], *The Cripplegate*, 21 de julho de 2011, *http://thecripplegate.com/are--there-still-apostles-today/*.

37. INÁCIO. *Epistle to the Magnesians* [Epístola aos magnésios]; grifo nosso.

38. IRINEU. *Against Heresies* [Contra as heresias], 4.21.3.

39. TERTULIANO. *Against Marcion* [Contra Marcião], 21; grifo nosso.

40. LACTÂNCIO. *The Divine Institutes* [Os institutos divinos], 4.21.

41. *The Epistle to Diognetus* [Epístola a Diogneto], 11; *Fragments of Papias* [Fragmentos de Papias], 5; cf. Policarpo, *Epistle to the Philippians* [Epístola aos filipenses], 6; Inácio, *Against Heresies* [Contra as heresias], 1.10.

42. CLEMENTE. *First Epistle of Clement to the Corinthians* [Primeira epístola de Clemente aos coríntios], 42.

43. INÁCIO. *Epistle to the Antiochians* [Epístola aos antióquios], 11; grifo nosso.

44. Cf. AGOSTINHO. *On Christian Doctrine* [A doutrina cristã], 3.36.54; *Reply to Faustus* [Resposta a Fausto], 32.13; *On Baptism* [Sobre o batismo], 14.16; João Crisóstomo, *Homily on 1 Thess.* [Homilia sobre 1Tessalonicenses] 1:8–10; *Homily on Heb.* [Homilia sobre Hebreus], 1:6–8.

45. EUSÉBIO. *Ecclesiastical History* [História eclesiástica], bk. 8, intro.

46. BASÍLIO. *On the Spirit* [Sobre o Espírito], 29.72.

47. TERTULIANO. *Against Marcion* [Contra Marcião], 21.

48. GRUDEM. *Systematic Theology* [Teologia Sistemática], 911.

49. "Finding Your Place in the Apostolic Vision" [Encontrando o seu lugar na Visão Apostólica], fevereiro de 1999, citado em "A 'Christian Seer' Speaks Out" [Um 'cristão vidente' fala], *Delusion and Apostasy Watch News*, acessado em abril de 2013, *http://www.cephas-library.com/apostasy/facilitators_of_change_1.html*.

50. EDGAR. *Satisfied by the Promise of the Spirit* [Preenchido pela promessa do Espírito], 232.

Capítulo 6: A insensatez dos profetas falíveis

1. HAMON, Bill. *Prophets and Personal Prophecy* [Profetas e profecias pessoais]. Shippensburg, PA: Destiny Image, 1987, p. 176.

2. DEERE, Jack. *The Beginner's Guide to the Gift of Prophecy* [O guia do iniciante para o dom de profecia]. Ventura, CA: Regal, 2008, p. 131-132.

3. BICKLE, Mike; JONES, Bob. "Visions and Revelations" [Visões e revelações], gravação de *áudio* nº 5., título: "4-Vision and Revelations—1988," marcação de tempo: 10:32–15:58, *http://archive.org/details/VisionsAndRevelations-MikeBickleWithBobJones1988*.

4. SOLLNER, Pam. "Minister Removed After Confession of Sexual Misconduct" [Ministro removido após a confissão de má conduta sexual], *Olathe News* (Kansas), 30 de novembro de 1991, *http://www.religionnewsblog.com/16929/minister-removed-after-confession-of-sexual-misconduct*.

5. Durante 25 anos ou mais, Jones tem emitido uma profecia anual chamada de "The Shepherd's Rod" [A vara do pastor]. Muito delas são incoerentes, e as partes que são compreensíveis são na sua maioria erradas. As únicas declarações que não são manifestamente erradas ou são previsões genéricas, que quase ninguém poderia realizar, ou prognósticos ambíguos que são abertos a múltiplas interpretações — o tipo de adivinhação que os escritores de horóscopos praticam. Aqui está um exemplo de quão incoerentes e ridículas normalmente são as adivinhações de Jones. A citação a seguir foi extraída de sua previsão "The Shepherd's Rod", de 2012. Depois de denegrir o papel do intelecto em compreender a verdade revelada por Deus, que diz: "Isto é aquilo com que ele [o Espírito Santo] está começando a lidar: que você iria literalmente virar escravo do amor, que a mente iria amar ser escravo do Espírito de Deus que está em você. Cada um de vocês quando nasceu — uma parte de Deus, o Pai, veio em sua concepção. Quando foi concebido, você foi concebido para viver para sempre e viverá para sempre em algum lugar. E você determinará onde viverá. E quando essa semente em você estiver pronta para irromper, você começará a ver o Cristo. Você o verá pela primeira vez na Palavra escrita. Mas agora é a momento de seguirmos em frente e avançarmos — a Palavra está lá — mas deixe o Espírito de Deus entrar em nós, onde o Espírito Santo pode revelar ao nosso espírito o futuro. E depois, quando esta [apontando para a cabeça] torna-se o escravo do amor, ele faz apenas o que você ouve aqui [apontando para abdômen]." Das previsões de Bob Jones "The Shepherd's Rod", 2012, entregue pelo *Morningstar*

316 John MacArthur

Ministries em 2 de outubro de 2011. Vídeo on-line em: *http://www.youtube. com/watch?v=CYJmgmbSHP0* (trecho começa em 4:23).

6. "Bob Jones", Morningstar Ministries website, Harvest Festival 2012, acessado em dezembro de 2012, *http://www.morningstarministries.org/biographies/ bob-jones.*

7. HINN, Benny. *This Is Your Day* [Este é o seu dia]. TBN, April 2, 2000.

8. Vídeo de Rick Joyner, disponibilizado por Kyle Mantyla, "Joyner: Japan Earthquake Will Unleash Demonic Nazism on America" [Joyner: Terremoto no Japão desencadeará o nazismo demoníaco na América], Right Wing Watch [Observador direitista], 16 de março de 2011, *http://www.rightwingwatch.org/ content/joyner-japan-earthquake-will-unleash-demonic-nazism-america.*

9. GRUDEM, Wayne. "Prophecy" [Profecia], em *The Kingdom and Power* [O reino e o poder], ed. Gary Greig. Ventura, CA: Gospel Light, 1993, p. 84.

10. GRUDEM, Wayne. *The Gift of Prophecy in the New Testament and Today* [O dom da profecia no Novo Testamento e nos dias atuais], ed. rev. Wheaton, IL: Crossway, 2000, p. 90; grifo do autor.

11. Ibidem, p. 100; grifo do autor.

12. GRUDEM, Wayne. "A Debate on the Continuation of Prophecy" [Um debate sobre a continuação da profecia], com Ian Hamilton, 2010 Evangelical Ministry Assembly, acessado em dezembro de 2012, *http://thegospelcoalition. org/blogs/justintaylor/2012/02/23/a-debate-on-the-continuation-of-prophecy/.* Os comentários de Grudem são encontrados em 59:53.

13. BLACKKABY, Henry. *Experiencing God* [Experimentando Deus]. Nashville: LifeWay, 1990, p.168.

14. MACARTHUR, John. *Charismatic Chaos* [Caos carismático]. Grand Rapids: Zondervan, 1992, p. 67.

15. YOUNG, Sarah. *Jesus Calling—Women's Edition* [O chamado de Jesus — edição para mulheres]. Nashville: Thomas Nelson, 2011, p. xii.

16. *Westminster Confession of Faith* [Confissão de Fé de Westminster], 1.6; grifo do autor.

17. LLOYD-JONES, D. Martyn. *Christian Unity* [A base da unidade cristã]. Grand Rapids: Baker, 1987, p. 189–191.

18. WALDRON, *To Be Continued?*[Continua?], p. 65.

19. Para um estudo extensivo sobre esta questão (que assola a posição carismática), veja várias partes da série de F. David Farnell, "Is the Gift of Prophecy for Today?" [o dom de profecia é para os dias atuais?] na *Bibliotheca Sacra*, 1992-1993. Quanto ao profeta Ágabo, Farnell escreveu: "Esta continuidade entre a profecia do Antigo Testamento e do Novo Testamento também é demonstrada por Ágabo. Ágabo modelou seu estilo profético diretamente dos profetas do Antigo Testamento. [...] Isto pode ser visto de várias maneiras. Eles introduziram sua profecia com a fórmula: 'Assim diz o Espírito Santo' (Atos 21:11), que tem um estreito paralelo com a fórmula profética do Antigo Testamento de 'Assim diz o Senhor', tão frequentemente proclamada pelos profetas do Antigo Testamento (por exemplo, Isaías 7:7;. Ezequiel 5:5; Amós 1:3,6,11,13; Obadias 1; Miqueias 2:3; Naum 1:12; Zacarias 1:3-4). Esta mesma frase introdutória apresenta as palavras do Senhor Jesus às sete igrejas do Apocalipse (cf. Apocalipse 2:1,8,12,18; 3:1,7,14). Como muitos profetas do Antigo Testamento, Ágabo apresentou suas profecias por

meio de ações simbólicas (Atos 21:11; cf 1Reis 11:29-40; 22:11; Isaías 20:1-6; Jeremias 13:1-11; Ezequiel 4:1-17; 5:1-17). Como os profetas do Antigo Testamento, Ágabo foi capacitado pelo Espírito Santo como o profético mensageiro (Atos 11:28, cf. Números 11:25-29, 1Samuel 10:6, 10; 2Samuel 23:2; Isaías 42:1; 59:21; Zacarias 7:12; Neemias 9:30). Como os profetas do Antigo Testamento, as profecias de Ágabo foram precisamente cumpridas (Atos 11:27,28; 21:10,11; cf. 28:17)."

20. FARNELL, "Is the Gift of Prophecy for Today?" [O dom de profecia é para os dias atuais?], na *Bibliotheca Sacra*, 1992-1993. Em relação à função dos profetas do Novo Testamento dentro da Igreja, Farnell explica: "Os profetas do Antigo Testamento atuaram como a voz do Senhor para a comunidade teocrática de Israel. Eles eram os destinatários das revelações de Javé diretamente, revelações que proclamaram à nação (Isaías 6:8-13; Jeremias 1:5-10; Ezequiel 2:1-10). Assim como os profetas do Antigo Testamento atuaram como a voz profética de comunicação e instrução de Javé, os profetas do Novo Testamento também tiveram a mesma função. Efésios 2:20 assinala que os profetas do Novo Testamento também atuavam como vozes proféticas para a comunidade cristã. [...] Efésios 2:20, então, aponta para o papel estratégico e fundamental desempenhado pelos profetas do Novo Testamento na formação da Igreja. Os profetas, em associação com os apóstolos, tiveram a importante posição de ajudar a estabelecer o fundamento da Igreja. Isto indicaria o alto grau de prestígio desfrutado por profetas do Novo Testamento na comunidade cristã. Sua classificação na lista de pessoas talentosas em 1Coríntios 12:28 coloca-os atrás apenas dos apóstolos em utilidade para o corpo de Cristo. Além disso, Paulo exortou seus leitores a desejar a profecia acima dos outros dons (cf. 1Coríntios. 14:1)."

21. Ibidem.

22. GRUDEM, Wayne. *Bible Doctrine* [Doutrinas bíblicas]. ed. Jeff Purswell. Grand Rapids: Zondervan, 1999, p. 411.

23. GRUDEM, Wayne. *The Gift of Prophecy in the New Testament and Today* [O dom da profecia no Novo Testamento e nos dias atuais], p. 80.

24. Para saber mais sobre Ágabo, veja Nathan Busenitz, "Throwing Prophecy Under the Agabus" [Profetizando segundo Ágabo] *The Cripplegate* (*blog*), em 15 de março de 2012, acessado em dezembro de 2012, *http://thecripplegate. com/throwing-prophecy-under-the-agabus/*.

25. SAUCY, Robert. "An Open but Cautious Response" [Uma resposta aberta, mas prudente], em *Are Miraculous Gifts for Today? Four Views* [Os dons milagrosos são para os dias de hoje? Quatro pontos de vista], ed. Wayne Grudem (Grand Rapids: Zondervan, 1996), 231.

26. Adaptado de John MacArthur, "1 Thessalonians: MacArthur New Testament Commentary" [1Tessalonicenses: Comentários de MacArthur do Novo Testamento]. Chicago: Moody, 2002, p. 196. É importante compreender que "os apóstolos e seus colaboradores receberam, falaram e escreveram o texto do Novo Testamento, e outros porta-vozes emitiram pronunciamentos sobrenaturais de revelações práticas para determinados assuntos temporais (cf. Atos 11:27-30). Mas a profecia também incluía a proclamação da Palavra de Deus revelada anteriormente. Romanos 12:6 confirma essa afirmação: 'Se alguém tem o dom de profetizar, use-o na proporção de sua fé.' No original,

a última frase diz: 'De acordo com a proporção da fé', o que indica que uma pessoa com o dom de profecia tinha de falar de acordo com o corpo divinamente revelado da doutrina cristã. O Novo Testamento sempre considerou que *a fé* era para ser sinônimo da coleção da verdade revelada anteriormente (Atos 6:7; Judas 3,20). Assim, Paulo instruiu os romanos que as declarações proféticas deviam estar inteiramente de acordo com 'a fé', que é a Palavra de Deus. Da mesma forma, Apocalipse 19:10 conclui: 'O testemunho de Jesus é o espírito de profecia.' Verdadeiras profecias de Deus anunciam a revelação divina de Cristo e nunca se desviam da verdade das Escrituras."

27. VOLZ, Fred L. *Strange Fire: Confessions of a False Prophet* [Fogo estranho: confissões de um falso profeta]. Aloha, OR: TRION, 2003, p. 41.

28. Ibidem, p. 43.

29. SPURGEON, Charles. sermão intitulado "The Paraclete" [O paracleto], em 6 de outubro de 1872, *The Metropolitan Tabernacle Pulpit: Sermons Preached and Revised* [O púlpito do Tabernáculo Metropolitano: sermões pregados e revisado], vol. 18. Pasadena, TX: Pilgrim Publications, 1984, p. 563. Itálicos no original.

Capítulo 7: Línguas deformadas

1. MENZIE, Nicola. "Televangelist Juanita Bynum Raises Brows with 'Tongues' Prayer on Facebook" [A televangelista Juanita Bynum surpreende ao orar em 'línguas' no Facebook], *Christian Post*, 31 de agosto de 2011, *http://www.christianpost.com/news/televangelist-juanita-bynum-raises-brows-with-tongues-prayer-on--facebook-54779/*.

2. GRADY, J. Lee. *The Holy Spirit Is Not for Sale* [O Espírito Santo não está à venda] Grand Rapids: Chosen Books, 2010, p. 184.

3. BENNETT, Dennis. *How to Pray for the Release of the Holy Spirit* [Como orar para liberar o Espírito Santo]. Alachua, FL: Bridge-Logos, 2008, 106.

4. MEYER, Joyce Meyer. *Knowing God Intimately* [Conhecendo Deus intimamente]. Nova York: Warner Faith, 2003, p. 147.

5. SAMARIN, William. *Tongues of Men and Angels* [As línguas dos homens e dos anjos]. Nova York: Macmillan, 1972, p. 227–228. Cf. Felicitas D. Goodman, "Glossolalia," em *The Encyclopedia of Religion* [Enciclopédia das religiões] ed. Mircea Eliade. Nova York: Macmillan, 1987, 5:564. Damboriena concorda, dizendo: "As 'línguas' que tenho ouvido consistem em murmúrios completamente ininteligíveis de sons e palavras que nem mesmo os pentecostais em torno de mim (e alguns deles já tinham sido abençoados com o dom) eram capazes de compreender." DAMBORIENA, Prudencio. *Tongues as of Fire: Pentecostalism in Contemporary Christianity* [Línguas de fogo: o pentecostalismo no cristianismo contemporâneo]. Corpus Books, 1969, p.105.

6. Samarin, *Tongues of Men and Angels* [As línguas dos homens e dos anjos], p. 127–128.

7. NOLEN, Kenneth L. "Glossolalia", in *Encyclopedia of Psychology and Religion* [Enciclopédia de psicologia e religião]. eds. David A. Leeming, Kathryn Madden, e Stanton Marlan. Nova York, Springer: 2010, 2:349.

8. WATTS, Fraser. "Psychology and Theology" [Psicologia e teologia], em *The Cambridge Companion to Science and Religion* [Compêndio Cambridge de ciência e religião], Ed. Peter Harrison, Cambridge University Press, 2010, p. 201.

9. Descrição do livro *70 Reasons for Speaking in Tongues: Your Own Built-In Spiritual Dynamo* [70 razões para falar em línguas: seu próprio dínamo espiritual], por Bill Hamon (Tabor, SD: Parsons, 2010), *books.google.com/books?isbn=160273013X*.

10. BEVERE, John. *Drawing Near* [Aproximando-se]. Nashville: Thomas Nelson, 2004, p. 243.

11. CHRISTENSON, Larry. "Bypassing the Mind" [Ignorando a mente], em *The Holy Spirit in Today's Church* [O Espírito Santo na igreja atual], ed. Erling Jornstad. Nashville: Abingdon, 1973, p. 87.

12. CARROLL, Robert. *The Skeptic's Dictionary* [Dicionário do cético]. Hoboken, NJ: John Wiley & Sons, 2003, p. 155.

13. CUCCHIARI, Salvatore. "Between Shame and Sanctification" [Entre a vergonha e a santificação], *American Ethnologist* 17, nº 4, 1990, p. 691.

14. Como Kenneth L. Nolen explica: "A maioria dos pentecostais chegaram à conclusão de que não é propósito divino de Deus conceder idiomas para a obra missionária e tiveram de reavaliar o entendimento bíblico da glossolalia" (Nolen, "Glossolalia", *Encyclopedia of Psychology and Religion* [Enciclopédia de Psicologia e Religião], p. 349).

15. MABREY, Vicki e SHERWOOD, Roxanna. "Speaking in Tongues: Alternative Voices in Faith" [Falando em línguas: vozes alternativas na fé], *Nightline*, ABC, 20 de março de 2007, *http://abcnews.go.com/Nightline/story?id=2935819&page=1*.

16. Ibidem.

17. NOLEN, "Glossolalia", *Encyclopedia of Psychology and Religion* [Enciclopédia de Psicologia e Religião], p. 349. "Alguns consideram os cânticos dos curandeiros vodu, os dos animistas africanos, e dos monges budistas tibetanos, as orações dos homens santos hindus, e os sons primitivos básicos produzidos por outras pessoas em seus ambientes religiosos como glossolalia. Muitos desses adoradores produzem sons e expressões que se aproximam das supostas línguas encontradas na glossolalia de pentecostais e cultos carismáticos. [...] A glossolalia pode ocorrer em algumas condições psiquiátricas conhecidas, tais como a esquizofrenia e psicose maníaco-depressiva ou como consequência de distúrbios neurológicos." Cf. GROMACKI, Robert. *The Modern Tongues Movement* [O movimento moderno de línguas]. Grand Rapids: Baker Books, 1976, p. 5-10. Gromacki refere-se ao discurso frenético (glossolalia), ocorrido entre os antigos gregos e antigas religiões fenícias, nas religiões de mistério greco-romanas, no islamismo, no paganismo esquimó, e no paganismo do Tibete e da China. Salienta-se que Gerhard F. Hasel, *Speaking in Tongues* [Falando em línguas]. Berrien Springs, MI: Adventist Theological Society, 1991, p. 14, 18, também inclui os "xamãs" e "feiticeiros" na lista dos pagãos que falam línguas.

18. CRISWELL, W. A. "Facts Concerning Modern Glossolalia" [Fatos relativos à glossolalia moderna], em *The Holy Spirit in Today's Church* [O Espírito Santo na Igreja atual], ed. Erling Jornstad. Nashville: Abingdon, 1973, p. 90-91.

19. GEISLER, Norman. *Signs and Wonders* [Sinais e maravilhas]. Wheaton, IL: Tyndale, 1998, p. 167.

20. Na ocasião, *glossa* também podia se referir ao órgão da língua. No entanto, na maioria das vezes se refere a idiomas humanos nas Escrituras. Por exemplo, a palavra *glossa* também aparece cerca de trinta vezes na Septuaginta (a versão grega do Antigo Testamento) e significa sempre a linguagem humana.

21. NAZIANZO, Gregório de. *The Oration on Pentecost* [A oração em Pentecostes], 15–17; citado por Philip Schaff, *The Nicene and Post-Nicene Fathers* [Os pais nicenos pós-nicenos] (NPNF), 2nd series., vol. 7, Christian Classics Ethereal Library, 2009, p. 384–385. Nesta mesma passagem, Gregório observa que o dom de línguas desfez o que ocorreu na Torre de Babel.

22. CRISÓSTOMO, João. *Homilies on First Corinthians, 35.1* [Homilia sobre a primeira carta aos coríntios, 35:1]. Citado por Philip Schaff, *The Nicene and Post--Nicene Fathers* [Os pais nicenos pós-nicenos] (NPNF), First Series, 12:209.

23. AGOSTINHO. *Homilies on the First Epistle of John, 6.10* [Homilias sobre a primeira epístola de João, 6.10]. Citado por Agostinho, *Homilies on the Gospel of John* [Homilias sobre o Evangelho de João], trad. Boniface Ramsey. Hyde Park, NY: New City, 2008, p. 97.

24. GEISLER. *Signs and Wonders* [Sinais e maravilhas], p. 167. Mesmo quando dois ou mais intérpretes pentecostais diferentes ouvem a mesma gravação de áudio de uma pessoa falando em línguas, suas interpretações são totalmente diferentes — sugerindo-se que as línguas não são línguas reais que podem ser traduzidas. (Cf. KILDAHL, John P. "Six Behavioral Observations About Speaking in Tongues" [Seis observações comportamentais sobre o falar em línguas], em *Gifts of the Spirit and the Body of Christ* [Dons do Espírito e do Corpo de Cristo], ed. Elmo J. Agrimoson. Minneapolis: Augsburg, 1974, p. 77.

25. EDGAR, Thomas. *Satisfied by the Promise of the Spirit* [Satisfeito pela promessa do Espírito]. Grand Rapids: Kregel, 1996, p. 147.

26. Cf. GROMACKI. *The Modern Tongues Movement* [O movimento moderno de línguas], p. 5–10.

27. É claro que qualquer referência ao final do Evangelho de Marcos deve ser tratada com cuidado, uma vez que é provável que Marcos 16:9-21 não fizesse parte do texto original. Apesar de não ser original em Marcos, eles, todavia, refletem a perspectiva da Igreja primitiva e, portanto, são úteis nesta discussão.

28. O comentarista carismático Gordon Fee reconhece a legitimidade da opinião do indicativo (FEE, Gordon D. *The First Epistle to the Corinthians* [A Primeira Epístola aos Coríntios]. Grand Rapids: Eerdmans, 1987, p. 624. Fee enumera uma série de estudiosos adicionais que assumem esse mesmo ponto de vista.

29. Citado por Albert Barnes, *Notes on the New Testament: 1Corinthians* [Notas sobre o Novo Testamento: 1Coríntios], repr. Grand Rapids: Baker, 1975, p. 240.

30. Fica claro, a partir dos outros exemplos que Paulo usa nos versículos 2 e 3, que ele estava usando a licença literária para enfatizar a superioridade do amor sobre até mesmo a forma mais impressionante de dons espirituais que se possa imaginar. Assim, talvez seja melhor entender as "línguas dos anjos" como uma hipérbole.

31. Como Anthony Thiselton observa em seu comentário sobre esta passagem: "Um aspecto importante aqui é que poucos ou nenhum dos graves argumentos dos 'cessacionistas' dependem de uma exegese específica de 1Coríntios

13:8-11. [...] Esses versículos não devem ser usados como uma polêmica para ambos os lados nesse debate" (*New International Greek New Testament Commentary* [Comentário da nova versão internacional do Novo Testamento em grego], p. 1063-1064.

32. Como já expliquei em outro lugar em relação a este trecho: "Para os cristãos, o estado eterno começa ou no momento da morte, quando eles estarão com o Senhor, ou no arrebatamento, quando o Senhor toma os seus para estar com ele mesmo. [...] Na vida presente, mesmo com a Palavra de Deus concluída e a iluminação do seu Espírito, vemos por espelho embaçado. Em nosso estado atual, não somos capazes de ver mais. Mas quando entrarmos na presença do Senhor, então veremos face a face. Agora só nos resta saber em parte, mas, em seguida, [nós] conheceremos plenamente, assim como [nós] também seremos plenamente conhecidos" (MACARTHUR, John. *First Corinthians* [Primeira carta aos coríntios]. Chicago: Moody, 1984, p. 366).

33. EDGAR. *Satisfied by the Promise of the Spirit* [Satisfeito pela promessa do Espírito], p. 246.

34. Obviamente, o conteúdo dos dons de revelação do primeiro século foi transmitido ao longo das gerações subsequentes da história da Igreja no cânon do Novo Testamento. Assim, pastores talentosos são capazes de proclamar a palavra profética à medida que fielmente pregam e ensinam a Palavra de Deus escrita. Nesse sentido, a profecia continua ainda hoje (e continuará ao longo da era da Igreja), embora Deus já não esteja concedendo novas revelações proféticas à sua Igreja. Um dia, depois que a era da Igreja tiver acabado, Deus voltará a conceder novas revelações através dos profetas (durante a tribulação e o reino milenar — cf. Isaías 11:9; 29:18, Jeremias 23:4; Apocalipse 11:3). Dentro da era da Igreja, no entanto, a entrega de novas revelações se limitou à fase da fundação da Igreja (Efésios 2:20).

35. GABALA, Severiano de. *Pauline Commentary from the Greek Church* [Comentário paulino sobre a igreja grega], citado em *1–2 Corinthians*, Ancient Christian Commentary Series [1 e 2Coríntios, Série de comentários do cristianismo antigo], 144, em referência a 1Coríntios 14:28.

36. Apesar de alguns carismáticos tentarem forçar as línguas em Romanos 8:26 e 2Coríntios 5:13, o contexto dessas passagens deixa claro que o dom de línguas não é visível.

Capítulo 8: Falsas curas e falsas esperanças

1. GROSSMAN, Cathy Lynn. "Oral Roberts Brought Health-and-Wealth Gospel Mainstream" [Oral Robert trouxe a corrente predominante do Evangelho da saúde e prosperidade], *USA Today*, December 15, 2009, *http://content.usatoday.com/communities/Religion/post/2009/12/oral-roberts-health-wealth-prosperity-gospel/1*.

2. MacARTHUR, John. "Measuring Oral Roberts' Influence" [Medição da influência de Oral Robert], *Grace to You* [Graça para você] (blog), 18 de dezembro de 2009, *http://www.gty.org/Blog/B091218*.

3. Com certeza, parte da culpa também vai para Kenneth Hagin. Mas deve-se salientar que Hagin e Roberts ministraram muitas vezes juntos e um firmou o ministério do outro. Além disso, o herdeiro de Hagin como chefe dos pregadores da Palavra da Fé foi Kenneth Copeland, que foi para o ministério na

televisão depois de trabalhar como motorista e piloto de Oral Roberts. Assim, mesmo que isso não seja muito preciso para retratar Oral Roberts como um defensor agressivo de doutrinas da Palavra da Fé, ele atuou mais como um aliado do que um adversário para o movimento. Podemos dizer que a sua relação com o movimento foi uma reminiscência de um avô benigno que se recusou a corrigir um neto fora de controle.

4. HARRELL JR., David E. *Oral Roberts: An American Life* [Oral Roberts: uma vida americana]. Bloomington, IN: Indiana University, 1985, p. 66.

5. Ibidem.

6. SYNAN, Vinson. Citado por William Lobdell, "Oral Roberts Dies at 91" [Oral Roberts morre aos 91 anos], *Los Angeles Times*, 16 de dezembro de 2009, articles.latimes.com/2009/dec/16/local/la-me-oral-roberts16-2009dec16.

7. Além de ser influenciado por Oral Roberts, Benny Hinn reconheceu a influência de Kathryn Kuhlman — uma das amigas de Oral Roberts e colega curandeira — em sua vida.

8. HINN, Benny. "Pastor Benny Hinn Joins Believers Worldwide in Tribute to a Great Leader and Friend" [Pastor Benny Hinn se junta a cristãos na homenagem mundial a um grande líder e amigo], site de Benny Hinn Ministries, acessado em janeiro de 2013, *http://www.bennyhinn.org/articles/articledesc.cfm?id=6858.*

9. O programa *Dateline NBC* exibiu em 27 de dezembro de 2009. Hinn transmitiu um programa de contestação, em 29 de dezembro de 2009, que contou com um vídeo de Oral Roberts alegando que: "O ministério de Benny para mim é caracterizado pela unção do Espírito Santo". *Praise the Lord* [Louvado seja o Senhor], TBN, 29 de dezembro, 2002.

10. Hinn renunciou à sua posição como regente da ORU em 2008. Cf. STRICKLER, Laura. "Major Shakeup at Oral Roberts University" [Grande reformulação na Universidade Oral Roberts], CBS News, 15 de janeiro de 2008 *http://www.cbsnews.com/8301-501263_162-3716774-501263.html.*

11. "Television" [Televisão], Site de Benny Hinn Ministries, acessado em janeiro de 2013, *http://www.bennyhinn.org/television/weeklyguide.*

12. HINN, Benny. *He Touched Me* [Ele tocou-me]. Nashville: Thomas Nelson, 1999, contracapa.

13. "About" [Sobre], site de Benny Hinn Ministries, acessado em janeiro de 2013, *http://www.bennyhinn.org/about-us.*

14. HINN, Benny. *The Anointing* [A unção], p. 86–87.

15. MARTINEZ, Rafael D. "Miracles Today? A Benny Hinn Layover in Cleveland, Tennessee Remembered" [Milagres Hoje? Uma escala de Benny Hinn em Cleveland, lembrada no Tennessee], Spirit Watch Ministries, acessado em janeiro de 2013, *www.spiritwatch.org/firehinncrusade.htm.* Martinez relatou um culto de cura realizado em outubro de 2007.

16. Ibidem.

17. LOBDELL, William. *Losing My Religion* [Perdendo minha religião]. Nova York: HarperCollins, 2009, p. 183. Cf. LOBDELL, William. "The Price of Healing" [O preço da cura], *Los Angeles Times*, 27 de julho de 2003, *http://www.trinityfi.org/press/latimes02.html.*

18. Ibidem, p.181.

19. HINN, Benny. *This Is Your Day for a Miracle* [Este é o dia do seu milagre]. Lake Mary, FL: Creation House, 1996, p. 21.

20. HINN, Benny. *The Anointing* [A unção]. Nashville: Thomas Nelson, 1997, p. 49; grifo nosso.
21. HINN, Benny. *This Is Your Day* [Este é o seu dia], p. 29.
22. HINN, Benny. *The Miracle of Healing* [O milagre da cura]. Nashville: J. Countryman, 1998, p. 91.
23. LOBDELL, William. *Losing My Religion* [Perdendo minha religião], p. 183-184.
24. Hinn, Benny. *The Miracle of Healing* [O milagre da cura], p. 89.
25. HINN, Benny. *Praise the Lord* [Louve ao Senhor], TBN, 6 de dezembro de 1994.
26. HINN, Benny. Miracle Crusade [Cruzada de milagres], Birmingham, AL, 28 de março de 2002.
27. HINN, Benny. *The Miracle of Healing* [O milagre da cura], p. 79.
28. HINN, Benny. Rise and Be Healed [Levante-se e seja curado]. Orlando: Celebration, 1991, p. 47.
29. PETERS, Justin. *An Examination and Critique of the Life, Ministry and Theology of Healing Evangelist Benny Hinn* [Exame e crítica da vida, ministério e teologia da cura do evangelista Benny Hinn]. Tese de mestrado não publicada, Ft. Worth: Southwestern Baptist Seminary, 2002, p. 68. Citação inserida a partir de Stephen Strang, "Benny Hinn Speaks Out" [Benny Hinn fala claro], *Charisma*, 29 agosto 1993.
30. MARTINEZ, Rafael. "Miracles Today?" [Milagres hoje?], *http://www.spiritwatch.org/firehinncrusade.htm*.
31. HINN, Benny. *He Touched Me* [Ele tocou-me], p. 177.
32. HINN, Benny. *The Anointing* [A unção], p. 181.
33. STRANG. "Benny Hinn Speaks Out" [Benny Hinn fala claro], p. 29.
34. HINN, Benny. *Praise-a-Thon* [maratona de louvor], TBN, 2 de abril de 2000.
35. FISHER, Richard. *The Confusing World of Benny Hinn* [O mundo confuso de Benny Hinn]. St. Louis: Personal Freedom Outreach, 1999, p. 146.
36. HINN, Benny. *This Is Your Day* [Este é o seu dia], TBN, 15 de agosto de 1996.
37. Em 2009, Hinn disse ao telejornal *Nightline*, da ABC: "Eu não faria isso por dinheiro. [...] O que você está perguntando é se estou usando a proclamada mentira, e se realmente acontecem curas para que eu possa ganhar dinheiro? Claro que não." Dan Harris, "Benny Hinn: 'Eu não faria isso por dinheiro'", *Nightline*, ABC, em 19 de outubro de 2009, *http://abcnews.go.com/Nightline/ benny-hinn-evangelical-leader-senate-investigation-speaks/story?id=8862027*.
38. LOBDELL, William. "Onward Christian Soldier" [Avante, soldado cristão]. *Los Angeles Times*, 8 de dezembro de 2002, *http://articles.latimes.com/2002/ dec/08/magazine/tm-lobdell49/2*.
39. LOBDELL, William. *Losing My Religion* [Perdendo minha religião], p. 182.
40. THOMAS, Mike. "The Power and the Glory" [O poder e a glória], *Orlando Sentinel*, 24 de novembro de 1991, *http://articles.orlandosentinel.com/1991-11-24/ news/9111221108_1_benny-hinn-holy-spirit-slain*. Cf. Dan Harris diz de Hinn: "Ele voa em um avião particular, se hospeda em hotéis de luxo, usa roupas bonitas e joias" (Harris, "Benny Hinn: 'Eu não faria isso por dinheiro'").
41. LOBDELL, William. *Losing My Religion* [Perdendo minha religião], p. 182.
42. EDGAR, Thomas. *Miraculous Gifts* [Dons milagrosos]. Neptune, NJ: Loizeaux Brothers, 1983, p. 99.
43. HARRIS. "Benny Hinn: 'Eu não faria isso por dinheiro'".

44. Ibidem.

45. HINN, *The Anointing* [A unção], p. 179.

46. Ibidem, 81.

47. Cf. LOCKE, Greg. *Blinded by Benny* [Cego por Benny]. Murfreesboro, TN: Sword of the Lord, 2005, p. 41. De acordo com Locke, o incidente ocorreu no domingo, dia 30 de abril de 2000, e foi relatado na *Kenya Times*.

48. HINN, Benny. *Rise and Be Healed* [Levante-se e seja curado], p. 32.

49. LOBDELL, William. "The Price of Healing" [O preço da cura], *Los Angeles Times*, 27 de julho de 2003, *http://www.trinityfi.org/press/latimes02.html*.

50. HARRIS. "Benny Hinn: 'Eu não faria isso por dinheiro'"

51. HINN, Benny. *Praise the Lord* [Louve ao Senhor], TBN, 29 de dezembro de 2002.

52. LOBDELL, William. *Losing My Religion* [Perdendo minha religião], p. 185–186.

53. HINN. *The Anointing* [A unção], p. 95.

54. THOMAS, Mike. "The Power and the Glory" [O poder e a glória], p. 12.

55. HANEGRAAFF, Hank. *Christianity in Crisis* [Cristianismo em crise]. Eugene, OR: Harvest House, 1993, p. 341.

56. THOMAS, Anthony. Citado em "Do Miracles Actually Occur?" [Milagres realmente acontecem?], *Sunday Morning*, CNN, 15 de abril de 2001, *http://transcripts.cnn.com/TRANSCRIPTS/0104/15/sm.13.html*.

57. FINN, Robin. "Want Pathos, Pain and Courage? Get Real" [Quer emoção, sofrimento e coragem? Caia na real], *New York Times*, 15 de abril de 2001, *http://www.nytimes.com/2001/04/15/tv/cover-story-want-pathos-pain-and-courage-get-real.html*.

58. HINN. *The Miracle of Healing* [O milagre da cura], p. 53.

59. MCCONNELL, D. R. *A Different Gospel* [Um evangelho diferente]. Peabody, MA: Hendrickson, 1995, p.151.

60. HINN. *The Miracle of Healing* [O milagre da cura], p. 69.

61. FISHER, Richard. *The Confusing World of Benny Hinn* [O mundo confuso de Benny Hinn], p. 222.

62. McKEOWN, Bob. "Do You Believe in Miracles?" [Você acredita em milagres?], *The Fifth Estate* (Canadian Broadcasting Corporation), *http://www.cbc.ca/fifth/main_miracles_multimedia.html*.

63. FISHER. *The Confusing World of Benny Hinn* [O mundo confuso de Benny Hinn], p. 224.

64. HINN. *He Touched Me* [Ele tocou-me], p. 184.

65. HINN. Benny. Orlando Christian Center broadcast, TBN, 9 de dezembro de 1990.

66. Ibidem.

67. Cf. FISHER, *The Confusing World of Benny Hinn* [O mundo confuso de Benny Hinn], p 7.

68. HINN, Benny. *Praise the Lord* [Louve ao Senhor], TBN, 6 de dezembro de 1990.

69. É claro que o milagre da regeneração e da salvação é uma obra sobrenatural que Deus ainda opera nos dias atuais.

Capítulo 9: O Espírito Santo e a salvação

1. TOZER, A. W. *The Knowledge of the Holy* [O conhecimento do Espírito Santo]. Nova York: HarperCollins, 1978, p.1.

Fogo estranho   325

2. SPURGEON, Charles. "The Paraclete" [O paracleto], *The Metropolitan Tabernacle Pulpit*, vol. 18. London: Passmore & Alabaster, 1872, p. 563.

3 Em sua *Systematic Theology* [Teologia Sistemática] (Grand Rapids: Zondervan, 2000), Wayne Grudem lista "A Ordem da Salvação" da seguinte maneira: (1) Eleição (escolha do povo de Deus para ser salvo); (2) O chamado do evangelho (proclamando a mensagem do evangelho); (3) Regeneração (nascer de novo); (4) Conversão (fé e arrependimento); (5) Justificação (direito legal permanente); (6) Adoção (parte da família de Deus); (7) Santificação (conduta correta da vida); (8) Perseverança (permanecer cristão); (9) Morte (estar com o Senhor); e (10) Glorificação (recebendo um corpo ressurreto). Aceitando a ordem de Grudem, vemos que a eleição ocorre desde a eternidade. O chamado do evangelho ocorre nesta vida, à medida que os pecadores são condenados pela Palavra. Regeneração, conversão, justificação e adoção ocorrerá em conjunto no momento da salvação. Santificação progressiva começa na salvação e continua ao longo da vida do cristão. Para os cristãos, a morte dá acesso imediato ao céu e ao final de qualquer luta contra o pecado. Finalmente, a recepção do corpo da ressurreição do cristão vem no arrebatamento da Igreja. Em cada um desses aspectos da salvação, o Espírito Santo está em ação. Nosso objetivo neste capítulo não é fornecer uma análise detalhada sobre o que os teólogos chamam de *ordo salutis* (a ordem da salvação). Pelo contrário, é destacar uma série de maneiras em que o Espírito opera especificamente no que diz respeito à salvação dos seus santos.

4. KOSTENBERGER, Andreas J. *John in Baker Exegetical Commentary on the New Testament* [João: Comentário exegético de Baker sobre o Novo Testamento]. Grand Rapids: Baker, 2004, p. 471.

5. PINK, Arthur W. *The Holy Spirit* [O Espírito Santo]. Grand Rapids: Baker, 1970, chap. 15, *http://www.pbministries.org/books/pink/Holy_Spirit/spirit_15.htm*.

6. Um comentarista explicou o trino envolvimento de Deus na salvação desta maneira: "Nossa salvação envolve todas as três Pessoas da divindade (Efésios 1:3–14; 1Pedro 1:2). Você não pode ser salvo se a graça do Pai não o eleger, sem o sacrifício de amor do Filho, e sem o ministério de convicção e regeneração do Espírito" (WIERSBE, Warren. *The Wiersbe Bible Commentary: New Testament* [Comentário bíblico Wiersbe: Novo Testamento]. Colorado Springs: David C. Cook, 2007, p. 460).

7. GOODWIN, Thomas. *The Works of Thomas Goodwin, vol. 8, The Object and Acts of Justifying Faith* [As obras de Thomas Goodwin, vol 8, o objeto e os atos da fé justificadora]. Edinburgh: James Nichol, 1864, p. 378-379.

Capítulo 10: O Espírito e a santificação

1. CHAVDA, Mahesh. *Hidden Power of Speaking in Tongues* [O poder oculto de falar em línguas]. Shippensburg, PA: Destiny Image, 2011, p. 44.

2. MCGUIRE, Meredith B. *Lived Religion* [Vida religiosa]. Oxford: Oxford University Press, 2008, p. 253n63. McGuire explica que a "bênção de Toronto" da década de 1990 caracterizou "uma poderosa e imediata experiência da bênção do Espírito Santo, que se manifesta através dos 'dons do Espírito', como a risada histérica, agitação, falar em línguas, dançar, ser 'morto no Espírito', e muitas vezes acompanhada por um profundo senso de cura interior ou transformação".

3. KIRK, Sandy Davis. *The Pierced Generation* [Geração perfurada]. Chambersburg, PA: eGen, 2013, p. 63.
4. DAVIS, William Elwood. *Christian Worship* [O culto cristão]. Bloomington, IN: AuthorHouse, 2004, p. 99–100.
5. SIZER, Frank. *Into His Presence* [Em sua presença]. Shippensburg, PA: Destiny Image, 2007, p. 102.
6. KING, Patricia. "Encountering the Heavenly Realm" [Encontrando o reino celestial], em Powerful Encounters [Encontros poderosos]. Maricopa, AZ: XP, 2011, p. 116.
7. CAMPBELL, Wesley. *Welcoming a Visitation of the Holy Spirit* [Acolhendo a visitação do Espírito Santo]. Lake Mary, FL: Charisma House, 1996, p. 24.
8. HINN, Benny. *Good Morning, Holy Spirit* [Bom dia, Espírito Santo]. Nashville: Thomas Nelson, 1990, p. 103.
9. HINN, Benny. *He Touched Me* [Ele tocou-me]. Nashville: Thomas Nelson, 1999, p. 83.
10. HAGIN, Kenneth. "Why Do People Fall Under the Power?" [Por que as pessoas caem sob o poder?]. Tulsa: Faith Library, 1983, p. 4–5, 9–10. Hagin relata histórias de uma mulher que permaneceu como uma estátua por três dias, e uma outra mulher que levitou para fora do palco. Para saber mais sobre esses relatos, consulte o capítulo 7 do meu livro, *Charismatic Chaos* [Caos carismático]. Grand Rapids: Zondervan, 1992.
11. Como Ron Rhodes explica: "Muitos dos que acreditam no fenômeno gostam de citar algumas passagens para se apoiarem, como Gênesis 15:12–21, Números 24:4, 1Samuel 19:20 e Mateus 17:6. Mas em todos os casos estão lendo seus próprios conceitos no texto" (RHODES, Ron. *5-Minute Apologetics for Today* [5 minutos apologéticos para hoje]. Eugene, OR: Harvest House, 2010, p. 222).
12. *Dictionary of Pentecostal and Charismatic Movements* [Dicionário dos movimentos pentecostal e carismático]. Grand Rapids: Zondervan, 1988, p. 790. Citado por Hank Hanegraaf, *The Bible Answer Book* [Livro de respostas bíblicas]. Nashville: Thomas Nelson, 2004, p. 82.
13. Podemos acrescentar que em passagens onde a direção da sua queda é registrada, aqueles que caíram na presença da glória de Deus caíram para a frente sobre os seus rostos (Josué 5:14; Números 22:31; Juízes 13:20; Ezequiel 1:28; 3:23; 43:3; 44:4). Eles não caíam para trás, de modo que um "apanhador" teria de estar posicionado por trás deles. A única exceção para isso poderia ser os soldados que prenderam Jesus em João 18:6. Mas esses eram incrédulos no processo de cometer um crime terrível; a sua experiência de ser puxado para trás e cair no chão não é um exemplo a ser imitado pelos cristãos.
14. Carismáticos muitas vezes apontam para algumas das manifestações físicas que ocorreram durante o Grande Avivamento como precedente à sua prática moderna. A essa noção, Erwin Lutzer responde: "Não existem casos de pessoas 'caindo no Espírito' nos avivamentos do passado? Os relatos que chegaram até nós desde os dias de Jonathan Edwards e John Wesley são muitas vezes utilizados para justificar os atuais fenômenos vistos tantas vezes na televisão. Sim, há relatos de 'manifestações' de vários tipos, mas tenha em mente que: (1) muitos que 'caíram' fizeram isso sob profunda convicção de

pecado, e (2) os revivalistas não só desencorajaram a prática, mas acreditavam que essas ocorrências muitas vezes prejudicavam a própria mensagem do evangelho. E, (3) essas manifestações não aconteceram porque as pessoas foram tocadas por um evangelista que lhes deu um choque de poder espiritual. Finalmente, (4) essas manifestações nunca foram colocadas em exposição pública para encorajar outros a ter a mesma experiência" (LUTZER, Erwin W. *Who Are You to Judge?* [Quem é você para julgar?].Chicago: Moody, 2002, p. 101-102).

15. HANEGRAAFF. *The Bible Answer Book* [Livro de respostas bíblicas], p. 83.

16. GEHMAN, Richard J. *African Traditional Religion in Biblical Perspective* [Religião tradicional africana na perspectiva bíblica]. Nairobi, Kenya: East African Educational Publishers, 2005, p. 302.

17. DATSKO, Rob e DATSKO, Kathy. *Building Bridges Between Spirit-Filled Christians and Latter-Day Saints* [Construindo pontes entre os cristãos cheios do Espírito e os santos dos últimos dias]. Sudbury, MA: eBookit!, 2011, p. 82.

18. Ibidem, 83.

19. RHODES. *5-Minute Apologetics for Today* [5 minutos apologéticos para hoje], p. 222.

20. BROWN, Michael. *Whatever Happened to the Power of God?* [O que aconteceu com o poder de Deus?]. Shippensburg, PA: Destiny Image, 2012, p. 69.

21. GRADY, J. Lee. *The Holy Spirit Is Not for Sale* [O Espírito Santo não está à venda]. Grand Rapids: Chosen Books, 2010, p. 47–48.

22. Como já expliquei em parte, "há sete referências no Novo Testamento ao batismo com o Espírito. O que é significativo é que todas essas referências estão no modo indicativo. Nenhuma deles está no imperativo ou mesmo tem o caráter exortativo. [...] O fundamental é que todo cristão deve entender que Paulo nunca disse: 'Seja batizado no Espírito'. Os cristãos já aceitaram ser batizados no corpo de Cristo pelo Espírito, como Paulo afirmou claramente em 1Coríntios 12:13. Não há uma segunda obra da graça. Não existe experiência adicionada" (MACARTHUR, John. *The Charismatics* [Os carismáticos]. Grand Rapids: Lamplighter, 1978, p. 189, 191).

23. É importante lembrar que a *narrativa* bíblica não é sempre *normativa*. Assim, os relatos de milagres nos Evangelhos e em Atos devem ser entendidos como *descritivos*, e não *normativos* — o que significa que registram a história única do que estava acontecendo no primeiro século, e não têm a finalidade de descrever um padrão para as gerações subsequentes de cristãos. (Como vimos no capítulo 6, a mera presença de apóstolos na Igreja era uma característica única que se limitou ao primeiro século.) As epístolas do Novo Testamento, no entanto, não nos instruem a ser cheios do Espírito Santo. E no livro de Efésios, o apóstolo Paulo nos diz exatamente o que devemos lembrar em nossas vidas.

24. Os cristãos devem caminhar em uma nova vida (Romanos 6:3–5), em pureza (Romanos 13:13), contentamento (1Coríntios 7:17), fé (2Coríntios 5:7), boas obras (Efésios 2:10), um modo digno do evangelho (Efésios 4:1), amor (Efésios 5:2), luz (Efésios 5:8,9), sabedoria (Efésios 5:15,16), semelhantes à Cristo (1João 2:6), e em verdade (3João 3,4).

25. Para um estudo cronológico do ministério terreno do Senhor Jesus Cristo, veja a minha harmonia dos evangelhos intitulada *One Perfect Life* [Uma vida perfeita]. Nashville: Thomas Nelson, 2013.
26. O fato de o Senhor Jesus estar cheio do Espírito e nunca ter experimentado qualquer um dos comportamentos bizarros muitas vezes reivindicado pelos carismáticos, só deve confirmar para nós o fato de que estas supostas experiências não se devem ao Espírito de Deus.

Capítulo 11: O Espírito e as Escrituras

1. STONE, Larry. *The Story of the Bible* [As histórias da Bíblia]. Nashville: Thomas Nelson, 2010, p. 65; grifo nosso.
2. Para um estudo aprofundado do compromisso dos primeiros Pais da igreja com o princípio da *sola Scriptura*, veja WERSTER, William. *Holy Scripture* [Sagradas Escrituras], Vol. 2. Battle Ground, WA: Christian Resources, 2001.
3. GERRISH, Brian A. *A Prince of the Church* [Um príncipe da Igreja]. Philadelphia: Fortress, 1984, p. 25.
4. Em 8 de março de 1968, um artigo na *Time* intitulado "Theology: Taste for the Infinite" [Teologia: um gosto pelo infinito], *http://www.time.com/time/magazine/article/0,9171,899985,00*.html, resumiu a abordagem de Schleiermacher com estas palavras: "Se Deus não está morto, como o homem pode provar que ele vive? Provas racionais não conseguem convencer o cético, somente a Bíblia é a autoridade única para o cristão convicto; o desmistificado universo já não aponta para um criador invisível. Uma abordagem para uma resposta que agrade mais e mais os pensadores protestantes modernos é a prova inegável da experiência religiosa — os homens têm a intuição de sua dependência de Deus. A popularidade desta visão, por sua vez, leva de volta para o estudo de Friedrich Schleiermacher, o teólogo que primeiro desenvolveu-a como base da fé cristã."
5. Para saber mais sobre a suprema autoridade da Palavra de Deus, veja John MacArthur, *2 Timothy in The MacArthur New Testament Commentary* [2Timóteo no comentário MacArthur do Novo Testamento], observe 2Timóteo 3:16.
6. Adaptado de John MacArthur, *Jude in The MacArthur New Testament Commentary* [Judas no comentário MacArthur do Novo Testamento], Judas 3.
7. LUTERO, Martinho. *Luther's Works* [Obras de Lutero], vol 23, ed. Jaroslav Pelikan. St. Louis: Concordia, 1959, p. 173-174.
8. Ibidem, Vol. 36, p. 144.
9. A palavra está também no caso genitivo, uma construção gramatical utilizada para indicar fonte ou origem.
10. LUTERO, Martinho. Citado em *The Solid Declaration of the Formula of Concord* (A Declaração sólida da fórmula de Concórdia), 2:20-22. Citado em Triglot *Concordia: The Symbolical Books of the Evangelical Lutheran Church: German-Latin-English* [Concórdia: Os simbólicos livros da igreja evangélica luterana: Alemão-latim-inglês]. St. Louis: Concordia, 1921.
11. Cf. WATSON, Thomas. em *A Puritan Golden Treasury* [Um tesouro dourado puritano], comp. I.D.E. Thomas. Carlisle, PA: Banner of Truth, 2000, p. 143. Watson escreveu: "O homem natural pode ter excelentes noções de divindade, mas Deus deve nos ensinar a conhecer os mistérios do evangelho em um

Fogo estranho   329

continente espiritual. Um homem pode ver os números no mostrador de um relógio, mas não pode dizer quando se torna dia a menos que o sol brilhe; assim podemos ler muitas verdades na Bíblia, mas não podemos conhecê-las salvificamente até que Deus pelo Seu Espírito ilumine a nossa alma. [...] Ele não só informa nossa mente, mas inclina a nossa vontade".

12. SPURGEON, Charles. *Commenting and Commentaries* [Lições aos meus alunos]. Londres: Sheldon, 1876, p. 58-59.

13. O puritano Richard Baxter expressa essa verdade com esta sóbria advertência: "Não é o trabalho do Espírito dizer-lhe o sentido das Escrituras e dar-lhe o conhecimento da divindade, sem o seu próprio estudo e trabalho, mas abençoar esse estudo, e dar-lhe conhecimento desse modo. [...] Rejeitar o estudo sob a pretensão da suficiência do Espírito é rejeitar as próprias Escrituras" (Richard Baxter, em *A Puritan Golden Treasury* [Um tesouro dourado puritano], comp. I.D.E. Thomas. Carlisle, PA: Banner of Truth, 2000, p. 143).

14. SPURGEON, Charles. "Our Omnipotent Leader" [Nosso líder onipotente], sermão nº 2465 (pregado em 17 de maio de 1896), *http://www.ccel.org/ccel/spurgeon/sermons42.xx.html*. Em outros lugares, Spurgeon acrescentou: "O poder que está no evangelho não reside na eloquência do pregador, caso contrário, os homens seriam os conversores de almas; nem se encontra na aprendizagem do pregador, caso contrário consistiria na sabedoria dos homens. Podemos pregar até nossas línguas apodrecerem, até que se esgotem nossos pulmões e morramos, mas nunca uma alma será convertida a menos que o Espírito Santo esteja com a Palavra de Deus para dar-lhe o poder de converter a alma" (SPURGEON, Charles. "Election: Its Defenses and Evidences" [Eleição: suas defesas e evidências]. Sermão 1862, *http://www.bible-bb.com/files/spurgeon/2920.htm*).

15. Para obter mais informações sobre esse assunto, veja o capítulo 4. Deve-se salientar que nem todos os que acreditam na continuação dos dons carismáticos extraordinários fariam tais afirmações. Por exemplo, eu sou grato por aqueles continuacionistas evangélicos conservadores que tomaram uma posição firme sobre esta questão. John Piper está absolutamente certo quando explica que "o Espírito inspirou a Palavra e, portanto, ele vai aonde a Palavra for. Quanto mais da Palavra de Deus você conhece e ama, mais do Espírito de Deus você experimentará". PIPER, John. *Desiring God* [Desejando Deus]. Sisters, OR: Multnomah, 1996, p. 127. Bob Kauflin semelhantemente escreveu: "Nossas igrejas não podem ser guiadas pelo Espírito a menos que sejam alimentadas pela Palavra. Uma igreja que é dependente do poder do Espírito em sua adoração estará comprometida com o estudo, a proclamação e a aplicação da Palavra de Deus em seu culto pessoal e congregacional. A Palavra e o Espírito nunca pretenderam ser separados. Na verdade, o Espírito de Deus é aquele que inspirou a Palavra de Deus. [...] O Espírito de Deus e sua Palavra andam juntos". KAUFLIN, Bob. *Worship Matters* [Questões sobre o culto]. Wheaton, IL: Crossway, 2008, p. 89-90.

16. SPURGEON, Charles. "Infallibility — Where to Find It and How to Use It" [Infalibilidade — Onde encontrá-la e como usá-la]. *The Metropolitan Tabernacle Pulpit* [Púlpito do Tabernáculo Metropolitano], vol. 20. London: Passmore & Alabaster, 1874, p. 698–99, 702.

Capítulo 12: Uma carta aberta a meus amigos continuacionistas

1. KAUFLIN, Bob. *Worship Matters* [Questões sobre a adoração]. Wheaton, IL: Crossway, 2008, p. 86.
2. John Piper em uma entrevista com David Sterling: "A Conversation with John Piper" [Uma conversa com John Piper]. *The Briefing* [Instruções], 27 de outubro de 2011, *http://matthiasmedia.com/briefing/2011/10/a-conversation--with-john-piper/*.
3. CARSON, D. A. *Showing the Spirit* [A manifestação do Espírito]. Grand Rapids: Baker Books, 1987, p. 85–86.
4. PIPER, John. "What Is Speaking in Tongues?" [O que é falar em línguas?], vídeo online; gravado em dezembro de 2012, publicado por David Mathis, "Piper on Prophecy and Tongues" [Profecia e línguas por Piper], *Desiring God* [Desejando Deus] (blog), em 17 de janeiro de 2013, *http://www.desiringgod. org/blog/posts/piper-on-prophecy-and-tongues*.
5. Para saber mais sobre as profecias sinistras de Mark Driscoll, consulte Phil Johnson, "Pornographic Divination" [Adivinhação pornográfica], *Pyromaniacs* (blog), 15 de agosto de 2011, *http://teampyro.blogspot.com/2011/08/pornographic-divination.html*.
6. John Piper em entrevista com David Sterling.
7. GRUDEM, Wayne. *Systematic Theology* [Teologia Sistemática]. Grand Rapids: Zondervan, 1994, p. 640.
8. Quanto à ligação de Sam Storms com Mike Bickle e a KCP, veja BICKLE, Mike; *Growing in the Prophetic* [Crescendo no Profético]. Lake Mary, FL: Charisma House, 2008, p. 120-21.
9. STORMS, Sam. "A Third Wave View" [Uma visão sobre a Terceira Onda], em *Four Views of the Miraculous Gifts* [Quatro visões dos dons miraculosos], ed. Wayne Grudem. Grand Rapids: Zondervan, 1996, p. 207–212.
10. Cf. GRUDEM, Wayne. *The Gift of Prophecy* [O dom da profecia]. Wheaton, IL: Crossway, 1988.
11. John Piper em entrevista com David Sterling.
12. PIPER, John. "What is the Gift of Prophecy in the New Covenant?" [O que é o dom de profecia na Nova Aliança?], vídeo on-line, gravado em dezembro de 2012, publicado por David Mathis, "Piper on Prophecy and Tongues" [Profecia e línguas por Piper], *Desiring God* [Desejando Deus] (blog), 17 de janeiro de 2013, *http://www.desiringgod.org/blog/posts/piper-on--prophecy-and-tongues*.

Apêndice: Vozes da história da Igreja

1. CRISÓSTOMO, João. *Homilies on 1 Corinthians 36.7* [Homilias em 1Coríntios 36:7]. Crisóstomo está comentando sobre 1Coríntios 12:1-2 e introduz todo o capítulo. Citado em Gerald Bray, ed., *1-2 Corinthians* [1 e 2Coríntios], Ancient Christian Commentary on Scripture [Comentário das Escrituras do cristianismo antigo]. Downers Grove, IL: InterVarsity, 1999, p. 146.
2. AGOSTINHO. *Homilies on the First Epistle of John, 6.10* [Homilias sobre a Primeira Epístola de João 6:10]. Citado por Philip Schaff, *Nicene and Post-Nicene* [Nicenos e pós-nicenos], 1ª série. Peabody, MA: Hendrickson, 2012, 7:497-498.

3. AGOSTINHO. *On Baptism, Against the Donatists, 3.16.21* [Sobre o batismo, contra os donatistas 3.16.21]. Citado por Philip Schaff, NPNF, 1 ª série, 4:443. Veja também The *Letters of Petilian, the Donatist, 2.32.74* [As cartas de Petilia, o donatista, 2.32.74].

4. CIRO, Teodoreto de. *Commentary on the First Epistle to the Corinthians*, p. 240, 243 [Comentário sobre a Primeira Epístola aos Coríntios, p. 240, 243], em referência a 1Coríntios 12:1,7. Citado em Bray, *1-2 Corinthians*, ACCS, p. 117.

5. LUTERO, Martinho. *Commentary on Galatians 4* [Comentário sobre Gálatas 4], trad. Theodore Graebner. Grand Rapids: Zondervan, 1949, p. 150-172. A partir do comentário de Lutero sobre Gálatas 4:6.

6. LUTERO, Martinho. *Luther's Works* [Obras de Lutero], vol 23, ed. Jaroslav Pelikan. St. Louis: Concordia: 1959, p. 173-174.

7. LUTERO, Martinho. *Luther's Works* [Obras de Lutero], vol 36, ed. Jaroslav Pelikan. St. Louis: Concordia: 1959, p. 144.

8. CALVINO, João. *A Harmony of the Gospels Matthew, Mark, and Luke* [Uma Harmonia dos Evangelhos de Mateus, Marcos e Lucas], Comentários de Calvino, trad. A.W. Morrison. Grand Rapids: Zondervan, 1972, III: 254 (este comentário é sobre Marcos 16:17).

9. CALVINO, João. *Institutes of the Christian Religion* [Institutas da religião cristã], 1536 ed., Trad. Ford Lewis Battles. Grand Rapids: Zondervan, 1986, p. 159.

10. OWEN, John. *The Works of John Owen* [As obras de John Owen], ed. William H. Goold. Repr., Edinburgh: Banner of Truth, 1981, 4:518.

11. WATSON, Thomas. *The Beatitudes* [As bem-aventuranças]. Edinburgh: Banner of Truth, 1994, p. 14.

12. HENRY, Matthew. *Matthew Henry's Commentary on the Whole Bible* [Comentário de Matthew Henry sobre toda a Bíblia]. Old Tappan, NJ: Fleming H. Revell, s/d, 6:567. Este comentário é das observações introdutórias de Henry a 1Coríntios. 12:1–11.

13. Ibidem, 4: IX. Este comentário é do prefácio de Henry ao seu comentário sobre os profetas do Antigo Testamento.

14. GILL, John. *Gill's Commentary* [Comentários de Gill]. Grand Rapids: Baker Books, 1980, VI: 237. Gill está comentando sobre 1Coríntios. 12:29.

15. EDWARDS, Jonathan. *Charity and Its Fruits* [O amor e seus frutos]. Nova York: Robert Carver & Sons, 1854, p. 447-449.

16. Ibidem, p. 42-43.

17. BUCHANAN, James. *The Office and Work of the Holy Spirit* [O ofício e obra do Espírito Santo]. Nova York: Robert Carver, 1847, p. 67.

18. DABNEY, Robert L. "Prelacy a Blunder" [Prelazia, um erro]. Em *Discussions: Evangelical and Theological* [Debates: evangélicos e teológicos]. Richmond, VA: Presbyterian Committee of Publication, 1891, 2:236-237.

19. SPURGEON, Charles. Sermão intitulado "The Paraclete" [O Paráclito], 6 de outubro de 1872, *The Metropolitan Tabernacle Pulpit* [O Púlpito do Tabernáculo Metropolitano], vol. 20, London: Passmore & Alabaster, 1874, p. 698–699, 702. Pasadena, TX: Pilgrim Publications, 1984, 18:563. Itálicos no original.

20. SPURGEON, Charles. Sermão intitulado "Final Perseverance" [A perseverança final], 20 abril de 1856, *The New Park Street Pulpit* [O púlpito da New Park Street]. Pasadena, TX: Pilgrim Publications, 1981, 2:171.

21. SPURGEON, Charles. Sermão intitulado "Receiving the Holy Ghost" [O recebimento do Espírito Santo], 13 de julho de 1884, *The Metropolitan Tabernacle Pulpit* [O Púlpito do Tabernáculo Metropolitano]. Pasadena, TX: Pilgrim Publications, 1985, 30:386.

22. SPURGEON, Charles. Sermão intitulado "The Ascension of Christ" [A ascensão de Cristo], 26 março de 1871, *The Metropolitan Tabernacle Pulpit* [O Púlpito do Tabernáculo Metropolitano]. Pasadena, TX: Pilgrim Publications, 1984, 17:178.

23. SPURGEON, Charles. "Forward!" [Avante!], em *An All-Around Ministry* [Um ministério de todos]. Carlisle, PA: Banner of Truth, 2000, p. 55-57.

24. SMEATON, George. *The Doctrine of the Holy Spirit* [A doutrina do Espírito Santo]. Edinburgh: T & T Clark, 1882, p. 51.

25. KUYPER, Abraham. *The Work of the Holy Spirit* [A obra do Espírito Santo], trad. Henri De Vries. Nova York: Funk & Wagnalls, 1900, p. 182.

26. SHEDD, W. G. T. *Dogmatic Theology* [Teologia dogmática]. Nova York: Charles Scribner's Sons, 1888, 2:369.

27. WARFIELD, Benjamin B. *Counterfeit Miracles* [Falsos milagres]. Nova York: Charles Scribner's Sons, 1918, p. 6.

28. PINK, Arthur W. *Studies in the Scriptures* [Estudos nas Escrituras]. Lafayette, IN: Sovereign Grace, 2005, 9:319.

29. LLOYD-JONES, D. Martyn. *Christian Unity* [Unidade cristã]. Grand Rapids: Baker, 1987, p. 189-191.

AGRADECIMENTOS

O trabalho de Nathan Busenitz, professor de Teologia e História da Igreja no The Master Seminary, foi crucial para o planejamento, a organização e o refinamento deste trabalho. Sua compreensão das raízes doutrinais e históricas do pentecostalismo, juntamente com suas habilidades literárias e teológicas, acrescentaram muitíssimo ao projeto. Sem sua parceria e seu empenho incansáveis do início ao fim teria sido impossível cumprir os prazos da editora e as expectativas dos leitores. Sou profundamente grato a Nathan. É um privilégio tê-lo como companheiro de trabalho. Obrigado também a Phil Johnson, que aplicou sua hábil mão editorial no projeto final. E, em particular, agradeço a Bryan Norman e à equipe editorial da Thomas Nelson americana pela orientação editorial, pelo encorajamento e pelas sugestões ao longo do caminho.

Este livro foi impresso em 2024,
pela Vozes, para a Thomas Nelson Brasil.
A fonte usada no miolo é Iowan Old Style, corpo 10,5/14,5.
O papel do miolo é Avena 70g/m² e o da capa é cartão 250g/m².